Morse/Field
Qualitative Pflegeforschung

Weitere Titel in der Reihe Pflegeforschung

Elsbernd/Glane
Ich bin doch nicht aus Holz
Ullstein Mosby, Berlin/Wiesbaden 1996
ISBN 3-86126-563-X

Siegfried Borker
Essenreichen in der Pflege
Ullstein Mosby, Berlin/Wiesbaden 1997
ISBN 3-86126-551-6

LoBiondo-Wood/Haber
Pflegeforschung
Ullstein Mosby, Berlin/Wiesbaden 1996
ISBN 3-86126-527-3

Wilfried Schnepp (Hrsg.)
Pflegeforschung in der Psychiatrie
Ullstein Mosby, Berlin/Wiesbaden 1997
ISBN 3-86126-590-7

Walker/Avant
Theoriebildung in der Pflege
Ullstein Medical/Wiesbaden 1998
ISBN 3-86126-597-4

Reiner Weidmann
Rituale im Krankenhaus
Ullstein Mosby, Berlin/Wiesbaden 1996
ISBN 3-86126-591-5

Janice M. Morse
Peggy Anne Field

Qualitative Pflegeforschung

Anwendung
qualitativer Ansätze in der Pflege

ULLSTEIN
MEDICAL

Herausgeberinnen:
Janice M. Morse, RN, BS, MS, MA, PhD (Nursing), PhD (Anthropology), FAAN

Peggy Anne Field, RN, SCM, BScN, MN, Phd

Übersetzung: Dr. Klemens Felden, Rödermark

Bearbeitung: Angelika Zegelin, Dortmund

Die Deutsche Bibliothek - CIP Einheitsaufnahme

Morse, Janice M.:
Qualitative Pflegeforschung: Anwendung qualitativer Ansätze in der Pflege / Janice M. Morse; Peggy Anne Field. [Übers.: Klemens Felden. Bearb.: Angelika Zegelin]. – Wiesbaden: Ullstein Medical, 1998
Einheitssacht.: Nursing research <dt.>
ISBN 3-86126-619-9

Das vorliegende Buch ist eine Übersetzung aus dem Englischen von: „Nursing Research - The Application of Qualitative Approaches 2/e" von Janice M. Morse und Peggy Anne Field.

© Stanley Thornes (Publishers) Ltd, Cheltenham, UK 1996

© Ullstein Medical Verlagsgesellschaft mbH & Co. Wiesbaden 1998

Lektorat: Jürgen Georg, Michael Frowein

Herstellung: Stefan Wiesner

Typographie: Ellen Steglich, Stuttgart

Satz, Druck und Verarbeitung:
Druckerei Schreck GmbH & Co KG, Maikammer

ISBN 3-86126-619-9

Dieses Werk einschließlich aller seiner Teile ist urheberrechtlich geschützt. Jede Verwertung außerhalb der engen Grenzen des Urheberrechtes ist ohne Zustimmung des Verlages unzulässig und strafbar. Das gilt insbesondere für Vervielfältigungen, Übersetzungen, Mikroverfilmungen und die Einspeicherung und Verarbeitung in elektronischen Systemen.

Geleitwort

Qualitative Forschung in der Pflege bezieht sich darauf wie Patienten, Pflegende und andere Beteiligte ihre Wirklichkeit erleben und gestalten. Wir sind hierbei also an der subjektiven Wirklichkeit dieser Menschen, deren persönlicher Wahrheit und nicht der objektiven Wahrheit oder an Teilen derselben interessiert. Durch dieses Wissen bekommen wir mehr Transparenz der Perspektiven von Menschen, die sich mit Gesundheit und Krankheit innerhalb unterschiedlicher Kontexte beschäftigen.

Mit qualitativer Forschung wird nicht das Generalisieren angestrebt, sondern die Übertragbarkeit von Ergebnissen auf andere Situationen. Übertragbarkeit kann nur ermöglicht werden durch eine genaue Beschreibung des Erlebens und des komplexen Kontextes, wodurch zu beurteilen ist, ob in vergleichbaren Situationen in anderen Kontexten ähnliche Prozesse und Strukturen zu erkennen sind.

So hat Bosch (1997) z. B. das „nach Hause gehen wollen" von dementierenden Frauen in Pflegeheimen untersucht. Cohen (1994) hat die Unsicherheit von Eltern mit chronisch erkrankten Kindern beforscht und Hamers (1996) hat die Forschungsfrage „Anhand welcher Kriterien entscheiden Pflegende Kindern Schmerzmittel zu geben?" beantwortet. Durch diese Art von Forschen kann mehr Transparenz in und Verständnis für die Pflege entwickelt werden, wodurch sich die Qualität der Pflege verbessern kann.

Qualitative Forschungsfragen entstehen in der Praxis, die Datenerhebung wird vor Ort durchgeführt und die Ergebnisse sollten auch dort wieder erscheinen. Der Forscher strebt neue theoretische Perspektiven im Hinblick auf die Pflege mit ihren vielen Facetten an. Als wichtigstes Qualitätskriterium gilt hierbei aber, daß der Forscher Kontakt mit der Praxis behält. Pflegende und Pflegeforscher sollten deshalb intensiv miteinander zusammenarbeiten.

Eine Entscheidung zwischen qualitativer Forschung und quantitativer Forschung ist nicht immer einfach. Oftmals wird ohne gut überlegte Vorbereitungen die qualitative Forschung der quantitativen vorgezogen. Dies ist nicht immer gerechtfertigt. Eine Literaturstudie weist oft schnell aus was bezüglich einer Thematik bekannt ist und welche theoretischen Grundlagen angewendet werden können, um tiefgehender quantitativ weiteres Wissen zu untersuchen. Qualitative Forschung beinhaltet induktives Vorgehen und Theorieentwicklung. Obwohl in der Pflege noch viel unbebautes Land ist, kann man nie davon ausgehen pur induktiv zu forschen. In anderen Ländern, aber auch innerhalb anderer Berufszweige, ist viel Wissen vorhanden, welches übertragbar ist auf unsere Arbeit. Wie man diese Wahl zwischen qualitativer und quantitativer Forschung trifft, wird im ersten Teil des Buches genau beschrieben.

Ich hoffe, daß mit diesem Buch viele interessierte Menschen Zugang zur Welt der qualitativen Forschung bekommen. Dieses Buch kann Sie beim Kennenlernen oder Weiterkommen im Forschungsprozeß begleiten. Zumeist ist es so, daß Pflegende oder Pflegeforscher durch Versuch und Irrtum oder durch die Zusammenarbeit mit erfahrenen Forschern diesen Prozeß erlernen. Für die deutsche Pflegewissenschaft gab es bisher noch kein praktisches Buch, in dem qualitative Methoden und Techniken pflegespezifisch, tiefgehend, aber einfach beschrieben sind. Dieses Buch erfüllt hiermit einen Wunsch den ich schon lange habe.

Der Entschluß gerade dieses Buch zu übersetzen freut mich, weil es durch seine angenehme Sprache vielen einen Zugang in die komplexe Welt der qualitativen Forschung ermöglicht und zur Verbreitung von Methoden und Techniken der qualitativen Forschung beiträgt.

Seit drei Jahren unterrichte ich qualitative Forschung an verschiedenen Fachhochschulen für Pflege und Pflegewissenschaft in Deutschland. Mit vielen verschiedenen Büchern und Artikeln aus der Sozialforschung oder aus der Pflegeforschung anderer Länder habe ich meinen Unterricht gestaltet. Mein Ziel war es, das ganze Forschungsvorgehen so praktisch wie möglich darzustellen. Dadurch, daß viel Literatur entweder sehr oberflächlich oder zu komplex und nicht auf den Punkt gebracht ist, war dies keine einfache Aufgabe. Janice M. Morse und Peggy Anne Field ist es mit diesem Buch gelungen eine schwierige Thematik klar und praktisch darzustellen. Hiermit wird für viele Pflegende und Pflegeforscher der Zugang zur qualitativen Forschungswelt geboten. Jeder der Interesse hat diese durch eine „qualitative" Brille gesehene Welt der Pflege zu erkunden, sollte dieses Buch mehrmals lesen.

Auch für Dozenten ist dieses Buch eine solide Grundlage, Studenten auf die qualitative Forschungsarbeit vorzubereiten. Daß dieses Vorgehen mehr bedeutet als nur Interviews führen und analysieren wird deutlich. Die verschiedenen Methoden werden benannt und miteinander verglichen. Manche Personen behaupten, daß qualitative Forschung einfacher als quantitative ist, weil weniger Statistik benutzt wird. Dieser Behauptung möchte ich widersprechen und ich halte sie sogar für gefährlich. Zu oft wird unsaubere, nicht kritisch evaluierte Arbeit abgeliefert. Qualitative Arbeit kann man nicht mit statistischen Formeln evaluieren. In Kapitel 8 zeigen Morse und Field wie man trotzdem dieses Vorgehen beurteilen kann.

In einer für US-amerikanische Bücher typischen, pragmatischen Art werden selbstverständliche, aber in deutschsprachiger Literatur meistens nicht auffindbare, Prozeduren wie das Verfassen eines Forschungsauftrages ausführlich beschrieben. Gerade bei qualitativer Forschung ist ein gut strukturierter und inhaltlich relevanter Antrag zu stellen. Weil das offene Vorgehen bei qualitative Forschung wichtig ist, kann in einen Antrag oft noch nicht mal eine endgültige Fragestellung formuliert worden. Wenn für Geldgeber das Ziel und die Relevanz der Arbeit nicht klar ist, wird die Durchführbarkeit des Projektes sehr viel komplizierter.

Wie man Vorgehensweisen und Ergebnisse der eigenen Forschung präsentieren kann, wird in Kapitel 8 ausführlich beschrieben. In den letzten Jahren habe ich mehrere Personen beim Schreiben von Artikeln oder Diplomarbeiten oder der Vorbereitung von Unterricht oder Präsentationen begleitet. Natürlich ist festzustellen, daß manche Personen mehr Talent dazu haben als andere, aber trotzdem kann man mit ein bißchen Hilfe und Struktur ein gutes Niveau erreichen. Innerhalb aber auch außerhalb der Berufsgruppe sind gerade diese Veröffentlichungen sehr bedeutend. Schreiben und Präsentieren sind keine selbstverständliche Fähigkeiten, aber sie sind erlernbar. Schon in der Ausbildung sollten die in der Prüfungsordnung enthaltenen

Möglichkeiten und Freiräume zur frühzeitigen Entwicklung von Kommunikationsfähigkeiten genutzt werden.

Am Ende jedes Kapitels wird mit einem ausführlichen Literaturverzeichnis die Möglichkeit geboten, die unterschiedlichen Themen zu vertiefen.

Die Übersetzung eines US-amerikanischen Buches ist zur Zeit logisch und notwendig. Die Pflegewissenschaft und damit auch die Erfahrung mit qualitativer Forschung in der Pflege hat in den USA schon Tradition, wodurch wir viele Früchte ernten können und sollten. Gleichzeitig ist jede Übersetzung kritisch zu betrachten, weil die Übertragbarkeit, durch kulturelle, sprachliche oder geschichtliche Unterschiede nicht immer möglich ist. Herrn Dr. Felden ist es aber, meines Erachtens sehr gut gelungen die flotte und verständliche Sprache in das Deutsche zu übersetzen, was keine leichte Aufgabe ist. Ob die kulturellen und geschichtlichen Unterschiede mit den USA nachvollziehbar sind, sollten Sie selbst beurteilen. Ich glaube aber, daß dieses Buch uns eine Chance gibt, unsere Pflege und Pflegewissenschaft besser zu erkunden, zu verstehen und transparenter zu machen. Ich wünsche Ihnen viel Spaß beim Lesen und ich hoffe, daß Sie es immer wieder zur Hand nehmen werden.

Frankfurt im November 1997
Drs. Heleen Prakke
Gesundheidswissenschaftlerin
spez. Pflegewissenschaftlerin
Institut für Pflegewissenschaft
Medizinischen Fakultät
Universität Witten/Herdecke

Literatur:

Bosch, C.F.M. (1996). Vertrouwdheid, verlangen, ervaren en creeeren. Utrecht, Niederlande: Lemma B.V. Deutsch: Vertrautheit – Zur Lebenswelt dementierender alter Menschen. Ullstein Medical, Wiesbaden 1998.

Cohen, M.H. (1995). The triggers of heightend parental uncertain in chronic lifethreatening childhood illness. In: Qualitative Health Research. 5:63-77.

Hamers, J. (1995). Postoperativ pain in children - assessment and intervention -. Maastricht: Universiteits pers.

Vorwort

Bei dem vorliegenden Text handelt es sich um die grundlegend überarbeitete und erweiterte Fassung des Buches *Der Einsatz qualitativer Verfahrensweisen in der Pflegeforschung,* das zunächst durch den Verlag Croom Helm publiziert wurde. Das Buch wurde ins Finnische übersetzt und vom Verlag Kirjayhtymä unter dem Titel „Hoitottön kvalitatiivinen tutkismus" veröffentlicht. Für die USA erwarb Aspen die Rechte, für die UK der Verlag Chapman & Hall. Die vorliegende Ausgabe erscheint bei Chapman & Hall, in den USA wird sie unter dem Titel *Qualitative Research Methods for Health Professionals* von Sage herausgebracht.

In den 10 Jahren seit der ersten Veröffentlichung haben sich die qualitativen Methoden außerordentlich entwickelt. Die empirisch fundierte Theorie hat sich entfaltet und umfaßt jetzt allem Anschein nach drei Richtungen; die erste wurde von Strauss und Corbin beschrieben, die zweite von Glaser und die dritte Richtung, die den Dimensionen der Analyse besondere Aufmerksamkeit widmet, von Schatzman. Die Ethnographie wurde zu einem Potpourri von Stilen und in der Phänomenologie gibt es eine Vielzahl von Schulen, von denen sich jede durch ihre eigenen Thesen und Annahmen von den anderen abgrenzt. Besonders wichtig scheint uns, daß durch die Fortschritte in der Videotechnik die Beobachtungsmöglichkeiten außerordentlich verbessert werden konnten; die Analyse aufgrund von Videoaufzeichnungen dürfte die Methode der Zukunft sein, wenn die Untersuchung auf eine relativ abgeschlossene und komplexe Situation fokussiert ist. Bei der Arbeit an dieser Ausgabe des Buches waren wir überrascht von der Fülle und Qualität der vorgelegten qualitativen Studien. Noch 1985 hatten wir Mühe, publizierte Untersuchungen aufzuspüren; jetzt ist unsere Freude groß, das Privileg zu genießen, unter einer großen Zahl von Arbeiten auswählen zu können.

Insgesamt ist die wahrscheinlich wichtigste Veränderung bei der Akzeptanz der qualitativen Methoden zu sehen. Während in Disziplinen wie der Anthropologie qualitative Methoden immer schon die Regel waren, wurden andere Disziplinen von quantitativen Methodologien beherrscht. In diesen Disziplinen oder Fachrichtungen fühlten sich qualitativ arbeitende Wissenschaftler einsam und stigmatisiert. Auch wenn es vielleicht noch Enklaven für quantitativ arbeitende Wissenschaftler gibt, besteht der wichtigste Wandel darin, daß qualitative Verfahrensweisen legitim geworden sind, von geldgebenden Institutionen finanziert und in vielen Fachzeitschriften publiziert werden und Fachzeitschriften, die auf qualitative Methoden spezialisiert sind, üblich geworden sind. Im zweiten Teil der akademischen Ausbildung gibt es meist einen Kurs, der sich mit qualitativen Methoden beschäftigt. Am bedeutsamsten scheint uns aber, daß Forschungsmittel zur Verfügung stellende Institutionen die Rolle der qualitativen Forschung in einem Forschungsvorhaben zu würdigen wissen, nach Vorschlägen verlangen, die eine qualitative Komponente in der Form zweier parallel geführter Verfahrensweisen beinhalten.

Verläuft die methodische Entwicklung derart rasch, sind Schwierigkeiten unausweichlich. Beim exponentiellen Anwachsen qualitativer Methodologien gibt es so etwas wie ein gegenseitiges Sich-befruchten der Methoden, wenn junge Wissenschaftler, die allein arbeiten, herauszubringen versuchen, wie man qualitative Forschung realisiert. Manchmal machen sie das, was ihnen am besten zu sein scheint, ohne Rücksicht auf die epistologischen Ursprünge oder Annahmen, die jeder der Methoden zugrunde liegt, die sie mischen, und gelangen so zu einem Ergebnis, das bestenfalls knapp das verfehlt, was man hätte erreichen können, wenn die entsprechenden Annahmen beachtet worden wären; schlimmstenfalls sind die Resultate invalide. Wir wollen diesen Sachverhalt registrieren; obschon der beste Weg, sich mit qualitativen Methoden anzufreunden, der ist, unter einem Mentor zu arbeiten, gibt es nicht genug Mentoren, und methodologische Bücher sind für einige Wissenschaftler der einzige Weg. Wo aber soll man beginnen?

Wir hoffen, daß dieses Buch denen eine Anleitung ist, die mit der qualitativen Forschung beginnen und nicht sicher sind, wo sie beginnen sollen. Das Buch soll eine kurze Einführung sein und einen Überblick über die qualitativen Verfahrensweisen geben. Auch wenn eine Arbeit dieses Umfangs nicht umfassend sein kann, bietet sie doch eine erste Orientierung. Das Buch soll auch als einführender Text für Kurse über Forschungsmethoden auf allen Ebenen der akademischen Ausbildung dienen und den StudentInnen einen ersten „Vorgeschmack" von qualitativer Methodik vermitteln und so die überlicherweise stark quantitativ ausgerichtete Orientierung solcher Kurse ein wenig ausbalancieren; das gleiche gilt für die Statistikseminare, die sich notwendigerweise anschließen. Um die Literaturrecherche zu vereinfachen, empfehlen wir, dieses Buch zusammen mit dem Buch *Qualitative Health Research* von J. M. Morse, publiziert 1992 bei Sage, zu verwenden. Wer speziell an der empirisch fundierten Theorie interessiert ist oder dabei ist, eine wissenschaftliche Arbeit oder Dissertation abzufassen, könnte die folgenden Werke hilfreich finden: J. M. Morse, *The Illness Experience: Dimensions of Suffering*, 1991, und P. A. Field, P. Mark, *Uncertain Motherhood: Negotiating the Risks of the Childbearing Years,* 1994. Beide Werke enthalten eine detaillierte Einführung in die qualitative Methode, Abschnitte mit den Resultaten von wissenschaftlichen Arbeiten von StudentInnen sowie ein abschließendes Kapitel mit einer Zusammenfassung der Ergebnisse.

Unser Dank gilt den Herausgebern, die uns eine große Hilfe dabei waren, diesen Text zur Reife zu bringen. Auch unserem Team, Dr. Maritza Cerdas, Rhonda Harris, Bob Morse und Anna Lombard, möchten wir danken. Catherine Walker war bei Chapman & Hall, Christine Smedley bei Sage direkt für uns zuständig. Vor allem möchten wir aber Susan Dolan unseren Dank aussprechen, die immer bemüht war, daß das, was wir zu Papier brachten, Sinn machte, und die in der Zeichensetzung perfekt war.

Janice M. Morse
State College, Pennsylvania, USA
Peggy Anne Field
Edmonton, Alberta, Canada
November 1994

Inhaltsverzeichnis

1	Ziel der qualitativen Forschung	1
	Albert Szent-Gyorgy	
1.1	Rolle der Theorie	4
1.2	Theorie-Ebenen	6
1.3	Arten von Theorien	6
1.3.1	Deduktiv abgeleitete Theorien	7
1.3.2	Induktiv abgeleitete Theorien	8
1.3.3	Wechselnder Gebrauch von Induktion und Deduktion	8
1.4	Evaluierung von Theorien	9
1.5	Qualitative Forschung	10
1.6	Quantitative Forschung	11
1.7	Auswahl der Vorgehensweise	12
1.7.1	Art des zu untersuchenden Phänomens	12
1.7.2	Reifegrad eines Konzepts	13
1.7.3	Erschwernisse/Begrenzungen durch die Teilnehmer oder die Situation	14
1.7.4	Eigenschaften des Forschers	14
1.8	Methodologische Gefahren für die Validität	15
1.9	Qualitativ denken	16
1.10	Möglichkeiten der qualitativen Untersuchung	17
1.11	Prinzipien	18
2	Ein Überblick über die qualitativen Methoden	21
2.1	Wissenschaftliche Vorgehensweisen bei der Untersuchung alltäglicher Erfahrungen	21
2.1.1	Phänomenologie	24
2.1.2	Ethnographie	25
2.1.3	Grounded Theory	26
2.1.4	Qualitative Ethologie	28
2.1.5	Ethnowissenschaften	28
2.1.6	Ethnomethodologie	30
2.1.7	Diskussionsgruppen	30
2.1.8	Historische Forschung	32
2.2	Wahl der Methode	33
2.3	Prinzipien	35
3	Prinzipien für die Gestaltung eines qualitativen Untersuchungsprojekts	41
3.1	Untersuchungsvorschlag für eine qualitative Studie	42
3.1.1	Festlegung der wissenschaftlichen Fragestellung	42
3.1.2	Exploration der Literatur	43

3.1.3	Wahl der Situation	44
3.1.4	Abfassung eines Untersuchungsvorschlags	45
3.2	**Beurteilung von Untersuchungsvorschlägen**	**56**
3.3	**Wahl der technischen Hilfsmittel**	**57**
3.4	**Informierte Einverständniserklärung: Besondere Überlegungen**	**59**
3.5	**Vorsorge für Schwierigkeiten bei der Beschaffung von Daten**	**60**
3.6	**Prinzipien**	**62**
4	**Prinzipien bei der Realisierung von Forschungsvorhaben**	**65**
4.1	**Zugang erhalten**	**66**
4.2	**Beginn der Datensammlung**	**67**
4.2.1	Kontakt herstellen	68
4.2.2	Einen Arbeitsplatz finden	72
4.3	**Prinzipien der Datenerhebung**	**74**
4.4	**Prinzipien der Stichprobenauswahl**	**76**
4.4.1	Auswahl der Teilnehmer	77
4.5	**Einverständnis der Teilnehmer als permanente Aufgabe**	**79**
4.6	**Archivierung der Daten**	**80**
4.7	**Beendigung der Feldarbeit**	**81**
4.8	**Prinzipien**	**82**
5	**Prinzipien der Datenerhebung**	**85**
5.1	**Interviews**	**86**
5.1.1	Nicht strukturiertes, interaktives Interview	86
5.1.2	Halbstrukturiertes Interview	90
5.2	**Prinzipien der Interview-Technik**	**91**
5.2.1	Merkmale eines guten Interviews	91
5.2.2	Schlechte Interview-Techniken	92
5.2.3	Mit Katastrophen fertig werden	93
5.2.4	Übliche Fallstricke beim Interviewen	94
5.3	**Schriftliche Methoden der Datengewinnung**	**100**
5.3.1	Kurzgefaßte Satzergänzungsfragen	100
5.4	**Beobachtungstechniken**	**101**
5.4.1	Teilnehmende Beobachtung	102
5.4.2	Arten der teilnehmenden Beobachtung	103
5.4.3	Wahl des Untersuchungsorts	104
5.4.4	Probleme bei der teilnehmenden Beobachtung	105
5.5	**Aufzeichnungen über die Feldarbeit**	**106**
5.5.1	Aufzeichnungen über die Feldarbeit	107
5.5.2	Inhalt der Feldaufzeichnungen	108
5.5.3	Form der Feldaufzeichnungen	109
5.6	**Skizzen**	**111**
5.7	**Zusätzliche Methoden der Datenerhebung**	**111**
5.7.1	Lebensgeschichte	111

5.7.2	Tagebücher	114
5.7.3	Fotografien	115
5.7.4	Briefe und persönliche Dokumente	115
5.7.5	Offizielle Dokumente	115
5.8	Prinzipien	116
6	**Prinzipien der Datenanalyse**	121
6.1	Prozeß der Analyse	121
6.1.1	Verständnis	122
6.1.2	Synthese	123
6.1.3	Theoriebildung	124
6.1.4	Wiedereinbettung in einen Kontext	125
6.2	Aufbereitung der Daten	126
6.2.1	Transskription von Interviews	126
6.3	Methoden der Codierung	127
6.4	Techniken des Datenmanagements	129
6.4.1	Computersoftware	129
6.4.2	Manuelle Methoden	130
6.5	Arten der Analyse	131
6.6	Klassifikationssysteme	132
6.6.1	Erstellung einer Matrix	133
6.6.2	Formulierung erster Annahmen	133
6.7	Untypische Fälle	134
6.7.1	Thematische Analyse	134
6.7.2	Inhaltsanalyse	135
6.7.3	Analyse von Fragen	136
6.8	Probleme in der qualitativen Forschung	136
6.8.1	Subjektivität	136
6.9	Verfahren der Verifikation	137
6.9.1	Theoretische Verifikation	137
6.10	Probleme der methodischen Stringenz	138
6.10.1	Entscheidungspfad	139
6.10.2	Wichtige Bereiche der Reliabilität und Validität	140
6.10.3	Äußere Validität	140
6.10.4	Weitere Probleme	141
6.11	Prinzipien	142
7	**Qualitative Verfahrensweisen**	145
7.1	Phänomenologie	145
7.2	Ethnographie	148
7.3	Grounded Theory	150
7.3.1	An der Entwicklung der Studie orientiertes Auswahlverfahren	152
7.3.2	Datenanalyse	152
7.3.3	Primäre Codierung	153

7.3.4	Selektives Codieren	154
7.4	**Ethnowissenschaft**	156
7.4.1	Definition des Untersuchungsbereichs	156
7.4.2	Satzrahmen	156
7.4.3	Kartenvorlage	157
7.4.4	Vorbereitung eines Kategoriensystems (Taxonomie)	157
7.5	**Methodologische Triangulation**	158
7.5.1	Sequentiell	158
7.5.2	Simultan	159
7.6	**Synthese**	160
7.7	**Prinzipien**	161
8	**Die Darstellung qualitativer Forschung**	165
8.1	**Abfassen eines qualitativen Berichts**	166
8.1.1	Anfang	166
8.1.2	Qualitative Forschungsberichte abfassen	167
8.1.3	Schreibhemmung	167
8.1.4	Feinheiten	168
8.1.5	Behandlung von Zitaten der Teilnehmer	169
8.1.6	Anonymität schützen	169
8.1.7	Negative Ergebnisse berichten	171
8.1.8	Strategien bei der Präsentation	172
8.2	**Veröffentlichung**	173
8.2.1	Bücher und Monographien	173
8.2.2	Publikation von Artikeln in Fachzeitschriften	174
8.2.3	Umgang mit Lektoren	178
8.3	**Mündliche Präsentationen**	178
8.4	**Erstellung wirkungsvoller Schaubilder**	179
8.5	**Videos**	179
8.6	**Bewertung qualitativer Forschungen**	180
8.6.1	Evaluierung der Bedeutung einer Forschungsarbeit	180
8.6.2	Theoretische Evaluierung	181
8.6.3	Methodologische Einschätzung	182
8.6.4	Anwendung qualitativer Ergebnisse im klinischen Umfeld	183
8.7	**Prinzipien**	185
Anhang A		187
Anhang B		223
Glossar		227
Literaturverzeichnis		233
Sachwortverzeichnis		239

Ziel der qualitativen Forschung

Forschung bedeutet zu sehen, was jeder sieht, und zu denken, was noch niemand gedacht hat (Albert Szent-Gyorgy).

Forschung hat in der Gesellschaft eine lebenswichtige und entscheidende Funktion. Durch sie werden Entdeckungen gemacht, Ideen verifiziert oder zurückgewiesen, Ergebnisse kontrolliert oder prognostiziert sowie Theorien erweitert oder optimiert. Alle diese Funktionen tragen zur Entwicklung unseres Wissens bei. Andererseits erfüllt aber keine bestimmte Forschungsmethode alle diese Funktionen alleine. Somit ist der Beitrag der qualitativen Methode zur Zielsetzung der Forschung im ganzen sowohl einzigartig wie unentbehrlich. Die qualitative Forschung versetzt uns in die Lage, der Wirklichkeit einen Sinn zu geben, die Gesellschaft zu beschreiben und zu deuten sowie erklärende Modelle und Theorien zu entwickeln. Sie ist die primäre Verfahrensweise, mit der die theoretischen Grundlagen der Verhaltenswissenschaften konstruiert oder überprüft werden.

Qualitative Forschung verlangt vom Wissenschaftler, methodisch vielseitig zu sein, eine gründliche Kenntnis der Theorie der Sozialwissenschaften zu besitzen, Teamfähigkeit sowie Ausdauer, Zielgerichtetheit und eine engagierte Hingabe an die Sache. Sie setzt voraus, daß der Wissenschaftler eine Fähigkeit zur Entwicklung von Konzepten besitzt, über eine gute Feder verfügt und sich mitteilen kann. Die qualitative Forschung ist eine sehr intensive Erfahrung; sie bereichert das Leben, nimmt das Herz und den Kopf in ihren Besitz.

Die Sammlung von Informationen für die qualitative Forschung beginnt damit, daß die Wissenschaftler Beobachtungen und Berichte über alltägliche Vorgänge analysieren. Die Daten werden dann so organisiert, daß sie ein kohärentes Ganzes bilden. Die qualitativ arbeitenden Forscher sind also vorrangig an der Beschreibung von beobachtbaren Phänomenen interessiert, die zu einer fundierten Theorie als Resultat der Untersuchungen führt. Wird diese Theorie systematisch konstruiert und während dieses Prozesses sogar „getestet" oder verifiziert, ist die Gefahr einer mangelhaften Validität bei der Entwicklung von qualitativen Theorien sehr gering.

Auf der anderen Seite wird in der quantitativen Forschung das Wissen aus früheren Untersuchungen und aus der Alltagserfahrung in eine Theorie umgeformt – also was bekannt ist oder was als vernünftige Annahme über die Realität gelten kann –, um eine konsistente These zu formulieren, die die bestmögliche Antwort auf die Frage beinhaltet. Diese wird dann als vorläufiges Konzept dargestellt, systematisch getestet und danach im Licht der experimentellen Befunde modifiziert. Qualitativ arbeitende Wissenschaftler hingegen studieren zunächst die vorhandenen Forschungsresultate, benutzen aber dann keinen „Joker" als Bezugsrahmen, sondern begegnen diesem mit Mißtrauen und verzichten auf seine Verwendung. Sie tendieren statt dessen dazu, eine theoretischen Bezugsrahmen zu konstruieren, den sie dann für ihre Deduktionen benutzen; die Arbeit ihrer Kollegen halten sie also sozusagen „in der Hinterhand". Es scheint uns wichtig festzuhalten, daß sowohl die qualitative als auch die quantitative Forschung sich bemüht, zu einer begründeten Theorie als Ergebnis ihrer Anstrengungen zu gelangen. Beide widmen sich mit ganzer Energie der Theorieentwicklung, aber ihre Verfahrensweise ist unterschiedlich. Der Fokus der qualitativen Forschung ist auf die Konstruktion von Theorien gerichtet, während die quantitative Forschung vor allem auf die Überprüfung zielt.

Dieser Unterschied könnte zum Teil aus der Verschiedenartigkeit der untersuchten Phänomene resultieren, der gestellten Fragen sowie der Techniken, die als angemessen für die Bestätigung oder Zurückweisung von Schlußfolgerungen betrachtet werden. Quantitativ arbeitende Wissenschaftler beschäftigen sich üblicherweise mit Sachverhalten, die schon so intensiv untersucht worden sind, daß ihre Merkmale quantifiziert werden können. Die theoretischen Konzepte, von denen sie ihre Hypothesen ableiten, basieren auf Forschungen, die bereits verifiziert wurden und sich als relevant erwiesen haben. Diese Forscher gehen also mit gewissen Vorkenntnissen an ihre Arbeit sowie mit Techniken, um Variablen zu messen, die konstitutiv für den Gegenstand sind. Sie können also mit anderen Worten eine Reihe von Experimenten vorschlagen, die nachweislich ein geringes Risiko in sich tragen und dazu gedacht sind, ihre Theorie Schritt für Schritt zu überprüfen.

Andererseits wird eine qualitative Untersuchung normalerweise durchgeführt, um relativ unbekannte Probleme zu untersuchen. Meist können qualitativ arbeitende Wissenschaftler keine zureichenden Informationen finden, um eine Theorie über das interessierende Phänomen zu formulieren. Oft fehlt einfach der Ansatzpunkt, um eine Theorie zu konstruieren und sie dann zu testen. Tatsächlich dürfte in diesem Stadium eine Theorie zu entwickeln und zu überprüfen ziemlich realitätsfremd sein, so daß dieses Unternehmen von Frust, Vergeblichkeit und Zufälligkeit geprägt sein würde; es wäre wenig effektiv und häufig absurd. Im weiteren Verlauf dieses Kapitels werden wir Indikatoren für die Wahl einer Methode (qualitativ oder quantitativ) erörtern und das Verfahren, wie man als Wissenschaftler die angemessenste

Methode wählt, orientiert an den bekannten Merkmalen der Situation und dem Charakter der wissenschaftlichen Fragestellung.

Jedes der quantitativen und qualitativen Paradigmen hat seine spezifischen Annahmen, eingeführten Methoden und anerkannten Experten. Weil sowohl die quantitativen wie die qualitativen Techniken durchgängig mit bestimmten Disziplinen und Wissensgebieten verknüpft werden, ist im Verlauf der letzten Jahrzehnte ein Graben zwischen den Repräsentanten der beiden Paradigmen entstanden. Infolge der Computer-Entwicklung und der ausgefeilten statistischen Methoden ist die quantitative Forschung ziemlich selbstverständlich geworden. Quantitative Techniken waren die Norm bei den Untersuchungsmethoden, die an Universitäten gelehrt wurden, und quantitativ arbeitende Wissenschaftler haben die Gremien dominiert, die in Institutionen über die Vergabe von Forschungsmitteln entschieden haben, oder waren die maßgeblichen Herausgeber der angesehensten wissenschaftlichen Fachzeitschriften. Weil die quantitative Forschung selbstverständlicher war und als das Maß aller Dinge betrachtet wurde, fühlten sich die qualitativ arbeitenden Wissenschaftler isoliert, unterbewertet und falsch verstanden. Infolgedessen entstand in der Literatur eine Debatte zwischen dem quantitativen und dem qualitativen Paradigma (Duffy, 1985; Goodwin und Goodwin, 1984; Smith, 1983; Smith und Heshusius, 1986). Glücklicherweise kamen sich in den 90er Jahren beide Seiten näher und würdigten den Wert der jeweils anderen Seite für die Erweiterung des Wissens, und ein neuer Trend entstand, beide Forschungsansätze miteinander zu kombinieren. Trotzdem scheint es wichtig daran zu erinnern, daß sowohl die qualitative als auch die quantitative Methode nur Werkzeuge für die Lösung von Forschungsproblemen bieten. Klug genug zu sein, um zu erkennen, welche qualitative oder quantitative Methode angemessen für das Problem ist, fällt ebenfalls in den Verantwortungsbereich jeden Wissenschaftlers ebenso wie die Gewandtheit, diese dann auch richtig zu gebrauchen. Diese Art von Vielseitigkeit ist das Merkmal eines guten Forschers.

Aus der Perspektive, die Forschungsmethoden nur als Werkzeuge zu betrachten, wird die Debatte um die quantitative oder qualitative Methode irrelevant. Die Negierung der qualitativen Technik durch quantitativ arbeitende Wissenschaftler spiegelt eine beschämende Ignoranz gegenüber der Rolle und dem Beitrag der qualitativen Forschung wider, und das Ressentiment des qualitativ arbeitenden Wissenschaftlers gegenüber der angeblichen Kontrolle der quantitativ arbeitenden Forscher über die Finanzmittel für die Forschung läßt die Wertschätzung des gemeinsamen Ziels in der Wissenschaft vermissen. Gewandte Forscher kennen sich sowohl in den qualitativen wie in den quantitativen Methoden aus und setzen die jeweilige Technik zum richtigen Zeitpunkt ein, entsprechend der Art der wissenschaftlichen Fragestellung und der Zielsetzung des Projekts.

1.1 Rolle der Theorie

Was meinen wir mit „Theorie"? Theorie ist die systematische Erklärung eines Ereignisses, in der Konstrukte und Konzepte definiert, Beziehungen formuliert oder Vorhersagen gemacht werden. Anfänglich ist die Theorie eine Vermutung, ein Meinen, eine Spekulation oder eine Idee, die die Wirklichkeit erklären könnte. Theorien dienen sowohl der qualitativen wie der quantitativen Forschung als Orientierung, aber zu unterschiedlichen Zeiten im Forschungsprozeß. In qualitativen, induktiven Untersuchungen nutzt der Forscher die Daten in Hinblick auf Strukturen und Beziehungen, um dann Hypothesen zu entwickeln und zu testen, um zu einer Theorie zu gelangen, oder er benutzt vorhandene Theorien, um die Daten zu erklären. Andererseits arbeiten quantitativ arbeitende Wissenschaftler deduktiv, wenn sie Theorien überprüfen.

Woher stammt eine Theorie? Geht man davon aus, daß eine Theorie keine anerkannte Tatsache ist, sondern eher eine begründete Vermutung des Wissenschaftlers, die auf früheren Untersuchungen aufbaut, auf den Ansichten, Werten und persönlichen Überzeugungen anderer, dann ist Theorie ein Bezugsrahmen, eine Vorstellung von der Wirklichkeit, die wissenschaftlich zu überprüfen ist. Ist dies geschehen und die Theorie eine „Tatsache" geworden, gilt sie nicht mehr länger als Theorie, sondern wechselt in den Bereich des Wissens oder der „Wahrheiten" über. Sie wird immer glaubwürdiger, wenn sie immer und immer wieder überprüft worden ist. Das wichtigste Merkmal einer Theorie ist jedoch – unabhängig davon, ob induktiv oder deduktiv abgeleitet – daß sie ihrem Wesen nach eine Schlußfolgerung bleibt, auch wenn sie, weil getestet, umfassend bestätigt worden ist. Da sie vom individuellen Wissensstand des Forschers und seiner persönlichen Realität abgeleitet worden ist, ist eine Theorie normalerweise mit den spezifischen Paradigmen einer Disziplin verknüpft. Deshalb harmonieren Theorien meist mit zeitgenössischen Trends und stehen nicht in Widerspruch zu ihnen. Dieser Aspekt der Wissenschaft ist kritisiert worden (Feyerabend 1978), weil Wissenschaftler dazu neigen, Hypothesen zu kreieren und zu testen, die aus persönlichen wie praktischen Gründen (wie der größeren Wahrscheinlichkeit, publiziert zu werden), mit etablierten Theorien übereinstimmen. Die Wahrscheinlichkeit ist größer, daß sie Hypothesen wählen, die Zustimmung finden und statistisch signifikante Ergebnisse zeigen, als sich in Widerspruch zum zeitgenössischen Denken zu begeben oder sich der Gefahr statistisch nicht signifikanter Ergebnisse auszusetzen. Umfangreiche und bedeutsame Theorien neigen deshalb dazu, über eine längere Zeitspanne unverändert zu bleiben (und sogar von der Forschung bestätigt zu werden), obwohl sie völlig und in jeder Hinsicht falsch sind.

Historisch sind diese Irrtümer evident. Die erregte Kontroverse in den 30er Jahren über die Beziehung zwischen Rassen und ihrem Intelligenzquotienten (Brace, Gamble und Bond, 1971) oder am Ende des letzten Jahrhunderts über die Krankheiten, die angeblich durch Masturbation verursacht wurden (Engelhard, 1978/1992), sind ausgezeichnete Beispiele dafür, wie zeitgenössische Werte Theorien beeinflussen, die – wenn auch nicht valide – durch die Forschung erhärtet wurden. Unglücklicherweise können auch heute noch Wissenschaftler und Theoretiker Opfer dieser Gefahr werden, wie wir später in diesem Kapitel erläutern werden. Eine induktiv abgeleitete Theorie, also eine von der Realität abgeleitete, wird kaum ein Artefakt der Vorstellungen des Wissenschaftlers oder eine Verkennung der Wirklichkeit sein, obwohl die Werte unserer Zeit und persönliche Voreingenommenheiten immer eine Gefahr für die Validität darstellen. Dennoch sind Theorien wesentlich für den Prozeß der wissenschaftlichen Untersuchung. Wenn sie empfohlen, modifiziert oder abgelehnt werden, werden sie in der Folge durch bessere und signifikantere Theorien ersetzt. Burton (1974) beschreibt überzeugend sieben Funktionen der Theorie bei der Wissensentwicklung. Zuerst läßt eine neue Theorie Spannungen innerhalb einer Disziplin entstehen. Sie setzt einen Dialog in Gang und zwei konkurrierende Theorien regen die Debatte an. Z. B. setzen verschiedene Theorien über Krebs beim Streß, bei der Verschmutzung der Umwelt oder bei der Vererbung an (Tesch, 1981). Gleichzeitig stabilisiert aber auch die Theorie unser aktuelles Wissen, da es in Hinblick auf seiner theoretischen Erläuterung relativ konstant sein muß, konstant genug, um überprüft, bestätigt, modifiziert oder zurückgewiesen zu werden. Zweitens ist Theorie ein „Nihilismus-Antikörper": Theorien werden entwickelt, um Lücken in unseren Kenntnissen aufzufüllen und um das „intellektuelle Nichts zu bekämpfen". Die dritte Funktion besteht darin, Theorien als „zeitimmanent" zu definieren, weil sie Phänomene als zeitlich verortet verstehen, Beobachtungen in Abhängigkeit von Natur und Geschichte sehen. Viertens schafft Theorie Struktur, indem sie Beziehungen zwischen vorher scheinbar zusammenhanglosen Fakten schafft und systematisch Fakten einander zuordnet, ausschließt oder ignoriert in besonders effektiven oder sinnvollen Konfigurationen.

Die fünfte Funktion ist die der Prognose. Während eine Theorie einerseits die Aufgabe erfüllt, Ereignisse und Ergebnisse vorherzusagen, gibt sie andererseits auch der Untersuchung in der einen oder anderen Weise die Richtung vor und ermöglicht so den Forschern ein systematisches Vorgehen bei der Realisierung eines Projekts; sie verhindert demnach eine Stagnation sowie ein zufälliges und eher willkürliches Vorgehen bei wissenschaftlichen Unternehmungen. Sechstens ist eine Theorie ein Instrument, um etwas deutlich zu machen, es also erkennbar und sichtbar zu machen, oder unsere Aufmerksamkeit auf ein bestimmtes Phänomene zu lenken einfach deshalb, weil diese Theorie existiert. Umgekehrt kann die letzte Funktion einer Theorie auch die sein, einen Bereich in Vergessenheit geraten zu lassen, indem Phänomene einfach ignoriert werden. Burton (1974) stellte fest, daß diese Funktion wichtig werden kann, weil bestimmte Sachverhalte vielleicht eine gesellschaftliche „Inkubationszeit" benötigen, bevor sie durch die wissenschaftliche Gemeinde untersucht werden könnten. Zusätzlich zur Aufgabe, Erklärungen zu liefern, machen diese sieben Funktionen deutlich, welche wichtige, fast politische Rolle Theorien für die Wissenschaft und die Gesellschaft spielen.

1.2 Theorie-Ebenen

Theorien sind entsprechend dem Grad ihrer explikatorischen Fähigkeiten kategorisiert worden – z. B. ist eine übliche Unterscheidung die zwischen "Grand Theories" und „Theorien mittlerer Reichweite" (Pelto und Pelto, 1978, S. 251) – versuchen ein umfassendes allgemeines Phänomen zu erklären. Demzufolge sind die entsprechenden Konstrukte meist abstrakt, aber ihre Fähigkeit zur Erklärung ist relativ hoch. Theorien mittlerer Reichweite beinhalten spezifischere Konstrukte; sie sind deshalb in ihrer Aussagekraft begrenzter und von niedrigerem Rang. Die Erklärungsfähigkeit der Theorien mittlerer Reichweite ist deshalb stärker auf eine bestimmten Punkt konzentriert als dies bei „Grand Theories" der Fall ist. Im Rahmen dieses Buches wird unsere Aufmerksamkeit vor allem auf die Theorie-Ebenen fokussiert sein, denen bestimmte wissenschaftliche Fragestellungen und Ansätze entsprechen, die von qualitativ arbeitenden Wissenschaftlern benutzt werden. Es handelt sich mithin vorwiegend um Theorien mittlerer Reichweite, die induktiv von nachgeordneten Annahmen und Hypothesen abgeleitet wurden.

In einer akademischen Disziplin muß die Forschung gegebenenfalls zu Erkenntnissen in einer Form führen, die eingesetzt werden können, um die praktische Anwendung dieser zu verbessern. Die Theorie bildet also die Basis der Wissenserweiterung, wenn entscheidende Konzepte und Konstrukte definiert und die Beziehungen zwischen ihnen dargelegt worden sind. Dabei kann die Theorie beschreibend, vorschreibend und prognostizierend sein.

1.3 Arten von Theorien

Das Ziel der qualitativen Forschung ist die Entwicklung einer Theorie, die durch eine differenzierte Beschreibung, Datenanalyse und ihren Abstraktionsgrad besticht. Eine qualitative Untersuchung ist ein Prozeß der Dokumentation, der Beschreibung, der Identifizierung von Strukturen und Konzepten, der Beziehung zwischen diesen Konzepten sowie der Entwicklung theoretischer Erklärungen, die die Wirklichkeit verständlich machen.

Andererseits muß nicht jede qualitativ ausgerichtete Forschung in der Formulierung einer Theorie münden. So ist z. B. der Zweck der Phänomenologie der, den Gehalt einer Erfahrung zu erfassen. Dies bedeutet, reichhaltige und erkenntnisreiche Reflexionen zu erhalten, mit denen sich der Leser identifizieren kann. Auf der anderen Seite ist das Endprodukt einer empirisch fundierten Theorie eine Theorie mittlerer Reichweite, also die Beschreibung eines Prozesses. Beachten Sie, daß das Resultat einer qualitativen Untersuchung die Theorie ist. Qualitativ arbeitende Wissenschaftler testen normalerweise keine a priori formulierten konzeptionellen Bezugsrahmen, sondern kreieren eher induktiv eine starke und widerstandsfähige Theorie.

1.3.1 Deduktiv abgeleitete Theorien

Ableitung meint die Schlußfolgerung aus dem Vorausgegangenen. In der Forschung benutzt man dieses Prinzip, um aus vorhandenem Wissen mögliche Beziehungen abzuleiten. Rationale Schlüsse zu ziehen ist die Fähigkeit, bisher unbekannte Wahrheiten aus bereits bekannten Prinzipien abzuleiten, und auf diesem Grundsatz der logischen Interpolation basiert das wissenschaftliche Paradigma der Forschung. Da die deduktiv abgeleitete Theorie auf vorhandenen Kenntnissen und durchgeführten Untersuchungen basiert, ist es relativ unwahrscheinlich, ein vorherrschendes Paradigma „ins Wanken zu bringen", es sei denn, die Gegenkräfte werden zu stark. Die Arbeit von Klaus und Kennel (1976) über Verknüpfungen wurde damals adaptiert, um als konzeptioneller Bezugsrahmen für wichtige weitere Forschungen zu dienen. Die sich anschließenden Untersuchungen gingen von der Korrektheit der Resultate von Klaus und Kennel aus, so daß entsprechende Hypothesen abgeleitet wurden. Ein Jahrzehnt später wurden allerdings die Ergebnisse dieser AutorInnen in Zweifel gezogen (Elliott, 1983; Scheper-Hughes, 1992).

In den meisten deduktiven Studien stammen die Hypothesen aus bekannten früheren Untersuchungen, aus einer Literaturrecherche, aus den Arbeiten anderer Forscher oder aus einer intuitiven Kenntnis der Phänomene. Diese Informationen werden dazu verwendet, Hypothesen zu formulieren, Beziehungen zu verdeutlichen und den prognostischen Wert bestimmter Variablen zu prüfen. Beschäftigt man sich mit menschlichem Verhalten, dann besteht das Problem allerdings darin, daß viele relevante Variablen verschwinden, wenn ein Sachverhalt ohne den dazugehörigen Kontext analysiert wird, wie dies z. B. im Laboratorium geschieht. Deshalb treffen Generalisierungen möglicherweise außerhalb des Laboratoriums nicht zu. Dafür liefert die Schmerzforschung ein ausgezeichnetes Beispiel. Viele Ergebnisse der Studien in Laboratorien konnten in der klinischen Situation nicht bestätigt werden (Chapman, 1976).

Deduktiv abgeleitete Theorien sind dann besonders wertvoll, wenn der Wissenschaftler die Konstrukte und Konzepte, mit denen er arbeitet, präzise definiert. Diese Situation ist wahrscheinlich dann gegeben, wenn die zu untersuchenden Beziehungen bereits dargestellt worden sind und auf dem Gebiet bereits zahlreiche Untersuchungen durchgeführt wurden. In physiologischen Studien bewahrheitet sich diese Regel immer wieder. In den Verhaltenswissenschaften ist dies zwar weniger häufig, weil die dort verwendeten Daten subjektiver sind. In einer deduktiv abgeleiteten Theorie ist der Ausgangspunkt eine Gruppe von Konzepten oder konzeptuellen Vorstellungen. Einige dieser Konzepte werden deskriptiver Natur sein, um darzustellen, worum es in dieser Theorie geht (Gesundheit, Hoffnung, Unterstützung etc.). Konzepte können aber auch operativ definiert sein, wie z. B. der Grad der Hoffnung oder die Stärke der Unterstützung. Dann wird die Theorie aus einer Reihe von Annahmen bestehen, die jeweils eine Beziehung beschreibt sowie die Richtung der Beeinflussung zwischen mindestens zwei dieser Eigenschaften, wie z. B. „der Grad der Hoffnung abhängig von der Stärke der unterstützenden Systeme". Die Ableitung liefert auch das Fundament für eine Prognose oder eine Verhaltensanweisung. Da eine

Theorie keine Tatsache ist (Morse, 1992), ist sie immer der Gegenstand von Überprüfung und Modifizierung.

1.3.2 Induktiv abgeleitete Theorien

Die induktiv abgeleitete Theorie zielt darauf, neue Erkenntnisse ins Gesichtsfeld zu bringen. Sie ist normalerweise beschreibend, benennt die Phänomene und definiert Beziehungen. Meistens wird sie in der natürlichen Umgebung durchgeführt und versteht den Kontext als einen Teil des Phänomens. Der Wissenschaftler ist bestrebt, Strukturen oder Übereinstimmungen durch Interpolationen herauszuarbeiten, wenn er spezifische Beispiele oder Ereignisse analysiert. Während der Untersuchung bewegt sich der Forscher von spezifischen Fällen oder Daten hin zu abstrakteren Verallgemeinerungen, wobei der von der Datensynthese ausgeht, und gegebenenfalls bis zur Identifikation von Konzepten und der Theorieentwicklung vorstößt. Deshalb ist die analytische Ableitung eine wichtige Form der wissenschaftlichen Untersuchung, indem nämlich Variablen umschrieben werden, um ein Theorie zu generieren. Werden Phänomene untersucht, dann werden Konzepte definiert und hypothetische Aussagen über wahrscheinliche Ursachen und Beziehungen gemacht. In der Praxis bewegt sich der Wissenschaftler zwischen Ursache und Definition hin und her; im Verlauf des sich entwickelnden Verständnisses werden Definitionen, Hypothesen und die Theorieentwicklung modifiziert.

1.3.3 Wechselnder Gebrauch von Induktion und Deduktion

Eine Grounded Theory ist „die Entdeckung einer Theorie, die systematisch von aus der Sozialforschung stammenden Daten abgeleitet ist (Glaser und Strauß, 1967, S. 2). Eine Grounded Theory ist eine Vorgehensweise, die in der Forschung induktiv vor sich geht, obschon sowohl Induktion als auch Deduktion eingesetzt werden, um zu einer Theorie zu gelangen. Glaser und Strauß treten dafür ein, daß Kategorien analog zu den Daten entstehen, wenn man die Konzepte in bezug auf die Daten entwickelt und die Ausgangsdaten richtig aufgezeichnet wurden. Eine auf der Realität basierende Theorie muß eine Erklärung für die Ereignisse liefern, so daß die Wahrscheinlichkeit gering ist, daß sie durch eine vorherrschende Theorie verzerrt werden. Weil die Grounded Theory die Wirklichkeit im Zustand des sich Ereignens untersucht, ist sie mit deren Prozeßcharakter befaßt und bedient sich Techniken, mit denen Phänomene aufgezeichnet werden können, die sich im Laufe der Zeit ändern (Corbin, 1986; Strauss und Corbin, 1990).

In der Zeit, in der sich die Grounded Theory entwickelte, stellte man fest, daß sich die Sozialwissenschaften vornehmlich mit der Verifizierung von Theorien beschäftigen und die Theorie analog zu den Ergebnissen der Überprüfung modifiziert wurde. Man argumentierte ferner, daß der erste Schritt der Theorieentwicklung nicht beachtet wurde: das Auffinden der Konzepte und Hypothesen, die für das Untersuchungsgebiet relevant sind. Die Ausrichtung auf die Verifizierung als eine Verfahrensweise für die Revision von Theorien war wirklich ein Anliegen, weil die

Generierung notwendigerweise der Überprüfung vorangeht. Weil die Theorie mit den Daten verknüpft ist und im Prozeß der Theorieentwicklung vorläufig verifiziert wird, steigt die Wahrscheinlichkeit, daß sie valide ist. Die Grounded Theory war deshalb eine methodologische Verfahrensweise, die diese Begrenzung korrigierte.

1.4 Evaluierung von Theorien

Theorien werden in der Forschung normalerweise evaluiert unter Beachtung folgernder sechs Kriterien: Fähigkeit zur Erklärung (Umfang der Erklärung), Knappheit, empirische Validität, innere Konsistenz, Nützlichkeit, Überprüfbarkeit. In der qualitativen Forschung sind allerdings einige dieser Kriterien weniger wichtig, aber andere Merkmale wie die Genauigkeit der Entsprechung zu den Daten wird als wichtiger Indikator für die Validität betrachtet (Glaser, 1978).

Mit Umfang ist in diesem Zusammenhang die Eigenschaft gemeint, gültig für die größtmögliche Anzahl von Beobachtungen zu sein. Wir haben schon darauf aufmerksam gemacht, daß „Grand Theories" eine größere Zahl von Beobachtungen abdecken als dies Theorien mittlerer Reichweite tun und deshalb eine größere Bedeutung und Aussagekraft haben als diese. Die Knappheit bezieht sich auf die Struktur der Theorie. Ist eine Theorie knapp formuliert, enthält sie nur die geringstmögliche Zahl an Annahmen und Verbindungsgliedern und ist elegant strukturiert. Die empirische Validität hingegen bezieht sich auf die Fähigkeit der Theorie, Beobachtungen und Daten miteinander zu verbinden und ihnen einen Sinn zu geben. Unter Angemessenheit versteht man die Eigenschaft, eine plausible Erklärung zu bieten, die valide und realistisch ist. Die innere Konsistenz meint die Fähigkeit der Theorie, bei der Erklärung der Daten widerspruchsfrei zu bleiben. Sie bezieht sich auf die logische Struktur der Theorie und ihre Relevanz für ähnliche Theorien. Dieses Merkmal zusammen mit der Angemessenheit erlaubt es, die Theorie unter dem Gesichtspunkt der Nützlichkeit zu überprüfen. Schließlich sollte eine gute Theorie auch testfähig sein. Obwohl eine Überprüfung normalerweise nicht in die Zuständigkeit der qualitativen Forschung fällt, spielen die qualitativ arbeitenden Theoretikerinnen eine wichtige Rolle bei der Konstruktion von Theorien, und diese Theorien sollten so wichtig und perfekt sein, um im Anschluß an ihre Formulierung quantitativ getestet zu werden, wenn die qualitative Forschung eine ihrer wichtigen Aufgaben erfüllen soll.

1.5 Qualitative Forschung

In den vorausgegangenen Abschnitten hatten wir angeregt, qualitative Methoden einzusetzen, wenn wenig über das zur Diskussion stehende Phänomen bekannt ist oder wenn der Forscher vermutet, daß das augenblickliche Wissen nicht unvoreingenommen ist, oder wenn die wissenschaftliche Fragestellung sich auf die Erklärung und Beschreibung eines bestimmten Sachverhalts oder Ereignisses bezieht, über das noch wenig bekannt ist. Qualitative Methoden sind sinnvoll, wenn ein Phänomen aus der subjektiven Perspektive, also von einem „naiven" Standpunkt aus angegangen wird (Vidich und Lyman, 1994). In der klinischen Forschung könnte die subjektive Perspektive die des Patienten, seiner Angehörigen oder die der Pflegenden sein. Qualitative Forschung wird üblicherweise in der natürlichen Umgebung durchgeführt, so daß der Kontext, in den die zu analysierenden Sachverhalte eingebettet sind, als Teil des Untersuchungsgegenstands betrachtet werden (Hinds, Chaves und Cypess, 1992). Deshalb versucht der Wissenschaftler nicht, das untersuchte Phänomen experimentell zu fassen oder die äußeren Variablen zu kontrollieren. Alle Aspekte des Untersuchungsgegenstands werden also in die Betrachtung einbezogen, die aus dem Kontext intervenierenden Variablen als Teil des Problems verstanden. Bei dieser Vorgehensweise werden die zugrunde liegenden Annahmen und Einstellungen untersucht, ihre Ursachen werden ebenfalls aus dem Kontext abgeleitet, in dem sie vorkommen.

Wie gesagt: Der qualitative Ansatz, mit dem die Theorie begriffen, erklärt und weiterentwickelt wird, ist ein induktiver Ansatz. Dies bedeutet, daß Hypothesen und Theorien sich aus dem Datenmaterial entwickeln, während die Datensammlung vor sich geht und wenn bereits mit der Analyse begonnen wurde. Der Wissenschaftler studiert die Beobachtungen in Hinblick auf Erklärungen, Strukturen und angenommenen Beziehungen; dann wendet er sich wieder dem Untersuchungsgebiet zu, um weitere Daten zu sammeln, mit denen die Hypothesen getestet werden. So gesehen ist die Forschung ein Prozeß, der eine Theorie im Zeitverlauf induktiv Schritt für Schritt entwickelt. Die Theorie entspricht dem Untersuchungsgegenstand und hat für den Zeitpunkt der Untersuchung Gültigkeit. Die Daten können hauptsächlich aus Transskriptionen von Interviews bestehen, aus Beobachtungen der Situation und der handelnden Personen. Informationen dieser Art besitzen auch für Laien eine Bedeutung und werden als „reichhaltig" und „tiefgehend" empfunden (Geertz, 1973). Derartige Informationen sind allerdings schwierig in Form zu bringen, um analysiert und in einem Bericht dargestellt zu werden, da sie kaum in numerische Einheiten umgeformt werden können, mit denen sich statistische Berechnungen anstellen ließen. In Hinblick darauf spricht man von „weichen" Daten.

Der qualitative Untersuchungsprozeß kann ungemein zeitaufwendig sein, sowohl was die Sammlung als auch was die Analyse der Beobachtungen betrifft. Im Unterschied zur quantitativen Forschung ist die Zahl der Versuchspersonen in solchen Studien notwendigerweise gering und eine Zufallsauswahl findet nicht statt.

Der Forscher wählt vielmehr Teilnehmer aus, die zu Äußerungen bereit sind und die ein etabliertes Vertrauensverhältnis zu ihm haben, oder die sich in Schlüsselpositionen befinden und deshalb aus dem einen oder anderen Grund Spezialkenntnisse über den in Frage stehenden Sachverhalt besitzen.

1.6 Quantitative Forschung

Im Unterschied zur qualitativen Forschung sucht die quantitative Forschung nach Ursachen und Fakten aus der Sicht „von außen" oder versucht die Welt objektiv zu sehen (Vidich und Lyman, 1994). Bei dieser Form der Forschung basieren die Ergebnisse auf der Interpretation der Phänomene durch die Wissenschaftler und nicht so sehr auf der Interpretation durch die Betroffenen, während die quantitativen Forscher an den Beziehungen zwischen den Variablen interessiert ist, um die Ursachen zu erklären oder genaue Voraussagen zu ermöglichen. Die experimentellen Variablen zu untersuchen ist das Ziel, indem man die intervenierenden Variablen, die aus dem Kontext resultieren, kontrolliert. Indem man die Wirkungen des Kontext kontrolliert, werden die Beziehungen zwischen den Variablen generalisierbar und prognostizierbar, unabhängig von Zeit und Ort. Quantitativ arbeitende Wissenschaftler kreieren eine Theorie, indem sie alle Konstrukte, Konzepte und Hypothesen definieren, sobald sie den Ansatzpunkt der Forschung umreißen und mit der Datensammlung beginnen. Die Konzepte werden operationalisiert, so daß die Hypothesen getestet werden können. Vor allem an Genauigkeit und Wiederholbarkeit interessiert, versuchen die Forscher sicherzustellen, daß die Meßinstrumente zuverlässig und valide sind. Dann werden die Informationen gesammelt, numerisch kategorisiert und die Beziehungen zwischen den Variablen, die verwendet wurden, um die Konzepte zu messen, statistisch definiert, indem man „harte", (d. h. numerische) Daten verwendet. Verzerrungen werden kontrolliert, indem man große Repräsentativ-Stichproben für die Gesamtbevölkerung verwendet. Strukturierte Instrumente wie Beurteilungsskalen werden häufig bei der Datenerhebung eingesetzt. Diese wird nur einmal durchgeführt, weil man annimmt, daß die Wirklichkeit stabil ist (also die Variablen sich im Laufe der Zeit nicht ändern). Die im Forschungsvorhaben und der Analyse anzuwendenden Techniken werden a priori in der Beschreibung des Projekts festgelegt, und es gibt allgemein akzeptierte, geprüfte und entsprechend schriftlich fixierte Schritte oder Richtlinien, an denen sich die Wissenschaftler während des Prozesses orientieren. Die Zielsetzung der quantitativen Forschung besteht darin, eine Theorie deduktiv zu überprüfen, indem die Hypothesen systematisch getestet werden.

1.7 Auswahl der Vorgehensweise

Generell sollte ein Wissenschaftler sich selektiv und sachangemessen für eine wissenschaftliche Vorgehensweise entscheiden, die dem Wesen des Problems und dem aktuellen Kenntnisstand entspricht. Wichtig dabei ist zu bedenken, daß die Wahl der Methode eine Reihe von Faktoren berücksichtigen sollte, z. B. die Art des Phänomens, den Reifegrad des Konzepts, die Beeinträchtigung durch die Situation sowie die Fähigkeiten und den „Fahrplan" des Forschers

1.7.1 Art des zu untersuchenden Phänomens

Die Art der Variablen sowie der Typus der Fragestellungen enthalten Hinweise darauf, ob die quantitative oder die qualitative Methode angebracht wäre. Wenn z. B. das Ziel wäre, Befürchtungen und Ängste von Patienten vor einer OP zu untersuchen, kann man davon ausgehen, daß Angst und Furcht in hohem Maß valide gemessen und mit standardisierten Angst-Skalen quantifiziert werden können. Physiologische Meßmethoden können ebenfalls eingesetzt werden wie die Untersuchung des Hormonspiegels. Angst und Furcht können aber auch qualitativ untersucht werden, indem man die Patienten bittet, ihre Gefühle und Ängste bezüglich der bevorstehenden Operation zu beschreiben.

Man sollte also die Zielsetzung der Untersuchung beachten. Ist es das Ziel, die Effektivität einer Pflegeintervention zu überprüfen, die präoperativen Streß vermindern soll? Oder will man etwas über das Wesen der Angst und Gefühle der Patienten erfahren? Gemeint ist, ob die Patienten die Verletzung ihres körperlichen Grenzbereichs oder einen Kontrollverlust infolge der Anästhesie oder durch Schmerzen in der unbekannten postoperativen Erholungsphase fürchten?

Wenn der quantitativ arbeitende Wissenschaftler die erste Frage zu beantworten versucht, wird er theoretische Annahmen formulieren, die sich auf vorhandene Studien über die Ängstlichkeit von Patienten vor einer OP beziehen, und vielleicht ein experimentelles Untersuchungsdesign mit zwei Teilgruppen entwickeln, um so die Wirkung von Pflegeinterventionen dadurch zu messen, daß die Unterschiede zwischen diesen beiden Gruppen quantifiziert werden. Um die zweite Fragestellung zu behandeln, würde der qualitativ arbeitende Wissenschaftler die Befürchtungen der Patienten von der Operation sehr eindringlich beschreiben und eine Theorie der präoperativen Ängste darlegen. Nach diesem Schritt könnte er eine experimentelle quantitative Untersuchung anschließen, die pflegerische Tätigkeiten mißt, die möglicherweise präoperativen Streß minimieren.

Gelegentlich wird die Wahl der Technik auch von „äußeren" Ressourcen abhängig sein, z. B. von den Kenntnissen des Forschers. Die verfügbaren Geldmittel sollten eigentlich die Entscheidung nicht beeinflussen, können aber den Umfang des durchzuführenden Projekts bestimmen. Die Wahl des Forschungsdesigns wird ständig begrenzt durch den Wissensstand der Mentoren oder den Kenntnissen des Wissenschaftlers; deshalb die verbreitete Abneigung gegen einen neuen Forschungsansatz und neue Methoden.

Institutionen, die Gelder zu Verfügung stellen, sind leider ebenfalls abgeneigt, Wissenschaftler zu unterstützen, die keinen Leistungsnachweis vorlegen können, der die Verwendung der Untersuchungsmethoden nachweist, die bisher mit Erfolg eingesetzt worden sind. Die Begrenztheit der Fördermittel kann ebenfalls die Wahl der geeigneten Methode beeinträchtigen.

Qualitative Forschung ist im Vergleich zu quantitativen Methoden relativ teuer und zeitaufwendig. Dabei ist es auch schwieriger, Hilfskräfte einzusetzen, um unstrukturierte Interviews durchzuführen und bei der Datenanalyse zu helfen. Der Wissenschaftler muß deshalb die daraus resultierenden Gefahren für die Validität der Resultate beachten, wenn diese Beschränkungen die Wahl der Methoden diktieren, und sorgfältig die Kosten eines solchen Kompromisses abwägen. Aber auch wenn der Aufwand für die qualitative Forschung hoch ist, liefert sie doch einzigartige Einsichten in die untersuchten Phänomene – Einsichten, die auf keine andere Art und Weise gewonnen werden können.

1.7.2 Reifegrad eines Konzepts

Der Reifegrad eines Konzepts oder der Umfang dessen, was bereits untersucht oder von einem Gegenstand bekannt ist, ist normalerweise an der Menge der verfügbaren Informationen ablesbar. Wenn eine intensive Literaturrecherche zu Tage fördert, daß nur sehr wenig über ein Thema bekannt ist, dann ist die Kenntnis von diesem Thema vermutlich nicht strukturiert genug, um mit quantitativen Methoden zu arbeiten. Es sollte eine erklärende und beschreibende Studie mit Hilfe von qualitativen Techniken durchgeführt werden. Wenn z. B. untersucht werden soll, welche Einstellung Mütter zum Stillen haben, gibt es vermutlich genug Literatur darüber, um eine quantitative Analyse durchzuführen. Doch wenn die Frage lautet: "Wie fühlt man sich beim Stillen?", wenn man sich also für das subjektive Erleben interessiert, liegen zu diesem wichtigen Thema nur wenige Arbeiten vor, und eine deskriptive, qualitative Untersuchung wäre angezeigt.

Ein anderer Fall, in dem qualitative Methoden angemessen wären, wäre dann gegeben, wenn es zwar zum Thema eine Fülle von Informationen gäbe, eine Inhaltsanalyse aber deutlich machen würde, daß diese auf Annahmen basiert, die entweder nie bestätigt wurden oder die möglicherweise verzerrt sind. Ein Beispiel dafür wäre – wieder aus der Forschung über das Stillen – die Annahme, daß die Brüste tagsüber alle vier Stunden geleert werden müssen, um die Milchproduktion aufrecht zu erhalten. Diese Hypothese konnte in der Literatur nicht bestätigt werden, und auch eine qualitative, erklärende Studie konnte diese Annahme nicht verifizieren (Morse, Harrison und Prowse, 1986).

Deshalb sind Fragestellungen in der qualitativen Forschung wahrscheinlich eher erklärender Natur, wenn sie versuchen, eine Situation zu beschreiben oder eine Person oder ein Ereignis zu verstehen (z. B. die Frage: „Was ist ... oder „Wie macht ...?"). Wird jedoch die Forschungsfrage als Hypothese formuliert, die eine Beziehung zwischen zwei oder mehreren Variablen darlegen soll, sind vermutlich genügend Kenntnisse über die Variablen vorhanden, um quantitative Methoden zu benutzen.

1.7.3 Erschwernisse/Begrenzungen durch die Teilnehmer oder die Situation

Der nächste Aspekt, der bei der Wahl der Methodologie beachtet werden sollte, resultiert aus der Eigenart der Teilnehmer oder der Situation. Können die Teilnehmer einer Studie lesen und schreiben, und wenn ja, welche Sprache beherrschen sie? Sind sie in der Lage, einen Fragebogen zu lesen, und wenn ja, ist der Fragebogen infolge einer kulturell determinierten Sichtweise einseitig? Sollten wegen kultureller Faktoren quantitative Methoden nicht zweckmäßig sein, wäre eine Art von qualitativer Methodik angezeigt. Wer sind die Teilnehmer? Handelt es sich um ältere, desorientierte Personen oder um Kleinkinder? Ist dem so, dann wäre eine Beobachtungstechnik wie in der Ethologie besser geeignet als eine qualitative Interviewtechnik oder ein quantitativer Fragebogen.

1.7.4 Eigenschaften des Forschers

In hohem Maß hängt die Wahl der Methode vom Forscher ab. Zunächst einmal spielen seine Kenntnisse und Fähigkeiten eine Rolle. Was der Forscher für möglich hält und sich zutraut, engt den Kreis der Methoden ein, die in Betracht gezogen werden. Wenn nur die Grounded Theory dem Wissenschaftler bekannt ist, dann wird er sehr wahrscheinlich die Studie entsprechend konzipieren, oder wie Wolcott (1992), ein „in der Wolle gefärbter Ethnograph" es ausgedrückt hat, wird das Problem ethnographisch umstrukturiert. Auch wenn das nicht unbedingt ein Beinbruch ist, engt es dennoch die Art der Forschung und den Typus der gewählten wissenschaftlichen Fragestellung ein. Im Idealfall sollte deshalb der wissenschaftliche Ansatz durch die Fragestellung definiert und entsprechende Verfahrensweisen gewählt werden.

Wie schon erwähnt, wird die Forschung zu einem risikoreichen Unternehmen, wenn sie im Dienst der persönlichen Karriereplanung des Wissenschaftlers steht. Wenn die politischen oder persönlichen Ambitionen die Oberhand über die Fähigkeiten gewinnen, die Situation distanziert zu beurteilen, können die Ambitionen die Ergebnisse beeinflussen oder sogar wertlos machen. Kürzlich sind derartige Verfahrensweisen von Feministinnen, Anhängern der kritischen Theorie oder ähnlicher Interpretationsprinzipien als legitim bezeichnet worden; aber für den „strenggläubigen" Wissenschaftler behalten diese Warnungen ihre Gültigkeit. Noch einmal gesagt: Der kluge Wissenschaftler legt sich einen methodologischen Werkzeugkasten zu und entwickelt ein kritisches Bewußtsein seiner selbst wie seiner Motive, um auf dem Feld der Forschung das Optimum leisten zu können.

1.8 Methodologische Gefahren für die Validität

Wie bereits gesagt, gibt es für jede wissenschaftliche Fragestellung die am besten geeignete Untersuchungsmethode. „Bei allen gibt es sowohl Vor- als auch Nachteile. Wählt man eine unangemessene Methode, dann führt dies zum Verlust an Generalisierbarkeit und Validität sowie zu einem Anstieg der Kosten. Am weitesten verbreitet bei der Entscheidung für die falsche Methode dürfte der Fehler sein, ein induktives Untersuchungsdesign vorzusehen, obschon genügend Informationen über das Thema vorliegen. Umgekehrt ist es ebenso unvernünftig, ein deduktives Forschungsdesign und quantitative Techniken einzusetzen, wenn noch zu wenig über den Gegenstand bekannt ist. Im ersten Fall entwickeln die Wissenschaftler einen konzeptionellen Bezugsrahmen, anstatt die Kategorien induktiv aus dem Datenmaterial abzuleiten. An diese Weise büßt der Forscher die qualitative Stärke der Validität ein, indem er die Wirklichkeit in seinen Bezugsrahmen zwängt. Weiß der Wissenschaftler jedoch genug über seinen Gegenstand, um einen konzeptionellen Bezugsrahmen zu entwickeln und die Variablen festzulegen, sollte er quantitative Techniken benutzen.

Der zweite Irrtum liegt vor, wenn man deduktive quantitative Methoden einsetzt, obwohl wenig über die Zielgruppe bekannt ist. Die Dinge werden weniger valide, wenn der Forscher versucht, Instrumente aus der Literatur oder der eigenen Erfahrung zu konstruieren, anstatt mit einer qualitativen Studie zu beginnen, die ihm bei der Definition der Konzepte hilft. Auf diese Weise kommt man nur zu bedeutungslosen, unvollständigen oder irrigen Resultaten.

Um eine valide Untersuchung durchzuführen, ist es erforderlich, sich der eignen, kulturell bedingten Perspektive, seiner Voreingenommenheiten oder beruflichen Ziele bewußt zu sein. Unser Beispiel für eine andersartige, kulturell bedingte Interpretation des gleichen Sachverhalts findet sich in dem Bericht von Bohannan (1956/1992) über die Deutung von Shakespeares Hamlet durch die afrikanischen Tiv. Wissenschaftliche Fragestellungen können vielleicht nicht frei von einem kulturellen Bias sein und die persönlichen Werte des Wissenschaftlers ganz verleugnen. Morse (1989/1992) hat Annahmen und Fragestellungen analysiert, die hinter den Forschungsarbeiten über das Stillen stecken, um darzulegen, wie die theoretische Grundlage der Forschung hinterfragt werden kann.

Will man ein qualitativ arbeitender Wissenschaftler werden, besteht der erste Schritt darin, eine untrügliche Sensibilität für die unterschwelligen gesellschaftlichen Werte und Annahmen in der Forschung und der gegenwärtigen Theoriediskussion zu entwickeln sowie ein präzises Unterscheidungsvermögen für die eigenen Werte, Gesichtspunkte und Voreingenommenheiten. Diese Aufgabe zu verwirklichen ist schwierig, weil viele dieser Überzeugungen unterschwellig sind und kaum zu erkennen, bevor sie nicht in Frage gestellt werden oder ihnen durch andere Werte oder Normen widersprochen wird. Diese Antithesen wird man am leichtesten erkennen, wenn man als Forscher mit einer anderen Kultur konfrontiert wird; aus diesem Grund arbeiten Anthropologen traditionell über verschiedene Kulturen.

1.9 Qualitativ denken

Qualitative Fragen haben besondere Merkmale. Eine qualitative Analyse beantwortet normalerweise Fragen, die sich auf die Art der Erfahrung beziehen: Was bedeutet es, eine bestimmte Krankheit zu haben, einer Operation entgegenzusehen oder in einen Unfall verwickelt zu sein. Qualitative Forscher beschreiben in der Regel, wie einzelne Bevölkerungsgruppen leben oder wie Menschen mit ihrem Alltag zurecht kommen. Qualitative Forschung ermöglicht dem Leser Verständnis und anderen Menschen, in der Wirklichkeit Bedeutung zu erkennen. Die qualitative Analyse mag zwar Phänomene detailliert beschreiben, aber sie kann meist keine Fragen beantworten, die Kausalität nachweisen möchten. Auch darf man von ihr keine Antworten auf die Frage: „Wie viel?" erwarten. Qualitativ arbeitende Wissenschaftler nähern sich vielmehr ihrem Gegenstand oder der zu untersuchenden Situation meist, indem sie fragen: „Was geht hier vor?" und erkunden den Gegenstand oder die Situation systematisch als Lernende. Sie halten sich mit ihren Annahmen und Kenntnissen so lange zurück, bis diese bestätigt worden sind. Eine derart wertfreie Verfahrensweise bedeutet nicht, daß diese Art der Forschung atheoretisch ist. Sie beinhaltet vielmehr, daß der Forscher nicht zuläßt, das die vorhandene Theorie den Gang der Untersuchung bestimmt (Morse, 1992). In einem späteren Stadium der Analyse, wenn der Wissenschaftler die Daten zu organisieren und seine Theorie zu konstruieren beginnt, vergleicht er die Ergebnisse aus dieser Situation mit der anerkannten Theorie und den Resultaten der bisherigen Studien, fast so, als ob er über sein sich entwickelndes Konzept ein Duplikat des Denkens anderer stülpt, um festzustellen, ob es paßt. Ständig stellt sich der Forscher Fragen wie: Wirkt diese Interaktion unterstützend?", „Ist das soziale Unterstützung?", „Wie verhält sich diese Manifestation sozialer Unterstützung zu den Definitionen in der Literatur?", „Ist sie davon verschieden?" und „Warum?". Der Forscher wird dann die Stichprobe um Personen erweitern, die die Informationen liefern können, die erforderlich sind, um interessanten Hinweisen zu folgen, die er in den Daten entdeckt hat.

Das Wechselspiel zwischen theoretischen Kenntnissen und der entstehenden Analyse ist faszinierend. Ein Wissenschaftler ist sich immer der Herkunft einer Idee bewußt – sei es, daß er sie in der Arbeit eines Kollegen gefunden hat, sei es, daß sie von ihm selbst stammt, oder sei es, daß sie ihm aus der Struktur seiner Daten entgegentritt. Der ständige Vergleich dieser Informations-Ebenen und die komplexen Entscheidungen, die zu treffen sind („Was ist richtig, meine Daten oder die Behauptungen in der Literatur?") zwingen einen qualitativ arbeitenden Wissenschaftler ständig dazu, über sein Projekt nachzudenken. Deshalb ist qualitative Forschung eine intellektuelle Tätigkeit, die einen in außerordentlichem Maß fordert; der gute, qualitativ arbeitende Wissenschaftler besitzt eine umfassende Kenntnis der Theorien in den Sozialwissenschaften und die Ausdauer, wenn es darum geht, sein sich bildendes Konzept sowohl konsistent mit der Situation als auch mit den Thesen der Literatur abzugleichen; er wird nicht müde, mit der Analyse immer von neuem zu beginnen.

1.10 Möglichkeiten der qualitativen Untersuchung

Wie schon erwähnt, ist die qualitative Forschung induktiv. Normalerweise geht sie nicht von einem a priori festliegenden konzeptionellen Bezugsrahmen aus, der getestet werden soll, sondern ihr Ziel ist es, eine Theorie zu entwickeln. Der Wissenschaftler muß deshalb ein interessantes Thema gefunden haben sowie bereit und fähig sein, mehr über das Phänomen in Erfahrung zu bringen. Erinnern wir uns, daß das Ergebnis der qualitativen Forschung die Theorie ist. Weil der Forscher bereit ist, Gebiete zu erkunden, die von anderen relativ vernachlässigt worden sind, oder er Bereiche mit zweifelndem Blick zu betrachten in der Lage ist, deren Darstellung der Richtigstellung oder Modifizierung bedürfen, fällt der qualitativen Forschung bei der Entwicklung unserer Kenntnisse die wichtige Aufgabe zu, die Theorien zu formulieren, an denen sich eine Disziplin orientiert. Außerdem ist es ziemlich wahrscheinlich, daß diese Theorien zutreffen, weil sie induktiv abgeleitet sind. Deshalb liefert die qualitative Untersuchung die Theorie, die im Idealfall den Forschungen innerhalb einer Disziplin die Richtung vorgibt. Eine ausformulierte Theorie kann eine Reihe von wichtigen Funktionen in einer Disziplin übernehmen. Einmal kann sie klinisch eingesetzt werden, entweder in dem Umfeld, in dem sie entwickelt wurde, oder in einem anderen. So führt die qualitative Forschung zu Einsichten, die die klinische Tätigkeit beeinflussen oder verändern.

Zweitens liefern qualitative Resultate detaillierte Beschreibungen, die den Leser in die Lage versetzen, die klinische Praxis zu verstehen und ihr einen Sinn zu geben. Sie ist ein Fenster in die Welt des anderen, ermöglicht ein einfühlendes Verständnis der Welt. Die Theorie befähigt also den Leser auf diese Weise, sonst unverständliche Situationen und Verhaltensweisen zu verstehen. Da die qualitative Theorie auf Daten basiert, ist sie gründlicher und valider als eine Theorie, die auf unvollständigen Daten-Sets oder dem Status quo fußt; als solche müßte sie stabil genug sein, um Angriffen von außen zu widerstehen.

Schließlich kann sie auch in der quantitativen Forschung benutzt werden, entweder als konzeptioneller Bezugsrahmen für die quantitative Überprüfung als Fundament, von dem aus Bezugsgrößen für psychometrische Meßverfahren abgeleitet werden können oder um mit quantitativen Ergebnissen trianguliert zu werden.

1.11 **Prinzipien**

- Die Aufgabe der qualitativen Forschung ist die Konstruktion valider Theorien, die die Erweiterung der Kenntnisse in einer Disziplin lenken.
- Die Perspektive der qualitativen Forschung ist ganzheitlich und primär induktiv.
- Die Forschungsmethoden müssen als Werkzeuge verstanden werden, die die Untersuchung erleichtern. Deshalb sollte die angemessenste Methode gewählt werden, um die wissenschaftliche Fragestellung zu beantworten.
- Hervorragende Wissenschaftler sind methodisch vielseitig.
- Qualitative Techniken werden eingesetzt, wenn über ein Phänomen relativ wenig bekannt ist oder wenn aktuelle Theorien revidiert werden sollten.
- Die qualitative Methode sollte individuell entsprechend der Forschungsfrage ausgewählt werden. Weitere Gesichtspunkte, die zu berücksichtigen wären, sind Erschwernisse durch die Teilnehmer an der Untersuchung, die Situation sowie die Kenntnisse bzw. Eigenschaften des Wissenschaftlers.
- Qualitative Forschung ist eine mühsame und zeitaufwendige intellektuelle Tätigkeit.

Literatur

Bohannan, L. (1956/1992) Shakespeare in the bush, in Qualitative Health Research, (ed. J.M. Morse), Sage, Newbury Park, CA, pp. 20–30.

Brace, C.L., Gamble, G.R. and Bond, J.T. (eds) (1971) Race and Intelligence: Anthropological Studies Number 8, American Anthropological Association, Washington, DC.

Burton, A. (1974) The nature of personality theory, in Operational Theories of Personality, (ed. A. Burton), Brunner/Mazel, New York, pp. 1–10.

Chapman, C.R. (1976) Measurement of pain: problems and issues. Advances in Pain Research and Therapy, 1, 345.

Corbin, J. (1986) Coding, writing memos, and diagramming, in From Practice to Grounded Theory, (eds W.C. Chenitz and J.M. Swanson), Addison-Wesley, Menlo Park, CA, pp. 91–101.

Duffy, M.E. (1985) Designing nursing research: the qualitative - quantitative debate. Journal of Advanced Nursing, 10, 225–32.

Elliott, M.R. (1983) Maternal infant bonding. Canadian Nurse, 79(8), 28–31.

Engelhardt, H.T. (1974/1992) The disease of masturbation: values and the concept of disease, in Qualitative Health Research, (ed. J.M. Morse), Sage, Newbury Park, CA, pp. 5–19.

Feyerabend, P. (1978) Against Method, Varo, London.

Geertz, C. (1973) The Interpretation of Cultures, Basic Books, New York.

Glaser, B.G. (1978) Theoretical Sensitivity, The Sociology Press, Mill Valley, CA.

Glaser, B.G. and Strauss, A.L. (1967) The Discovery of Grounded Theory: Strategies for Qualitative Research, Aldine, Chicago.

Goodwin, L.D. and Goodwin, W.L. (1984) Qualitative vs. quantitative research or qualitative and quantitative research? Nursing Research, 33(6), 378–80.

Hinds, P.S., Chaves, D.E. and Cypess, S.M. (1992) Context as a source of meaning and understanding, in Qualitative Health Research (ed. J.M. Morse), Sage, Newbury Park, CA, pp. 31–49.

Klaus, M.H. and Kennel, J.H. (1976) Parent Infant Bonding: The Impact of Early Separation or Loss on Family Development, Mosby, St. Louis.

Morse, J.M., (1989(1992) 'Euch, those are for your husband!': examination of cultural values and assumptions associated with breastfeeding, in Qualitative Health Research, (ed. J.M. Morse), Sage, Newbury Park, CA, pp. 50–60.

Morse, J.M. (1992) If you believe in theories … . Qualitative Health Research, 2(3), 259–61.

Morse, J.M. , Harrison, M. and Prowse, M. (1986) Minimal breastfeeding. Journal of Obstetric Gynecologic and Neonatal Nursing, 15(4), 333–8.

Pelto, P.J. and Pelto, G.H. (1978) Anthropological Research: The Structure of Inquiry, Cambridge University Press, Cambridge.

Scheper-Hughes, N. (1992) Death Without Weeping, University of California Press, Berkeley, CA.

Smith, J.K. (1983) Quantitative versus qualitative research: an attempt to clarify the issue. Educational Researcher, 12(3), 6–13.

Smith, J.K. and Heshusius, L. (1986) Closing down the conversation: the end of the quantitative — qualitative debate among educational inquirers. Educational Researcher, 15, 4–12.

Strauss, A. and Corbin, J. (1990) Basics of Qualitative Research: Grounded Theory Procedures and Techniques, Sage, Newbury Park, CA.

Tesch, S. (1981) Disease causality and politics. Journal of Health Politics, Policy and Law, 6(1), 369–89.

Vidich, A.J. and Lyman, S.M. (1994) Qualitative methods: their history in sociology and anthropology, in Handbook of Qualitative Research, (eds N.K. Denzin and Y.S. Lincoln), Sage, Newbury Park, CA, pp. 23–59.

Wolcott, H.F. (1992) Posturing in qualitative research, in The Handbook of Qualitative Research in Education, (eds M.D. LeCompte, W.L. Millroy and J. Preissle), Academic Press, San Diego, CA, pp. 3–52.

Weiterführende Literatur

Atkinson, P. (1994) Some perils of paradigms. Qualitative Health Research, 5(1).
Denzin, N.K. and Lincoln, Y.S. (eds) (1994) Part II: Major paradigms and perspectives, in Handbook of Qualitative Research, Sage, Thousand Oaks, CA, pp. 99–198.
Filstead, W.J. (ed.) (1970) Qualitative Methodology: Firsthand Involvement with the Social World, Rand McNally, Chicaco.
Gilbert, N. (ed.) (1993) Researching Social Life, Sage, London.
Glassner, B. and Moreno, J.D. (eds) (1989) The Qualitative — Quantitative Distinction in the Social Sciences, Kluwer, Dordrecht, The Netherlands.
Hammersley, M. (ed) (1993) Social Research: Philosophy, Politics and Practice, Sage, London.
Morse, J.M. (ed.) (1992) Part I: The characteristics of qualitative research, in Qualitative Health Research, Sage, Newbury Park, CA, pp. 69–90.
Morse, J.M., Bottorff, J.L., Neander, W. et al (1991/1992) Comparative analysis of conceptualizations and theories of caring, in Qualitative Health Research, (ed. J.M. Morse), Sage, Newbury Park, CA, pp. 69–90.
Noblit, G.W. and Engel, J.D. (1991/1992) The holistic injunction: an ideal and a moral imperative for qualitative research, in Qualitative Health Research, (ed. J.M. Morse), Sage, Newbury Park, CA, pp. 43–63.
Rabinow, P. and Sullivan, W.M. (eds) (1979) Interpretive Social Science: A Reader, University of California Press, Berkeley, CA.
Smith, R.B. and Manning, P.K. (eds) (1982) A Handbook of Social Science Methods, Ballinger, Cambridge, MA.

2 Ein Überblick über die qualitativen Methoden

Im voraufgegangenen Kapitel wurde die Begründung für die qualitative Verfahrensweise in der Forschung dargelegt. In diesem Kapitel wollen wir einige Methoden behandeln, die bei der qualitativen Untersuchung von Phänomenen benutzt werden können. Daran wird sich eine Diskussion der Faktoren anschließen, die berücksichtigt werden sollten, wenn man sich für eine bestimmte qualitative Methode entscheidet.

2.1 Wissenschaftliche Vorgehensweisen bei der Untersuchung alltäglicher Erfahrungen

Schon immer sind qualitative Daten in den Sozialwissenschaften verwendet worden, besonders in der Anthropologie, in der Geschichte und in den politischen Wissenschaften. Aber erst in den letzten Jahren beginnt das qualitative Paradigma in der Pflegewissenschaft eine Rolle zu spielen. Die qualitative Forschung ist die Quelle einer guten Grounded Theory, illustriert mit reichhaltigen (und umfangreichen) Beschreibungen und Erklärungen von Prozessen, die sich in einem bestimmbaren, natürlichen Kontext ereignen (Miles und Huberman, 1994). Werden qualitative Verfahrensweisen eingesetzt, wird die Realität aus einer „inneren" (emic) Perspektive erkundet; man versucht also das Leben aus dem Gesichtswinkel der Teilnehmer einer bestimmten Situation zu verstehen, die man untersucht. Der Alltag wird in einer natürlichen, nicht kontrollierten Phase untersucht. Die Strukturen der Lebenswelt werden allerdings unter dem Gesichtswinkel verschiedener Disziplinen betrachtet, die teilweise aus dem epistemologischen Unterbau der fundamentalen Disziplinen der Sozialwissenschaften herrühren und zu unterschiedlichen Methodologien geführt haben (Tabelle 2-1). In der Anthropologie z. B. basieren die Methoden der Ethnographie und der Ethnowissenschaften auf dem Konzept der Kultur; die Zoologie und der auf die Tierwelt bezogenen Behaviorismus haben zum Studium der menschlichen Ethologie geführt; die Ethnomethodologie entwickelte sich aus der Soziologie und die Phänomenologie aus der angewandten Philosophie.

Tabelle 2-1 Vergleich der wichtigsten Typen qualitativer Strategien

Art des Forschungsproblems	Strategie	Paradigma	Methode	Andere Datenquellen	Wichtige AutorInnen
Sinnfragen – die Essenz der Erfahrungen erfassend	Phänomenologie	Philosophie (Phänomenologie)	Aufgezeichnete „Gespräche"; Schriftliche Notizen über persönliche Erfahrungen	Phänomenologische Literatur philosophische Reflektionen; Poesie; Kunst	Bergum, 1991 Giorgi, 1970 van Manen, 1984, 1990
Beschreibende Fragen – von Werten, Glauben, Überzeugungen, Verhaltensweisen einer kulturellen Gruppe	Ethnographie	Anthropologie (Kultur)	Unstrukturierte Interviews Teilnehmende Beobachtung Feldaufzeichnungen	Dokumente Aufzeichnungen Fotografien Karten Genealogien Diagramme von sozialen Netzwerken	Ellen, 1984 Fetterman, 1989 Grant & Fine, 1992 Hammersley & Atkinson, 1983 Hughes, 1992 Sanjek, 1990 Spradley, 1979 Werner & Schoepfle, 1987a, 1987b
Auf den Prozeßcharakter der Phänomene gerichtete Fragen – Erfahrungen in der Zeit bzw. bei Veränderungen, gegebenenfalls phasenbezogen	Grounded Theory	Soziologie (symbolischer Interaktionismus)	Interviews (auf Tonband aufgezeichnet)	Teilnehmende Beobachtung Erinnerungen Tagebücher	Glaser & Strauss, 1967 Glaser, 1978, 1992 Strauss & Corbin, 1990 Chenitz & Swanson, 1986
Auf verbale Interaktion und den Dialog bezogene Fragen	Ethnomethodologie Diskurs-Analyse	Semiotik	Gespräche (mit Video/Tonband aufgezeichnet)	Beobachtungen Feldaufzeichnungen	Atkinson, 1992 Benson & Hughes, 1983 Denzin, 1970, 1989 Douglas, 1970 Heritage, 1984 Leiter, 1980, Rogers, 1983
Auf Verhalten bezogene Fragen:					
Makro	Teilnehmende Beobachtung	Anthropologie	Beobachtungen Feldaufzeichnungen	Interviews Fotografien	Jorgensen, 1989 Spradley, 1980
Mikro	Qualitative Ethologie	Zoologie	Beobachtungen	Videos Notizen	Eibl-Eibesfeldt, 1989 Morse & Bottorff, 1990 Scherer & Ekman, 1982

2.1.1 Phänomenologie

Das Ziel der Phänomenologie ist die Beschreibung des Wesens einer Verhaltensweise, basierend auf meditativen Überlegungen und mit der Absicht, das Verständnis des Menschen zu vertiefen (Omery, 1983). Die Phänomenologie ist sowohl Philosophie als auch Methode (Cohen, 1987), in der sich mehrere Schulen entwickelt haben. Cohen und Omery (1984) vergleichen die Arbeiten von Van Kaam, Colaizzi und Giorgi und verdeutlichen den Wert eines Ansatzes für den, der an der Phänomenologie interessiert ist.

Diese Methode stammt aus der Philosophie und baut auf dem Werk von Husserl, Heidegger, Satre und Merleau-Ponty auf (van Manen, 1990). Die Tradition der Phänomenologie versucht die erlebte Erfahrung von Individuen und ihre Absichten in ihrer „Eigenwelt" zu verstehen. Der Wissenschaftler stellt die Frage: „Was bedeutet es, ein bestimmtes Erlebnis zu haben?" Die Phänomenologie ist also die Untersuchung von Phänomenen und von der Erscheinungsweise der Dinge sowie die Aufdeckung ihres Wesens als dem letzten Zweck einer derartigen Forschung (van Manen, 1990). Man könnte z. B. die Frage stellen: „Was heißt es, ein Patient zu sein, der eine Chemotherapie erhält?" Die Sammlung von Informationen geschieht möglicherweise in der Form von Intensiv-Gesprächen, in dem der Forscher und der Lernende gleichermaßen teilnehmen.

Omery (1983) weist darauf hin, daß es eine Voraussetzung der Phänomenologie sei, keine vorgefaßten Meinungen, Erwartungen oder Bezugsrahmen zuzulassen, an denen sich der Forscher orientiert, wenn er Beobachtungen sammelt und sie analysiert. Wenn die Lebenswelt von Individuen als primäre Datenquelle genutzt wird, können auch die Literatur, die Poesie oder Kunst gebraucht werden, um zu einem Verständnis der Natur der Phänomene zu gelangen. Im Unterschied zur Grounded Theory, bei der die Theorieentwicklung das Ziel ist, beinhaltet die Zielsetzung der Phänomenologie eine genaue Beschreibung der untersuchten Gegenstände. Die Phänomenologie nimmt die Erfahrung so, wie sie im Bewußtsein der Person existent ist. Phänomenologiker behaupten, daß Intuition wichtig für die Erweiterung des Wissens sei, obschon Bedeutung nicht allein aufgrund des sinnlichen Eindrucks interpoliert werden kann (Bryun, 1966). Die Generalisierung geht von ähnlichen Bedeutungen aus, weniger von der exakten Duplizierung des Wesens einer Sache. Die Phänomenologie geht auch nicht a priori vom Vorhandensein eines Prozesses aus, obwohl dieser im Verlauf der Untersuchung festgestellt werden kann. Ziel der Phänomenologie ist die genaue Beschreibung des Erlebens des untersuchten Phänomens und nicht, Theorien und Modell zu entwickeln oder eine allgemeingültige Erklärung zu finden. Beispiele aus der Literatur können bei der Verdeutlichung dieses Punktes hilfreich sein.

Validität bedeutet Reichhaltigkeit der Erörterung. Leuchtet die Beschreibung des Wesens einer Sache anderen ein? Macht sie Sinn im Rahmen der pflegerischen Tätigkeit (Ray, 1994)? Phänomenologische Schriften könnten deskriptiv oder interpretierend sein, aber sie sind prinzipiell als Prosatexte verfaßt, also offen für unterschiedliche Interpretationen, abhängig von den individuellen Erfahrungen des Lesers. Viele

Vorgehensweisen in der qualitativen Forschung werden als phänomenologische eingestuft, wenn der Fokus der Forschung auf die Erfahrung gerichtet ist. Man muß allerdings sorgfältig darauf achten, die Bezeichnung der Methode durch den Autor nicht fraglos zu akzeptieren. Kelpins Arbeiten über die Schmerzen bei der Geburt (1984/1992) beschrieben Schmerz als eine positive Erfahrung und gaben den Pflegenden eine neue Perspektive an die Hand, was die Bedeutung der Wehenschmerzen betrifft. Auch Clarke (1990/1992) verknüpft die Aspekte eines Kindes mit Asthma und die seiner Eltern auf eine Weise, die dem Leser neue Einsichten ermöglicht.

2.1.2 Ethnographie

Historisch hat sich die Ethnographie aus der Kulturanthropologie entwickelt und tendiert dahin, sich auf kulturelle Strukturen des dörflichen Lebens zu konzentrieren. Die Ethnographie wurde in der Pflegewissenschaft von Pflegewissenschaftlerinnen eingeführt, die gleichzeitig Anthropologinnen waren, wie z. B. Aamodt (1982), Leininger (1969) und Ragucci (1972). Der Fokus dieser Disziplin ist auf die Einflüsse der Kultur in bezug auf die Gesundheitsfürsorge gerichtet (Davis, 1986/1992), auf Institutionen als kulturelle Gebilde (Germain, 1979, Golander 1987/1992) oder auf eine Berufsgruppe, die als kulturelles System organisiert ist (Cassell, 1987/1992). Kürzlich hat Boyle (1994) für die Ethnographie ein Klassifikationsschema vorgeschlagen mit den Sparten der klassischen und ganzheitlichen Ethnographie, der partikularen oder spezialisierten Ethnographie, fächerübergreifender Ethnographie und der ethnohistorischen Ethnographie. Sie wies darauf hin, daß die meisten ethnographischen Arbeiten bestimmte Merkmale gemeinsam haben, auch wenn man bei ihnen verschiedene Unterarten unterscheiden kann: sie sind ganzheitlich, auf den Kontext bezogen und reflexiv. Ethnographie stützt sich immer auf das Konzept der Kultur; sie ist eine verallgemeinernde Vorgehensweise, um Konzepte zu entwickeln und menschliches Verhalten vom Standpunkt der Betroffenen aus zu begreifen. Vom Ethnographen werden bei der Datensammlung vielfältige Methoden verwendet, einschließlich der teilnehmenden Beobachtung, Interviews und Feldaufzeichnungen. Sie können durch andere Techniken wie Tonbandaufzeichnungen, Strichlisten, Lebenserinnerungen und ähnliches ergänzt werden.

Ethnographie bietet einen Zugang zu den Überzeugungen und Verfahrensweisen einer Kultur in gesundheitlichen Fragen und erlaubt dem Beobachter, die Phänomene in dem Kontext zu beobachten, in dem sie sich ereignen. Auf diese Weise wird unser Verständnis des Verhaltens in Gesundheit und Krankheit vertieft. Eine derartige Information ist entscheidend für die Gewährung der Pflege, weil im Verständnis der Kultur des Empfängers der Schlüssel für die Gestaltung der gesundheitlichen Fürsorge liegt. Kultur wird in diesem Zusammenhang in einem umfassenden Sinn aufgefaßt, wenn die Ansichten ethnischer Gruppen bezüglich der Gesundheit untersucht werden, wie dies Lipson (1991) in ihrer Studie über Flüchtlinge aus Afghanistan getan hat. Der gleiche Ansatz kann auch bei der Analyse der Überzeugungen und Verfahrensweisen von gemeindeähnlichen Gruppen verwendet werden, wie

z. B. einem OP-Team (Fisher und Peterson, 1993), von Personen, die von der gleichen Erkrankung wie einem Schlaganfall betroffen sind (Häggström, Axelsson und Norberg, 1994) oder von Verhaltensnormen von Gruppen wie bei der klinischen Entscheidungsfindung (Stein, 1991) oder dem Konzept des Einverständnisses (Roberson, 1992).

Ein Ethnograph stellt die Frage: „Wie konstruieren die Mitglieder einer Gemeinschaft bewußt ihre Welt?" Er könnte auch fragen: „Was bedeutet es für eine Person, in einem Pflegeheim zu leben?" Der Wissenschaftler versucht dann herauszufinden, ob eine Person ihr Leben in einem Pflegeheim aktiv gestalten kann und wie sie mit den Institutionen fertig wird. Ein anderer Aspekt sind die Umweltfaktoren, die Anpassung und Bewältigung beeinflussen. Unterschiede in der Auffassung zweier Wissenschaftler und zwischen Versuchspersonen könnten geklärt werden, sobald sie auftreten und der Forscher den untersuchten Gegenstand aus der Perspektive des Erlebenden zu verstehen lernt. Sie setzen alles daran, den subjektiven Standpunkt der „Eingeborenen" zu begreifen (Spradley, 1979). Cassell (1987/1992) erläutert diese Interaktion zwischen Kontext und den Werten in ihrer ethnographischen Untersuchung von Chirurgen. Chirurgie basiert auf einer präzisen Entscheidungsfindung: Der Chirurg muß deshalb entschlossen und kontrolliert handeln und Notfälle entscheiden, sobald sie auftreten. Er muß die Krankheit entfernen, sie „nicht überlisten und ausmanövrieren, damit ihre Attacken nachlassen" (S. 171). Die Autorin weist nach, daß Chirurgen sich mit allgemeinen berufsständischen Werten identifizieren, die sie für ihren Beruf tauglich machen. Chirurgen brauchen ein starkes Ego, um sich durchzusetzen, was aber andererseits eine Art Paranoia zur Folge hat, die sie glauben macht, daß alles und jeder sich gegen sie verschworen hat, einschließlich der Krankheit. Dies läßt vermuten, daß sie um so stärker von dem unausweichlichen Gefühl der Unsicherheit verfolgt werden, je nachhaltiger sie Sicherheit demonstrieren – deshalb Paranoia.

Im Idealfall überschreitet die ethnographische Analyse die Grenzen der Beschreibung, um Aspekte sozialer Strukturen oder beobachteten Verhaltensweisen offen zu legen und zu erläutern. Die facettenreiche Beschreibung (Geertz, 1973) ist eine interpretierende Wissenschaft, die in den kulturellen Normen, dem kulturell strukturierten Verhalten und im kulturellen Kontext nach Bedeutung sucht. Ein Beispiel dafür ist die Studie von Bohannan (1956/1992), in der sie die amerikanische Interpretation von Shakespeares Hamlet mit der der Tiv in Westafrika verglich. Die dadurch gefunden Unterschiede zeigen, daß die Annahmen und Regeln bezüglich menschlicher Beziehungen kulturell bedingt und nicht allgemeingültig sind. Die Pflegewissenschaftlerin ist also darauf aus, kulturell determinierte Normen aufzudecken, die implizit das Verhalten von Personen in einer bestimmten Kultur steuern, damit die Leistung der Gesundheitsfürsorge kulturell akzeptabel ist.

2.1.3 Grounded Theory

Die Grounded Theory stammt von Glaser und Strauss (1967), um Probleme in der Soziologie zu behandeln, bei denen es um das Verständnis menschlichen Verhaltens geht, wobei das quantitative Paradigma sowie die Annahme der statistischen Repräsentativität zugrunde gelegt wird. Die Grounded Theory basiert auf der Theorie des symbolischen Interaktionismus. Diese Auffassung betont, daß sich das menschliche Verhalten durch Interaktionen mit anderen in einem kontinuierlichen Prozeß des Verhandelns und erneuten Verhandelns ausbildet. Die Menschen konstruieren ihre Eigenwelt mit Hilfe der in ihrer Umwelt vorhandenen Symbole und reagieren auf diese Symbole nicht statisch, sondern in Form von Interaktionen. Deshalb spielt eine Person eine aktive Rolle bei der Sinnschaffung in einer Situation. Wichtigste Aufgabe der Grounded Theory ist deshalb die Schaffung von erklärenden Theorien für das menschliche Verhalten. Die Auswahl der Testpersonen, die Datensammlung und die Analyse passieren gleichzeitig im Verlauf der Untersuchung, und die Wahl der Zielpersonen sowie die Datensammlung basieren auf der Theorie des „Sich-entwickeln-lassens" (Glaser und Strauss, 1967). In der Grounded Theory werden die Teilnehmer an einer Studie aufgrund ihrer Kenntnisse über das Thema ausgesucht sowie in Hinblick auf die Erfordernisse der sich entwickelnden Theorie, ein Vorgang, der als „theoretische Auswahl" benannt wird (Glaser und Strauss, 1967). Im Normalfall werden die Daten in Form von unstrukturierten Interviews, Beobachtungen und anderen Feldtechniken beschafft. Zu den Verfahrensweisen der Analyse gehört der Vergleich aller Daten mit allen anderen. Während in der Ethnographie die kulturellen Überzeugungen und Werte im Mittelpunkt stehen, ist die Grounded Theory prozeßorientiert und erlaubt in ihrem Verlauf Änderungen der Vorgehensweise, um Schritte und Phasen einer speziellen Entwicklung zu dokumentieren.

Ein mit der Grounded Theory arbeitender Wissenschaftler könnte die Frage stellen: „Wie beschreiben Mütter von im Krankenhaus entbundenen Frühgeborenen ihr Verhältnis zu ihren Kindern im Zeitverlauf?" Als Brady-Frazer (1994) diese Frage aufwarf, kristallisierte sich daraufhin eine Beschreibung dessen heraus, wie Mütter auf einer Geburtshilfestation mit dem „eine Mutter werden" fertig wurden. Lorencz (1991) interviewte Krankenhauspatienten mit Schizophrenie, die in Kürze entlassen werden sollten. Der „Drehtür-Effekt" der Entlassung stellte sich als Problem dar; die Autorin wollte deshalb die Hoffnungen und Erwartungen der Patienten verstehen und ihre Sicht der Dinge, die zur Aufnahme ins Krankenhaus und zur Entlassung führten, erfahren. Eine weitreichende Grounded Theory oder auch empirisch fundierte Theorie entstand, die den Vorgang des „Wieder-normal-werdens" erklärt.

Arten der Grounded Theory. Nachdem sich diese Methode als wissenschaftliche Vorgehensweise etabliert hatte, gab es unterschiedliche Interpretationen der dabei verwendeten Techniken. Sogar die Erfinder der Theorie scheinen sich in verschiedenen Richtungen hin entwickelt zu haben. Stern präsentierte 1994 eine sinnvolle Erklärung für Abwandlung der Methode, wie sie ursprünglich von Glaser und Strauss dargestellt worden war. Stern äußert sich dahingehend, daß die Arbeiten beider Autoren nützliche Ergebnisse erbracht hätten, daß aber die Wissenschaftler Gewißheit haben müßten, welche Methode im Einzelfall angewendet worden sei.

In der Literatur finden sich viele ausgezeichnete Beispiele für mit der Grounded Theory erzielten Resultate. Man kann aber auch eindeutig erklärende deskriptive Studien finden, die von den Grundannahmen der Grounded Theory abweichen.

Diese Untersuchungen sind in der Lage, die Vorgänge in einem gesellschaftlichen Umfeld zu beschreiben, aber ihnen fehlt ein Konzept von den zugrunde liegenden sozialen Prozessen auf einem angemessenen Abstraktionsniveau. Darüber hinaus „setzen sie die Ergebnisse auch nicht unter Druck", bis ein Modell entstanden ist. Derartige Studien sind zwar wertvoll, aber man sollte sich ihrer Grenzen bewußt sein und sie nicht als auf der Grounded Theory basierend mißverstehen.

2.1.4 Qualitative Ethologie

Die Ethologie ist eine Methode, um Verhalten in dem Kontext, in dem es sich ereignet, systematisch zu beobachten, zu beschreiben und zu analysieren. Die Ethologie wurde bei der Erforschung tierischen Verhaltens entwickelt und von dort übernommen, um das Verhalten präzise aufzuzeichnen, zu beschreiben und davon Erklärungen abzuleiten (Gould, 1982). Ethologie wurde auch in der vergleichenden Psychologie bei der Erforschung menschlichen Verhaltens benutzt, vor allem beim Studium kindlichen Verhaltens (Blurton-Jones, 1972) und in multikulturellen Untersuchungen über den Gesichtsausdruck (Ekman, Sorenson und Friesen, 1968). Die Ethologie ist in einer Untersuchung menschlichen Verhaltens dazu benutzt worden, um universelle Strukturen des Gesichtsausdrucks herauszufinden (Ekman, 1983) und bei der Analyse des Verhaltens von Frühgeborenen (Newman, 1981). Diese Methode hat man ebenfalls eingesetzt, um das Verhalten von geistig Behinderten, von älteren Menschen, von Säuglingen und Patienten in der Psychiatrie zu erfassen (Morse und Bottorff, 1990). Sind Interviews angemessen, ist sie eine nützliche Technik, um unbewußte oder transitorische Phänomene zu erkunden, z. B. die Reaktion auf Schmerz bei frisch operierten Säuglingen (Cote, Morse und James, 1991); das besänftigende Berühren von frisch operierten Säuglingen durch Krankenschwestern (Solberg und Morse, 1991) sowie die Wirkung der Berührung durch Pflegekräfte bei onkologische Patienten, die unter Schmerzen litten (Bottorff und Morse, 1994). In der qualitativen Ethologie werden die Tätigkeiten auf Video aufgezeichnet und Verhaltensstrukturen, Voraussetzungen und Wirkungen analysiert. Sobald die qualitativen Strukturen erkannt sind, kann das Verhaltensschema (das Ethogramm) quantitativ bestätigt werden, indem Zeitabschnitte kodiert sowie multivariante Statistikmethoden wie Faktoren- und Sequentialanalysen eingesetzt werden. In dieser Weise können komplexe Verhaltensstrukturen und Cluster aus einer systematischen Beobachtung abgeleitet werden.

2.1.5 Ethnowissenschaften

Die Ethnowissenschaft (Ethnosemantik und Ethnolinguistik) entstand in den späten sechziger Jahren. Sie bildete sich heraus, als Sozialwissenschaftler die Genauigkeit der Ethnographie zu verbessern suchten, die im Ruf stand, „weich", „subjektiv" und „unwissenschaftlich" zu sein. Die Ethnowissenschaft galt als eine Methode, präzise und operationalisierbare Beschreibungen kultureller Konzepte zu entwickeln. Wie die alternativen Bezeichnungen Ethnosemantik und Ethnolinguistik vermuten lassen, stammt die Ethnowissenschaft aus der Linguistik, und die Wissenschaftler benutzen die Strukturanalyse der Phonologie und der Grammatik als Basis ihrer Datenanalyse. Im Kern handelt es sich um ein Verfahren herauszufinden, „wie Menschen ihre Erfahrungen verstehen aufgrund der Art und Weise, wie sie darüber reden" (Frake, 1962, S. 74). Das Ziel des Forschers ist die Beschreibung und das Verständnis abstrakter Konzepte durch eine Analyse, die die Perspektive des Informanten einnimmt. In dieser Weise werden kulturelle Systeme bestimmt durch die Untersuchung phänomenologischer Unterscheidungen und solcher, die für die Teilnehmer wichtig sind.

Levi-Strauss (1963) hat den Prozeß der Ethnowissenschaft folgendermaßen zusammengefaßt:

Der Wissenschaftler geht von der Analyse der bewußten linguistischen Verfahrensweise zur Untersuchung der bewußten Infrastruktur über. Während dieses Vorgangs werden weniger die Begriffe als autonome Einheiten als vielmehr die Beziehungen zwischen den Begriffen untersucht. Aufgabe des Ethnowissenschaftlers ist die Aufdeckung allgemeiner Gesetzmäßigkeiten innerhalb eines kulturellen Systems, entweder induktiv oder durch logische Deduktion.

Ethnowissenschaftliche Interviews unterschieden sich von ethnographischen Interviews oder Fragebögen in zwei wichtigen Punkten. Einmal werden die Antworten und die Fragen bei den Teilnehmern „entdeckt" oder aus ihnen herausgeholt (Spradley und McCurdy, 1972). Zum anderen entstammt die Bedeutung der Daten von den Teilnehmern (d. h. die Analyse geht „von innen" aus und nicht „von außen"). Bei den Fragebögen nützt die statistische Analyse nichts bei der Interpretation der Informationen oder der Strukturierung der Prinzipien oder Beziehungen bei der Wahl der Antworten durch die Informanten.

Die linguistische Analyse, wie sie in den Ethnowissenschaften verwendet wird, ist auf die Bezeichnung oder Zuordnung eines Konzepts fokussiert, wobei die Anordnung der Merkmale wichtig ist, während die übrige Linguistik vor allem an der Bedeutung interessiert ist. Da ein Ausdruck auch andere Bilder oder Konzepte assoziieren läßt, und diese Beutungen vielleicht nicht Teil der Merkmale eines Konzepts sind, kann deshalb die Information über die affektiven oder verhaltensrelevanten Aspekte begrenzt sein (Goodenough, 1967). Deshalb ist das kontexbezogene Material möglicherweise nicht besonders reichhaltig oder sinnvoll, wenn nur die Ethnowissenschaft benutzt wird. In seinem Buch „You owe Yourself a Drunk" erweitert Spradley (1970) die Kontextdimension, indem er auch beschreibende Briefe seines wichtigsten Informanten hinzuzog.

Wie Evaneshko und Kay 1982 feststellten, sind sinnvolle solche, die auf das „was" und letztendlich, wenn auch weniger direkt, auf das „wie" der kulturell determinierten Verhaltensweisen eine Antwort geben.

Ethnowissenschaftliche Fragestellungen sind nur dann angebracht, wenn die Aufgabe der Forschung die Darstellung der Struktur der Situation ist. Morse (1991/1992) war z. B. an der gegenseitigen Art der Fürsorge im Verhältnis zwischen Krankenschwester und Patientin interessiert und analysierte diese Frage, indem sie Art und Umfang der Geschenke untersuchte, die Patientinnen Schwestern machten, einschließlich revanchistischer Aktionen nach einer schlechten Behandlung. Festzuhalten ist, daß die Ethnowissenschaft keine Informationen über Emotionen liefert, d. h. sie läßt keine Rückschlüsse auf die Gefühle der Patientinnen zu, nur auf die Kategorien der Geschenke.

2.1.6 Ethnomethodologie

Aufgabe der Ethnomethodologie ist die Vertiefung unseres Verständnisses von selbstverständlichen und unausgesprochenen Verfahrensweisen unserer Gesellschaft. Diese Art der Forschung stammt aus den soziologischen Arbeiten von Garfinkel (1967). Der Autor hatte das Ziel, ein Modell der gesellschaftlichen Ordnung zu konstruieren, das auf der Interpretation der normalen Mitglieder der Gesellschaft aufbaute. Er glaubte, daß Individuen die linguistschen und interaktionalen Fähigkeiten besitzen würden, die konstitutiven Merkmale des Alltagslebens zu beschreiben (Holstein und Gubrium, 1994). Der Fokus ist darauf gerichtet, die Methoden zu beschreiben, wie Menschen soziale Situationen schaffen, in denen sie auf eine für sich selbst und für andere sinnvolle Weise agieren. Die Absicht der Ethnomethodologie versucht herauszufinden, wie Mitglieder einer Gesellschaft unausgesprochene Regeln benutzen, um ihre eignen Verfahrensweisen zu bestimmen, und wie sie untereinander die Gültigkeit dieser sozialen Struktur deutlich machen (Bowers, 1992).

In den ethnomethodologischen Arbeiten sind Dokumente und audiovisuelles Material, das sich auf Szenen des Alltagslebens bezieht, oft die wichtigste Datenquelle. Interviews, die die Erinnerung stimulieren, werden ebenfalls eingesetzt. Ethnomethodologiker versuchen zu zeigen, wie Menschen unbewußt normative Forderungen an andere stellen und dabei unausgesprochen unterstellen, daß bestimmte Kompetenzen bei den anderen vorhanden sind. Das Niveau der wissenschaftlichen Fragestellung ist normalerweise auf diese nicht definierten Regeln fokussiert, die das Verhalten dirigieren, also: „Auf welche selbstverständlichen Regeln verlassen sich Menschen und richten sich danach?" Dafür ein Beispiel: Welchen Regeln gehorcht das Verhalten der Patienten, aufgrund deren die Krankenschwester zu dem Ergebnis kommt, daß abweichendes Verhalten vorliegt? In diesem Fall lassen sich vom Verhalten des nicht-kooperativen Patienten die Regeln ableiten, die gebrochen wurden.

2.1.7 Diskussionsgruppen

Diskussionsgruppen stammen aus dem Wirtschaftsleben und werden dazu benutzt, Meinungen zu einem Projekt zu erfahren, mit dem Ziel, die Marketingstrategie zu verbessern (Krueger, 1994). Eine damit in Zusammenhang stehende Annahme ist, daß Einstellungen und Ansichten nicht isoliert, sondern in der Interaktion mit anderen entwickelt werden. Die Resultate, die man in Diskussionsgruppen erhält, spiegeln zwar die Ansichten der einzelnen Teilnehmer wider, unterscheiden sich aber aus diesem Grund sehr deutlich von den Darstellungen der Befragten, die im Rahmen einer Grounded Theory untersucht wurden.

Wenn er die Teilnehmer einer Diskussionsrunde auswählt, sollte sich der Wissenschaftler für eine relativ homogene Gruppe entscheiden, weil das Ziel bei dieser Technik darin besteht, die Menschen zu ermutigen, ihre Gedanken und Vorstellungen auszutauschen. Eine Gruppe besteht normalerweise aus sieben bis zehn Teilnehmern, auf die die Wahl aufgrund ihrer Kenntnisse des Themas gefallen ist, das im Mittelpunkt der Untersuchung steht. Weil man beim Einsatz dieser Methode vor allem an einer unverhüllten Selbstdarstellung interessiert ist, wird in der Homogenität eine Möglichkeit gesehen, das subjektive Risiko der Informanten zu minimieren. Deshalb werden im Rahmen eines Forschungsprojekts mehrere Diskussionsrunden angesetzt, um die Spannweite der Werte und Überzeugungen zu optimieren, die für die untersuchte Bevölkerungsgruppe gelten, mit dem Ziel, diese Diskussionsgruppen homogen zu halten.

Eine allgemeine Frage setzt das Gespräch in Gang. Agiert der Forscher als Moderator, um die Diskussion beim Thema zu halten, ist es sehr wichtig, dirigierende Fragen zu stellen sowie die Interaktion der Gruppe zu kontrollieren. Diese Gruppen ermöglichen es dem Wissenschaftler, Zugang zu den Einstellungen und Werten der Informanten zu finden und dabei die Interaktion der Teilnehmer zu beobachten. Dieses Methode ist allerdings kein Ersatz für Beobachtungen in der natürlichen Umgebung, da bei den Diskussionsgruppen nicht der Kontext vorhanden ist, in dem die Einstellungen und Werte des einzelnen entstanden sind.

Eine weitere Frage: Wie viele Gruppen sollte der Wissenschaftler diskutieren lassen, damit er sicher sein kann, daß alle Aspekte des Phänomens angesprochen worden sind? Das Problem der Datensaturierung innerhalb und zwischen diesen Gruppen müßte ebenfalls angegangen werden. Ein Vorteil dieser Diskussionsgruppen ist, daß sie glaubwürdige Informationen zu akzeptablen Preisen liefern (Krueger, 1994) und es möglich ist, eine größere Anzahl von Informanten einzubeziehen als dies bei Einzelinterviews möglich ist. Es muß allerdings daran erinnert werden, daß die Zielsetzung dieser Technik die Erfassung der Meinungen der Teilnehmer über das zur Rede stehende Thema ist. Mit diesem Instrument kann man nicht die Kultur einer Gruppe erfassen.

Lankshear untersuchte 1993 die Einstellungen von Lehrern bezüglich des Lernerfolgs der Schüler. Die Autorin stellte fest, daß das Gespräch mit einer größeren Gruppe vorteilhaft war, und daß die Gruppenmitglieder einander unterstützten, so daß es zu einer umfassenden Darstellung der Gedanken und Gefühle kam. Problematisch war, daß nicht alle Teilnehmer zur festgesetzten Zeit zur Diskussion erschienen, so daß die Gruppe nicht die optimale Größe hatte. Die Notierung des Geäußerten war ebenfalls schwierig, wenn die Teilnehmer einander unterbrachen oder mehrere gleichzeitig sprachen. Lankshear erwähnt dabei die Gefahr nicht, daß jemand die Diskussion dominiert und die übrigen dazu zwingt, sich seiner Meinung anzuschließen. Dies würde eine Intervention der Forscherin verlangen, was allerdings einen Rollenwechsel von der Begleiterin zur Kontrolleurin des Gesprächs zur Folge haben könnte.

Wie bei jeder anderen Methode ist auch die Leitung einer Diskussion eine Kunst, die man vor dem Start eines Forschungsprojekts erwerben sollte. Diese Methode hat Zukunft, aber ihre Zielsetzung sollte begriffen und eine Evaluierung durchgeführt werden, wenn sie in der Pflegeforschung eingesetzt wird.

2.1.8 Historische Forschung

Im Zentrum der historischen Forschung steht der Bericht über vergangene Ergebnisse und ihre Deutung. Die meisten qualitativen Studien beschäftigen sich mit aktuellen Vorgängen und solchen, die noch im Entstehen sind; dies wäre der erste tiefgreifende Unterschied zwischen qualitativen und historischen Ereignissen. In der historischen Forschung ähneln die Datenquellen denjenigen, die bei einigen der qualitativen Methoden verwendet werden; es handelt sich also um Dokumente, schriftliche Berichte, Augenzeugenberichte und mündliche Überlieferungen. Die Geschichtsschreibung verbindet eine Disziplin mit ihrer Vergangenheit und führt zu einem Gefühl der Identität, sowohl persönlich als auch beruflich (Fitzpatrick, 1993), aber die Geschichtsschreibung konzentriert sich meist nicht auf die Identifizierung gesellschaftlicher Werte. Wenn die Geschichtsforschung die Beziehungen der Pflegekräfte zur Welt beschreibt, tut sie dies in einem ganz allgemeinen Sinn, schafft aber nicht eine Bedeutung der Wirklichkeit für den einzelnen.

In der positivistischen oder neo-positivistischen Schule der Geschichtswissenschaft versucht man, die Geschichte auf allgemein gültige Gesetze zurückzuführen. Die Entdeckung, Verifikation und Kategorisierung von Informationen wird dazu benutzt, um letztere zu analysieren, und man versucht, die Beziehungen von Ursache und Wirkung aufzuzeigen. Wissenschaftler, die zu dieser Schule gehören, haben sehr unterschiedliche Ziele vor Augen, auch wenn sie ähnliche Arten von Datenanalysen wie die qualitativen Forscher benutzen. Auch einige Erhebungsmethoden oder statistische Verfahrensweisen können benutzt werden, um die Darstellung objektiver Beweise zu verbessern (Fitzpatrick, 1993), und auch in dieser Hinsicht unterscheidet sich die Geschichtsforschung von den rein qualitativen Techniken.

In der idealistischen Schule sind Intuition und Erfahrung Elemente der Interpretation. Aus dieser Sicht glauben die Historiker, daß es notwendig ist, sich in das Ereignis zu begeben, die Gedanken des Handelnden noch einmal zu denken im Kontext des damaligen Zeitpunkts, des Ortes und der Situation, um zu einer angemessenen historischen Interpretation zu kommen (Fitzpatrick, 1993). Vergleicht man diese Vorgehensweise mit der der qualitativen Forschung, muß man sich vergegenwärtigen, daß der Historiker vergangene Begebenheiten interpretiert, während der qualitativ arbeitende Wissenschaftler im Hier und Heute forscht und sich die Wirkungen der Vergangenheit aufgrund des Kontextes vergegenwärtigt. Die Interpretationen der an der Geschichte und ihren Auswirkungen Beteiligten sind es, die für seine Analyse zentral sind, nicht so sehr die Interpolationen der Effekte früherer Ereignisse durch den Forscher.

Historiker benutzen Bezugsrahmen für ihre Analyse nur in einem allgemeinen Sinn. Vielleicht studieren sie eine historische Persönlichkeit oder verwenden ein

Ein Überblick über die qualitativen Methoden

deterministisches, politisch-ökonomisches oder psychologisches Modell. In dieser Hinsicht gehen auch die qualitativ arbeitenden Wissenschaftler ihre Tätigkeit unter einem ganz bestimmten Vorzeichen an. Untersucht man Karrierestrukturen von Lehrenden in der Pflege, könnte der qualitativ arbeitende Wissenschaftler einen soziologischen Bezugsrahmen verwenden, um die sich herauskristallisierenden Ergebnisse zu deuten. Dieser Bezugsrahmen wird aber nicht vor dem Start des Projekts festliegen. Schließlich könnte man argumentieren, daß alle Geschichtswissenschaft chronologisch vorgeht und die Ereignisse einer bestimmten Zeitspanne darstellt. Die Interpretation der Daten innerhalb des Kontextes macht die Darstellung einzigartig. Die qualitative Forschung und die Geschichtswissenschaft haben zwar einiges gemeinsam hinsichtlich ihrer Datenquellen und der Art der Analyse, aber ihre Aufgaben und Ziele unterscheiden sich sehr deutlich; überdies gibt es in der jeweiligen Disziplin unterschiedliche Traditionen, die nach einer unterschiedlichen Vorbereitung und Anleitung verlangen.

2.2 Wahl der Methode

Gehen wir einmal davon aus, daß die beste Methode, das Problem zu untersuchen, eine qualitative Methode ist. Wie findet der Forscher dann die „beste" oder die am ehesten angemessene Methode? Auch das hängt wieder davon ab, was man wissen möchte, wie die angestrebten Ergebnisse des Projekt aussehen sollen sowie von den Einschränkungen der Situation, der Betroffenen und – in geringem Maß – von den dem Wissenschaftler zu Verfügung stehenden Mitteln ab.

In der Tabelle 2-2 sind die Unterschiede zwischen den wichtigen qualitativen Methoden, den verschiedenen Fragestellungen, denen sie gemäß sind, den unterschiedlichen methodologischen Voraussetzungen und den verschiedenen Arten von Ergebnissen dargestellt. Diese Auflistung für ein fiktives Projekt mit dem Titel „Ankunft und Abflug; Strukturen menschlicher Zuneigung" konstruiert worden, in dem StudentInnen überlegen sollten, wie eine entsprechende Untersuchung auf einem internationalen Flughafen durchgeführt werden müßte (Morse, 1994).

Wenn die Aufgabe des Projekts die Beschreibung der Situation oder einer Gemeinschaft ist, dann wäre die Ethnographie, also die Kombination von Interviews und teilnehmender Beobachtung, die angemessene Verfahrensweise. Geht es aber darum, eine bestimmte Art von Pflegefachkraft in der Gemeindepflege zu beschreiben, würde zu dieser Fragestellung am ehesten eine ethnographische Vorgehensweise passen. Die Phänomenologie wäre die am besten geeignete Methode für eine Fragestellung wie: „Wie fühlt man sich als Patient?" Schließlich wäre die teilnehmende Beobachtung die richtige Technik, das Verhalten von Mitgliedern einer Gemeinde zu untersuchen, wenn sie im Wartezimmer eines Krankenhauses „zu Patienten werden". Für jede Frage gibt es die beste oder die am ehesten geeignete Methode, und die Wahl der Methode ist die wichtigste Entscheidung im Forschungsprozeß.

Tabelle 2-2 Eine Gegenüberstellung von Strategien bei einem hypothetischen Projekt „Ankunft und Verabschiedung: Strukturen menschlicher Zuwendung"

Strategie	Fokus der wissenschaftlichen Fragestellung	Teilnehmer/Informanten*	Stichprobengröße**	Methoden der Datensammlung	Art der Ergebnisse
Phänomenologie	Was bedeutet „Zuhause ankommen"?	Reisende, die Zuhause ankommen Phänomenologische Literatur Kunst, Poesie und andere Beschreibungen	Ca. 6 Teilnehmer	Intensive Gespräche	In die Tiefe dringende, reflexive Beschreibung einer Erfahrung: „Wie empfindet man es, wieder daheim zu sein?"
Ethnographie	Was geht an der Ankunft vor, wenn ein Flugzeug aus dem Ausland gelandet ist?	Reisende, Familienangehörige; andere, die die Situation beobachten wie Gepäckträger, Angestellte von Autovermietungen, Raumpflegerinnen, Wachpersonal etc.	Ca. 30-50 Teilnehmer	Interviews Teilnehmende Beobachtung, andere Quellen wie Statistiken des Flughafens	Beschreibung der normalen Ereignisse an der „Ankunft" eines Flughafens
Grounded Theory	Nach Hause kommen: Wiedervereinigung der Familie		Ca. 30-50 Teilnehmer	Intensiv-Interviews Beobachtungen	Beschreibung des sozial-psychologischen Prozesses bei der Erfahrung, wieder zuhause anzukommen
Ethnowissenschaft	Welche Arten von Reisenden gibt es?	Die, die die Szenerie täglich beobachten: Gepäckträger Angestellte von Autovermietungen, Raumpflegerinnen, Wachpersonal etc.	Ca. 30-50 Teilnehmer	Interviews, um Übereinstimmungen und Unterschiede herauszuarbeiten Sortieren von Karten	Taxionomie und Beschreibung von Arten und Typen von Reisenden
Qualitative Ethologie	Wie verhalten sich die Reisenden und ihre Familienangehörigen?	Reisende, Familienangehörige	Einheiten - Zahl der Begrüßungen - 100-200	Fotografien Videos Codierungen	Beschreibung der Strukturen des Verhaltens bei Begrüßungen

Quelle: J. M. Morse, Designing funded qualitative Research. In: Handbook of Qualitative Research, hg. von N. K. Denzin und Y. S. Lincoln, S. 255, 1994. Nachdruck mit Erlaubnis des Verlags.
* nur Beispiele
** Zahl abhängig von der Saturierung

2.3 Prinzipien

- Die primäre Aufgabe der qualitativen Forschung ist es, reichhaltige Beschreibungen zu liefern und eine valide Theorie zu konstruieren.
- Die wichtigsten Methoden sind dabei die Phänomenologie, die Grounded Theory, die Ethnographie, die qualitative Ethologie, die Ethnowissenschaft und Gruppendiskussionen.
- Jede der qualitativen Methoden paßt zu einer bestimmten Fragestellung; die Methoden sind verschieden und ihre Ergebnisse lassen unterschiedliche Aspekte des Phänomens erkennen.

Literatur

Aamodt, A.M. (1982) Examining ethnography for nurse researchers, Western Journal of Nursing Research, 4(2), 209–21.

Atkinson, P. (1992) The ethnography of a medical setting: reading, writing and rhetoric. Qualitative Health Research, 2, 451–74.

Benson, D. and Hughes, J.A. (1983) The Perspective of Ethnomethodology, Longman, London.

Bergum, V. (1991) Being a phenomenological researcher, in Qualitative Nursing Research: A Contemporary Dialogue, (ed. J.M. Morse), Sage, Newbury Park, CA, pp. 55–71.

Blurton-Jones, N.G. (1972) Characteristics of ethnological studies of human behaviour, in Ethnological Studies of Childhood Behaviour, (ed. N. Blurton-Jones), Cambridge University Press, Cambridge, England, pp. 3–33.

Bohannan, L. (1956/1992) Shakespeare in the bush, in Qualitative Health Research, (ed. J.M. Morse), Sage, Newbury Park, CA, pp. 20–30.

Bottorff, J.L. and Morse, J.M. (1994) Identifying types of attending: patterns of nurses' work. Image: Journal of Nursing Scholarship, 26(1), 53–60.

Bowers, L. (1992) Ethnomethodology I: an approach to nursing research. International Journal of Nursing Studies, 29(1), 59–68.

Boyle, J. (1994) Style of ethnograph, in Critical Issues in Qualitative Research Methods, (ed. J.M. Morse), Sage, Thousand Oaks, CA, pp. 159–85.

Brady-Fryer, B. (1994) Becoming the mother of a preterm baby, in Uncertain Motherhood: Negotiating Risk in the Childbearing Years, (ed. P.A. Field and P.B. Marck), Sage, Thousand Oaks, CA, pp. 195–222.

Bruyn, S.R. (1966) The Human Perspective in Sociology, Prentice Hall, Englewood Cliffs, NJ.

Cassell, J. (1987/92) On control, certitude and the 'paranoia' of surgeons, in Qualitative Health Research, (ed. J.M. Morse), Sage, Newbury Park, CA, pp. 170–91.

Chenitz, W.C. and Swanson, J.M. (1986) From Practice to Grounded Theory, Addison-Wesley, Menlo Park, CA.

Clarke, M. (1990/92) Memories of breathing: a phenomenological dialogue: Asthma as a way of becoming, in Qualitative Health Research, (ed. J.M. Morse), Sage, Newbury Park, CA, pp. 123–40.

Cohen, M.Z. (1987) A historical overview of the phenomenological movement. Image: Journal of Nursing Scholarship, 19, 31–4.

Cohen, M.Z. and Omery, A. (1994) Schools of phenomenology: implications for research, in Critical Issues in Qualitative Research Methods, (ed. J.M. Morse), Sage, Thousand Oaks, CA, pp. 136–57.

Côté, J.J., Morse, J.M. and James, S.G. (1991) The pain response of the postoperative newborn. Journal of Advance Nursing, 16(4), 378–87.

Davis, D.L. (1986/92) The meaning of menopause in a Newfoundland fishing village in Qualitative Health Research, (ed. J.M. Morse), Sage, Newbury Park, CA, pp. 145–69.

Denzin, N.K. (1970). Symbolic interactionism and ethnomethodology, in Understanding Everyday Life, (ed. J. Douglas), Aldine, NY, pp. 261–86.

Denzin, N.K. (1989) Interpretive Interactionism, Newbury Park, Sage, CA.

Douglas, J. (1970) Understanding Everyday Life, Aldine, Chicago, IL.

Eibl-Eibesfeldt, I. (1989) Human Ethnology, Aldine de Gruyter, New York.

Ekman, P. (ed.) (1983) Emotion in the Human Face, 2nd edn, Cambridge University Press, Cambridge.

Ekman, P., Sorenson, E.R. and Friesen, W.V. (1968) Pan-cultural elements in facial displays of emotions, Science, 164, 86–8.

Ellen, R.F. (ed.) (1984) Ethnographic research, Academic Press, London.

Evaneshko, V. and Kay, M.A. (1982) The ethnoscience research technique, Western Journal of Nursing Research, 4(1), 49–64.

Fetterman, D.M. (1989) Ethnography: Step by Step, Sage, Melno Park, CA.

Fisher, B.J. and Peterson, C. (1993) She won't be dancing much anyway: A study of surgeons, surgical nurses and elderly patients. Qualitative Health Research, 3, 165–83.

Fitzpatrick, M.L. (1993) Historical research, in Nursing Research: A Qualitative Perspective, 2nd, edn, (eds P.L. Munhall and C.O. Boyd), National League for Nursing, New York, pp. 359–90.

Frake, C.O. (1962) The ethnographic study of cognitive systems, in Anthropology and Human Behaviour, (eds T. Gladwin and W.C. Sturvevant), Anthropological Society of Washington, Washington, DC, pp. 72–85.

Garfinkel, H. (1967) Studies in Ethnomethodology, Prentice-Hall, Englewood Cliffs, NJ.
Geertz, C. (1973) The Interpretation of Cultures, Basic Books, New York.
Germain, C. (1979) The Cancer Unit: An Ethnography, Nursing Resources, Wakefield, MA.
Giorgi, A. (1970) Psychology As A Human Science: A Phenomenologically Based Approach, Harper and Row, New York.
Glaser, B.G. (1978) Theoretical Sensitivity, The Sociology Press, Mill Valley, CA.
Glaser, B.G. (1992) Basics of Grounded Theory Analysis, The Sociology Press, Mill Valley, CA.
Glaser, B.G. and Strauss, A.L. (1967) The Discovery of Grounded Theory: Strategies for Qualitative Research, Aldine, New York.
Golander, H. (1987/92) Under the guide of passivity, in Qualitative Health Research, (ed. J. Morse), Sage, Newbury Park, CA, pp. 192–201.
Goodenough, W.H. (1967) Componential analysis, Science, 156, 1203–09.
Gould, J.L. (1982) Ethnology, W.W. Norton and Company, London.
Grant, L. and Fine, F.A. (1992) Sociology unleashed: creative directions in classical ethnography, in The Handbook of Qualitative Methodology, (eds M.D. LeCompte, W.L. Millroy and J. Preissle), Academic Press, San Diego, CA, pp. 405–46.
Häggström, M.T., Axelsson, K. and Norberg, A. (1994) The experience of living with stroke sequelae illuminated by means of stories and metaphors. Qualitative Health Research, 4(3), 321–37.
Hammersley, M. and Atkinson P. (1983) Ethnography: Principles in Practice, Tavistock, London.
Heritage, J. (1984) Garfinkel and Ethnomethodology, Polity Press, Cambridge.
Holstein, J.A. and Gubrium, J.F. (1994) Phenomenology, ethnomethodology and interpretive practice, in Handbook of Qualitative Research, (eds N.K. Denzin and Y.S. Lincoln), Sage, Thousand Oaks, CA, pp. 262–72.
Hughes, C.C. (1992) 'Ethnography': what's in a work — process? product? promise? Qualitative Health Research, 2, 451–74.
Jorgensen, D.L. (1989) Participant Observation: A Methodology for Human Studies, Sage, Newbury Park, CA.
Kelpin, V. (1984/92) Birthing pain, in Qualitative Health Research, (ed. J.M. Morse), Sage, Newbury Park, CA, pp. 93–103.
Krueger, R.A. (1994) Focus Groups, 2nd edn, Sage, Thousand Oaks, CA.
Lankshear, A.J. (1993) The use of focus groups in a study of attitudes to student nurses assessment. Journal of Advanced Nursing, 18, 1986–9.
Leininger, M. (1969) Ethnoscience: a promising research approach to improve nursing practice. Image: The Journal of Nursing Scholarship, 3(1), 2–8.
Leiter, K. (1980) A Primer on Ethnomethodology, Oxford University Press, New York.
Levi-Strauss, C. (1963) Structural Anthropology, Basic Books, New York.
Lipson, J.G. (1991) The use of self in ethnographic research, in Qualitative Nursing Research, (ed. J.M. Morse), Sage, Newbury Park, CA, pp. 73–89.
Lorencz, B. (1991) Becoming ordinary: leaving the psychiatric hospital, in The Illness Experience: Dimensions of Suffering, (eds. J.M. Morse and J. Johnson), Sage, Newbury Park, CA, pp. 140–200.
Miles, M.B. and Huberman, A.M. (1994) Qualitative Data Analysis, Sage, Thousand Oaks, CA.
Morse, J.M. (1991/92) The structure and function of gift-giving in the patient — nurse relationship, in Qualitative Health Research, (ed. J.M. Morse), Sage, Newbury Park, CA, pp. 235–56.
Morse, J.M. (1994) Designing funded qualitative research, in Handbook of Qualitative Research, (eds. N.K. Denzin and Y.S. Lincoln), Sage, Thousand Oaks, CA, pp. 220–35.
Morse, J.M. and Bottorff, J. (1990) The use of ethnology in clinical nursing. Advances in Nursing Science, 12(3), 53–64.
Newman, L.F. (1981, April 13) Anthropology and ethology in the special care nursery: communicative functions in low birthweight infants, paper presented to the Society for Applied Anthropology, Edinburgh, Scotland.
Omery, A. (1983) Phenomenology: a method for nursing research. Advances in Nursing Science, 5, 49–63.
Ragucci, A. (1972) The ethnographic approach to nursing research. Nursing Research, 21, 485–90.
Ray, M.A. (1994) The richness of phenomenology: philosophy, theoretics and methodologic concerns, in Critical Issues in Qualitative Research, (ed. J.M. Morse), Sage, Thousand Oaks, CA, pp. 117–33.

Roberson, M.H.B. (1992) The meaning of compliance: patient perspectives, Qualitative Health Research, 2(1), 7–26.
Rogers, M.F. (1983) Sociology, Ethnomethodology, and Experience, Cambridge University Press, Cambridge.
Sanjek, R. (1990) Fieldnotes: The Making of Anthropology, Cornell University Press, Ithica, NY.
Scherer, K.R. and Ekman, P. (1982) Handbook of Methods in Nonverbal Behaviour Research, Cambridge University Press, Cambridge, MA.
Solberg, S. and Morse, J.M. (1991) The comforting behaviors of caregivers toward distressed postoperative neonates. Issues in Comprehensive Pediatric Nursing, 14, 77–92.
Spradley, J.P. (1970) You Owe Yourself a Drunk: An Ethnography of Urban Nomads, Little, Brown and Company, Boston.
Spradley, J.P. (1979) The Ethnographic Interview, Holt, Rinehart and Winston, New York.
Spradley, J.P. (1980) Participant Observation, Holt, Rinehart and Winston, New York.
Spradley, J.P. and McCurdy, D. (1972) The Cultural Experience: Ethnography in Complex Society, Science Research Associates, Chicago.
Stein, H.F. (1991) The role of some nonbiomedical parameters in clinical decision making: an ethnographic approach. Qualitative Health Research, 1, 6–26.
Stern, P.N. (1994) Eroding grounded theory, in Critical Issues in Qualitative Research Methods, (ed. J.M. Morse) Sage, Thousand Oaks, CA, pp. 212–23.
Strauss, B.G. (1987) Qualitative Data Analysis for Social Scientists, Cambridge University Press, Cambridge.
Strauss, A. and Corbin, J. (1990) Basics of Quality Research, Sage: Newbury Park, CA.
van Manen, M. (1984) Practicing phenomenological writing, Phenomenology and Pedagogy, 2, 36–69.
van Manen, M. (1990) Researching Lived Experience, The Althouse Press, London, Ont.
Werner, O. and Schoepfle, G.M. (1987a) Systematic Fieldwork: Foundations of Ethnography and Interviewing (Vol. 1), Sage Newbury Park, CA.
Werner, O. and Schoepfle, G.M. (1987b) Systematic Fieldwork: Ethnographic Analysis and Data Management (Vol. 2), Sage Newbury Park, CA.

Weiterführende Literatur

Aessler, D.C. and Tomlinson, P.S. (1988) Nursing research and the discipline of ethological science. Western Journal of Nursing Research, 10, 743–56.
Allen, M. and Jensen, L. (1990) Hermeneutical inquiry: meaning and scope. Western Journal of Nursing Research, 12, 241–53.
Becker, P.H. (1993) Common pitfalls in published grounded theory research. Qualitative Health Research, 3, 254–60.
Cressler, D.L. and Tomlinson, P.S. (1988) Nursing research and the discipline of ethological science. Western Journal of Nursing Research, 10(6), 743–56.
Davis, A.J. (1978) The phenomenological approach in nursing research, in The Nursing Profession: Views Through the Mist, (ed. N.L. Chaska), McGraw-Hill, New York, pp. 186–96.
Gilgun, J.F., Daly, K. and Handel, G. (eds) (1992) Qualitative Methods in Family Research, Sage, Newbury Park, CA.
Goodwin, L.D. and Goodwin, W.L. (1984) Qualitative vs. quantitative research or qualitative and quantitative research. Nursing Research, 33, 378–80.
Gubrium, J.F. and Sankar, A. (eds) (1994) Qualitative Methods in Aging Research, Sage, Thousand Oaks, CA.
Hughes, C.C. (1992) 'Ethnography' What's in a word — process? product? promise? Qualitative Health Research, 2, 439–50.
Mitchell, E.S. (1986) Multiple triangulation: a methodology for nursing science. Advances in Nursing Science, 8, 18–26.
Morgan, D.L. (1988) Focus Groups as Qualitative Research, Sage, Newbury Park, CA.
Munhall, P.L. (1989) Philosophical ponderings on qualitative research methods in nursing. Nursing Science Quarterly, 2, 20–8.
Robertson, H.B. and Boyle, J.S. (1984) Ethnography: contributions to nursing research. Journal of Advanced Nursing, 9, 43–50.
Silverman, D. (1985) Qualitative Methodology and Sociology, Gower, Hants, England.
Spradley, J.P. (1979) The Ethnographic Interview, Holt, Rinehart and Winston, Orlando.

Stern, P.N. (1994) Eroding grounded theory, in Critical Issues in Qualitative Research, (ed. J.M. Morse), Sage, Thousand Oaks, CA, pp. 212–23.

Swanson-Kaufman, K. (1986) A combined methodology for nursing research. Advances in Nursing Science, 8, 58–69.

Taylor, B. (1993) Phenomenology: one way to understanding nursing practice. International Journal of Nursing Studies, 30, 171–9.

van Mannen, J., Dabbs, J.M., Jr and Faulkner, R.R. (1982) Varieties of Qualitative Research, Sage, Beverly Hills, CA.

Werner, O. (1994) Short take 12: ethnoscience 1994. Cultural Anthropology Methods, February 1994, 6, pp. 5–8.

3 Prinzipien für die Gestaltung eines qualitativen Untersuchungsprojekts

Bei der Ausarbeitung eines Vorschlags für eine qualitative Studie befindet sich der Wissenschaftler oft in einer paradoxen Situation. Man hat sich bewußt für eine qualitative Methode entschieden, weil wenig über das Thema bekannt ist – aber wie kann man präzisieren, wie man z. B. die Daten analysieren wird, wenn der Charakter dieser Informationen unbekannt ist? Wie kann ein qualitativ arbeitender Wissenschaftler einen Geldgeber davon überzeugen, daß die Untersuchung ihr Geld wert ist, wenn über das Thema kaum etwas bekannt ist? Im Unterschied zu quantitativen Untersuchungsvorschlägen, die im allgemeinen detailliert strukturiert sind und den Ablauf des Projekts festlegen, ist es bei qualitativen Untersuchungsvorschlägen nicht möglich, den Ablauf des Verfahrens genau festzulegen, wenn man an den Prinzipien der qualitativen Forschung festhalten will. Während der quantitative Vorschlag als Indikator für die Fähigkeit des Mitarbeiters gelten kann, die Daten zu sammeln, einen theoretischen Bezugsrahmen und vernünftige Verfahrensweisen für die Datenanalyse festgelegt zu haben, dient der Vorschlag für eine qualitative Studie nur dazu, das Prüfungskomitee des Geldgebers davon zu überzeugen, daß das Thema eine Untersuchung wert ist. Trotz der Tatsache, daß der qualitativ arbeitende Wissenschaftler nicht besonders viel über das Forschungsthema weiß oder daß er etwas in Erfahrung bringen wird, muß er dennoch das Komitee überzeugen, um mit dem Projekt fortfahren zu können. Dieses Fehlen einer ausreichenden Basis kann ein Hindernis sein, wenn der Untersuchungsvorschlag einer Institution unterbreitet werden muß, die Geldmittel bewilligt, und es ist die Sache des Forschers, diese

Institution davon zu überzeugen, daß das Risiko einer Fehlinvestition bei dieser Studie vertretbar ist.

Es ist eindeutig, daß man bei der Abfassung eines qualitativen Untersuchungsvorschlags keinen genauen Plan für die Durchführung des Projekts mit detaillierten Vorschlägen für die Datensammlung und -analyse festlegen kann. Dieses Problem resultiert aus der Neigung der Forscher, eben weil wenig über ein Thema bekannt ist, etwas über das Phänomen herauszufinden. Dann gibt die Literatur zu wenig her, um einen theoretischen Bezugsrahmen oder überprüfbare Hypothesen zu formulieren. Es sei daran erinnert, daß die Aufgabe bei derartigen Analysen die ist, etwas über einen Sachverhalt herauszufinden. Weil es keine Verfahrensweise gibt, um die richtige Größe einer Stichprobe zu bestimmen (die Größe der Stichprobe ist abhängig von der Qualität der Interviews, dem Umfang des Themas und der Komplexität der Situation), können qualitativ arbeitende Wissenschaftler die Stichprobengröße nicht vorab festlegen, also die Zahl der benötigten Interviews sowie die Kosten für die Transkription. Auch kann der Forscher häufig nicht wissen, welche Fragen gestellt werden sollen, weil er das Umfeld nicht kennt, er nicht weiß, wie schnell man das Vertrauen der Beteiligten gewinnt, und ob man in der Lage sein wird, aussagefähige Daten effektiv zu sammeln. Schließlich ist es auch schwierig, die Bedeutung der Forschungsergebnisse einzuschätzen und der Wissenschaftler kann kaum guten Gewissens dem finanzierenden Gremium Zusagen über die Relevanz der Resultate machen. Er kann nur versichern, daß die Ergebnisse interessant sein werden. In diesem Kapitel wollen wir den Vorgang der Vorbereitung einer qualitativ angelegten Untersuchung sowie die Komponenten eines entsprechenden Untersuchungsvorschlags beschreiben.

3.1 Untersuchungsvorschlag für eine qualitative Studie

3.1.1 Festlegung der wissenschaftlichen Fragestellung

Der erste Schritt bei der Vorbereitung einer Untersuchung ist die Entscheidung über das Thema und die Festlegung der wissenschaftlichen Fragestellung. Wie wir bereits erwähnt haben, eignet sich die qualitative Methode für bestimmte Arten von Fragen; am häufigsten entscheidet man sich für diese Technik, wenn wenig über den Gegenstand bekannt ist. Auch andere Merkmale wie der Zweck der Forschung oder die Art der Forschungsfrage sind relevant. Es wäre z. B. angemessen, qualitative Methoden zu verwenden, wenn man die Frage stellen müßte: „Was passiert hier?", „Wie fühlt man sich, wenn ...?" oder „Was ist wichtig, wenn ...?" Andererseits ist es nicht zweckmäßig, qualitative Verfahrensweisen zu benutzen, wenn alle Variablen bekannt sind: „Wie viele Leute fühlen so?" oder „Wie sind die Beziehungen zwischen ... und ...?" Dann handelt es sich um quantitative Dimensionen, also um das „was" und um „wie viele". Quantitative Methoden sind geeigneter, um die Verteilung von Phänomenen wie z. B. Einstellungen zu messen oder die Beziehungen zwischen Variablen zu bestätigen.

Wie wählt ein Wissenschaftler, der ein Anfänger ist, sein Thema aus? Ein Verfahren wäre, mit sich selbst zu Rate zu gehen, um sich klar zu machen, welches Thema einen besonders interessiert. Der Forscher sollte sich fragen: „Welche Artikel fesseln mich besonders, wenn ich in der Bibliothek arbeite?"; „Über was denke ich dauernd nach und spreche darüber in alltäglichen Unterhaltungen?" Prüfen Sie sorgfältig ungewöhnliche Erlebnisse während Ihrer klinischen Tätigkeit. Vielleicht hatten Sie Kontakt zu besonders interessanten Patienten, die sie gezwungen haben, die tradierten Auffassungen von der angemessenen Pflege in Frage zu stellen. Vielleicht gibt es auch in der Pflegeliteratur Empfehlungen, die nicht mit den Erfahrungen in der Praxis übereinstimmen? Auf diesem Gebiet findet man als Wissenschaftler oft Themen, die besonders anspruchsvoll und interessant sind. Möglicherweise stoßen Sie auch in der Unterhaltung mit KollegInnen auf bedenkenswerte Fragen oder Sie lesen Erfahrungsberichte von Laien über deren Krankheiten oder Sie finden etwas in Biographien. Um ein Thema zu finden, sollte man mit sich zu Rate gehen und das Gespräch mit KollegInnen oder einem erfahrenen, qualitativ arbeitenden Wissenschaftler suchen. Als Forscher sollte man von seinem Gegenstand fasziniert sein, weil es eine Sache ist, die eigentlich aufregend sein sollte, aber zu einer trübseligen Mühsal werden kann, wenn man sechs oder zwölf Monate an etwas arbeitet, das einen langweilt.

Zu diesem Zeitpunkt – am Start – ist das gewählte Thema noch fast ohne Konturen. Vielleicht gibt es schon eine festliegende, wissenschaftliche Fragestellung oder auch nicht – das zählt jetzt nicht, weil es zu diesem Zeitpunkt im nächsten Schritt vor allem darauf ankommt herauszufinden, was bereits über den Gegenstand bekannt ist.

3.1.2 Exploration der Literatur

Bei qualitativ arbeitenden Wissenschaftlern gibt es verschiedene Ansichten darüber, in welchem Umfang die vorhandene Literatur genutzt werden sollte, um bei dieser Methode als Richtschnur für die Vorgehensweise zu dienen. Dazu gibt es hauptsächlich drei Standpunkte. Der erste, der von Glaser (1978, S. 31) für die Grounded Theory vorgeschlagen worden ist, empfiehlt, die Forschungsliteratur nicht vor dem Beginn der Feldarbeit zu konsultieren. Das wichtigste Argument in diesem Zusammenhang ist, daß die vorhandenen Arbeiten die Wahrnehmung des Forschers möglicherweise ablenken oder irre führen sowie seine Fähigkeit, aus der Situation heraus angemessene und wertfreie Entscheidungen zu treffen, beeinträchtigen könnte. Wissenschaftler, die diesem Standpunkt zustimmen, versuchen sich ohne Vorkenntnisse an die Arbeit zu machen, um auf diese Weise der Gefahr auszuweichen, deduktiv zu arbeiten. Der offensichtliche Nachteil dieser Vorgehensweise ist der außerordentlich hohe Zeitaufwand, um gegebenenfalls „das Rad neu zu erfinden" oder um Fakten zu entdecken, die schon in publizierten Arbeiten dargelegt worden sind.

Die zweite Position beinhaltet, daß man alle Informationen, die es zum Thema gibt, ausfindig machen, lesen und benutzen sollte. Meist ist das Material nicht sehr umfangreich und deshalb bedeutet diese Verfahrensweise keinen sonderlich großen Aufwand. Wichtig dabei ist, daß alle relevanten Publikationen im Literaturverzeichnis aufgeführt sind, das Teil des Untersuchungsvorschlags ist. Wenn er mit der Datensammlung beginnt, sollte der Wissenschaftler diese Kenntnisse in der Hinterhand behalten und die Theorien anderer Wissenschaftler segmentieren, um so die Gefahr für die Validität zu minimieren, die durch ein bewußt deduktives Arbeiten entsteht. Trotzdem läuft der Forscher Gefahr, die Kontrolle zu verlieren, wenn er so verfährt, wie das Beispiel von van Gennep zeigt (1967/1992), das sehr schön illustriert, wie eine Studentin im Examenssemester sich in der Bibliotheksarbeit bei der Suche nach obskuren Referenzen verlor. Frühere Forschungen basierten möglicherweise auf verzerrten oder falschen Annahmen, die den Blick auf die Gegenwart beeinträchtigten, oder die Situation hat sich im Lauf der Zeit verändert, so daß die Wirklichkeit heute anders aussieht als zum Zeitpunkt der früheren Untersuchung. Die dritte Methode, die wir empfehlen, beinhaltet die vorhandene Literatur kritisch zu analysieren und sie selektiv zu verwenden. Dies bedeutet, sich alle relevanten Arbeiten zu besorgen und eine intensive Inhaltsanalyse durchzuführen, also die Publikationen auf ausgesprochene oder unausgesprochene Annahmen, verzerrende Meßverfahren und unbegründete Schlußfolgerungen hin durchzusehen. Schließlich ist auch das Umfeld nicht immer gleich und die Situationen können sich im Lauf der Zeit ändern. Die Publikationen können also als Wegweiser benutzt werden, um dem Forscher bei der Ableitung von Erklärungen aus vorliegenden Forschungsergebnissen oder vorherrschenden Theorien zu helfen. Wenn ein Wissenschaftler diese Methode benutzt, kann er mit offenen Sinnen und informiert handeln. Sein Wissen veranlaßt ihn andererseits nicht, die Situation so zu analysieren, daß sie bewußt oder unbewußt in ein Schema gezwängt wird, das aus früheren Studien stammt.

3.1.3 Wahl der Situation

Vor der Abfassung eines Untersuchungsvorschlags sollte man sich für eine Situation entscheiden, in dem die Studie durchgeführt werden soll. Die Situation an diesem Platz sollte es dem Wissenschaftler ermöglichen, den Untersuchungsgegenstand einwandfrei zu beobachten. Man sollte deshalb eine Situation wählen, in der das Phänomen, das man studieren möchte, besonders intensiv und häufig auftritt. Man sollte also z. B. Schmerzen nicht in einer Situation analysieren, in der diese mittels Analgetika gut kontrolliert sind. Besser geeignet ist eine Situation, in der die Schmerzen stark sind, wie z. B. bei der Erstversorgung von Unfällen oder auf einer Entbindungsstation. Da der Untersuchungsvorschlag für eine bestimmte Konstellation maßgeschneidert sein sollte, sollten Sie sich diese vorab anschauen und auf persönlicher Basis die Einwilligung und Kooperation des Personals gewinnen, bei dem die Studie durchgeführt werden soll. Die formale Genehmigung kann eingeholt werden, wenn der Untersuchungsvorschlag vorliegt.

3.1.4 Abfassung eines Untersuchungsvorschlags

Ein Untersuchungsvorschlag ist ein Argument – ein überzeugendes Argument – das seinen Leser davon überzeugt, daß ein bestimmtes Thema untersucht werden sollte. Es kommt also darauf an, den Leser so zu beeindrucken, daß das von Ihnen vorgeschlagene Thema fasziniert, wichtig erscheint und von ihm die Beantwortung vieler kritischer Fragen erwartet wird. Der Untersuchungsvorschlag sollte in einem entschiedenen Tonfall formuliert sein, so daß der Leser überzeugt wird, daß seine Durchführung unumgänglich ist, wenn er beim Literaturverzeichnis angekommen ist.

Mit dem Untersuchungsvorschlag müssen zwei Ziele erreicht werden: den Leser davon zu überzeugen, daß die Studie wichtig ist, und daß der Autor sein Handwerk versteht und diese Untersuchung durchführen kann. Zunächst einmal handelt es sich hier um eine „politische" Darstellung. Das heißt zwar nicht, daß ein Teil der Literatur ignoriert wird – alle relevanten Publikationen müssen aufgeführt werden – aber die Art des Argumentierens sollte die Bedeutung der Studie verdeutlichen. Logischerweise geht die Argumentation vom Allgemeinen zum Speziellen, wirft Fragen auf, weist auf „weiße Flecken" im vorherrschenden Denken hin und stellt oft grundlegende Werte oder Annahmen in Frage oder den theoretischen Unterbau eines Untersuchungsgebiets. Die Sprache muß nicht unbedingt wertfrei sein, wie sie üblicherweise in wissenschaftlichen Darstellungen benutzt wird. Insgesamt sollte der Vorschlag möglichst spannend und interessant zu lesen sein.

Zweitens sollten Sie Ihre Leser davon überzeugen, daß Sie als Forscherin das Instrument der qualitativen Methode beherrschen. Haben Sie bereits entsprechende Untersuchungen durchgeführt, stellen Sie sicher, daß diese Erfahrungen deutlich werden, entweder im Literaturverzeichnis unter der Rubrik „Frühere Arbeiten" oder in Zusammenhang mit der Vorstellung Ihrer Person. Sie können auch diese Information im Kapitel über die Methodik unterbringen („Nach meinen Erfahrungen"). Gehen Sie davon aus, daß die qualitative Methode ziemlich unbekannt ist, verwenden Sie also möglichst wenig Fachausdrücke und drücken Sie sich klar und detailliert aus. Wenn Sie die Analyse der Daten beschreiben, demonstrieren Sie an einem Textabschnitt den Vorgang des Vercodens. Verfügen Sie noch über keine Daten, dann nehmen sie z. B. einen Text aus einer Biographie oder erfinden Sie etwas; im ersten Fall geben Sie die Quelle an, im zweiten weisen Sie darauf hin, daß das Material fiktiv ist. Nutzen Sie das als Chance! Hier haben Sie die Gelegenheit, eine persönliche Note in Ihren Vorschlag einzubringen. Gehen Sie sicher, daß Sie sich für etwas entscheiden, daß auch den hartherzigsten Gutachter nicht kalt läßt!

Ein Beispiel für einen Untersuchungsvorschlag enthält Anhang A. Beachten Sie, daß er mit einer Frage beginnt: „Was bedeutet Behaglichkeit?" Auf diese Weise wird der Leser sofort und unmittelbar in die Fragestellung einbezogen. Aufgabe dieser Untersuchung war herauszufinden, was unter Behaglichkeit zu verstehen ist. Deshalb versucht der Wissenschaftler in diesem Vorschlag dem Leser klar zu machen, daß ein wirklich tiefgehendes Verständnis dieses Sachverhalts fehlt, obwohl es sich um ein Konzept des täglichen Lebens handelt, daß also der Erfahrungsgewinn groß wäre und das Ergebnis für die Pflege sehr wichtig. Die Stellungnahme des Gutachters ist in Anhang B wiedergegeben. Auf diese Weise wird deutlich, wie Untersuchungsvorschläge bewertet werden. Die Beurteilung bezieht sich vor allem auf den Gegenstand der Untersuchung und weniger auf die anzuwendenden Methoden. Die Gutachter interessierte, ob (1) die Untersuchung wichtig ist oder der Mühen wert; (2) ob die Forscherin wußte, wovon sie sprach – ein Aspekt, der die Dummheit bloßstellt, nicht zumindest zu diesem Zeitpunkt eine Literaturrecherche durchgeführt zu haben, und (3), daß die Forschende über die methodischen Fähigkeiten verfügt, diese Studie zu managen.

Jeder Untersuchungsvorschlag sollte auf die Bedürfnisse der Leser zugeschnitten sein. Ist dieser „Leser" die finanzierende Institution, sollten Sie sich deren Vergaberichtlinien beschaffen und – wenn möglich – das Exemplar eines Vorschlags, der akzeptiert wurde. Richten Sie sich genau nach diesen Vorschriften; den geforderten Seitenumfang zu überschreiten oder gewünschte Informationen auszulassen könnte zur Ablehnung Ihres Untersuchungsvorschlags führen. Soll der Vorschlag den Anforderungen eines Fachbereichs oder dem einer Universität genügen, den diese an eine Magisterarbeit oder an eine Dissertation stellt, dann müssen Sie sich ebenfalls an dem orientieren, was man wünscht oder erwartet. In diesem Fall werden aus diesen Empfehlungen Kapitel 1 (Einleitung), Kapitel 2 (Literaturverzeichnis) und Kapitel 3 (Methodenbeschreibung) des endgültigen Vorschlags. Aber auch wenn diese Vorgehensweise bei einer quantitativen Studie angebracht wäre, ist sie nicht ohne Risiko bei einer qualitativen Untersuchung, denn wenn letztere abgeschlossen ist, könnten die Kapitel 2 und 3 nicht mehr passen und müßten überarbeitet werden. Ist die Untersuchung abgeschlossen, sind vielleicht diese beiden Abschnitte für die Dissertation oder Magisterarbeit brauchbar. Lassen Sie aber nicht diese beiden Kapitel deshalb unverändert, weil sie einmal geschrieben sind. Wahrscheinlicher ist, daß sie überarbeitet werden müssen und der Fokus sich grundlegend verschoben hat, wenn der Wissenschaftler nach der Datensammlung und der Analyse wirklich etwas Neues über seinen Gegenstand erfahren hat. Lassen Sie sich nicht vom Untersuchungsvorschlag bestimmen, weil dies auf eine Gefährdung der Validität hinauslaufen würde. Im nächsten Abschnitt werden wir jedes Element eines Untersuchungsvorschlags im Hinblick darauf beschreiben, wie er so überzeugend wie möglich gestaltet werden kann.

Deckblatt

Alle offiziellen Schriftstücke haben ein Deckblatt, das den Inhalt beschreibt. Manchmal stellt der Geldgeber dieses Deckblatt zur Verfügung und es ist Teil der mehrere Seiten umfassenden Beschreibung der Anforderungen. Anderenfalls sollte der Autor selbst ein Deckblatt entwerfen, das folgendes enthält:

- Titel des Untersuchungsvorschlags
- Name und Zugehörigkeit des Autors sowie des Co-Autors
- Unterschriftenzeile für den Hauptprüfer und die Universitätsbehörde, sofern von Belang

- Kontaktadresse, Telefon- und Faxnummer sowie e-mail-Adresse
- Name der Institution (und vielleicht des Fachbereichs oder des Gremiums), der der Untersuchungsvorschlag vorgelegt wird

Der Untersuchungsvorschlag kann als vorläufige Mitteilung des Wissenschaftlers an die finanzierende Institution betrachtet werden. Dies bedeutet, daß Übereinkunft darüber besteht, daß der Forscher das Projekt in der beschriebenen Weise realisieren wird, wenn die Institution die Geldmittel bewilligt. Dies kann für den qualitativ arbeitenden Wissenschaftler eine unangenehme Situation bedeuten, weil der Untersuchungsvorschlag für eine qualitative Studie so abgefaßt sein muß, daß er dem Untersuchenden einen gewissen Gestaltungsspielraum für die Studie lassen sollte. Wenn aber die Mittel bewilligt sind und größere Änderungen im Untersuchungsdesign erforderlich werden, muß die finanzierende Institution benachrichtigt werden und die Änderungen müssen ausgehandelt und bestätigt werden.

Zusammenfassung

Die Zusammenfassung ist eine kurze Darstellung des Untersuchungsvorschlags. Sie muß aber umfassend genug sein, damit sie das Projekt der Gutachterkommission erläutert und diese sich ein zureichendes Bild machen kann. Sie beginnt normalerweise mit einer allgemeinen Darstellung des Problems und der Methode, die verwendet werden soll. Auch die Vorgehensweise bei der Sammlung der Daten sollte skizziert werden. Der Umfang dieses Resümees hängt von den Vorgaben des Geldgebers ab, überschreitet aber selten 200 Wörter. Denken Sie daran: Die Zusammenfassung ist der erste Teil des Untersuchungsvorschlags, der gelesen und der der Geschäftsführung der Institution vorgelegt wird. Oft wird er durch die finanzierende Institution publiziert, um zu demonstrieren, welche Art von Studien man sponsort. Also: Verwenden Sie ein wenig Mühe auf die Zusammenfassung und gestalten Sie sie eindrucksvoll!

Infolge der geschilderten Anforderungen ist die Zusammenfassung die häufigste Ursache für das Scheitern des Antragstellers. Da es aber nicht möglich ist, die Zusammenfassung zu schreiben, bevor man geschildert hat, was man zu tun gedenkt, sollte man sie bis zum Schluß zurückstellen. Dann fällt es erheblich leichter, sie zu Papier zu bringen.

Inhalt des Untersuchungsvorschlags

Der Untersuchungsvorschlag sollte mit einer Einführung oder einer kurzen Passage beginnen, die das Problem erläutert und die Notwendigkeit der Untersuchung erklärt. Dieser Abschnitt sollte die Aufmerksamkeit fesseln und den Leser davon überzeugen, daß das Thema der Studie wichtig, ja einzigartig ist. Dieses Kapitel könnte mit einer formalen Zusammenfassung unter der Überschrift enden: „Darstellung des Problems". Nach einer Zwischenüberschrift: „Grenzen der Untersuchung" sollte auf die vorauszusehenden Grenzen des beabsichtigten Forschungsprojekts aufmerksam gemacht werden. Wenn sinnvoll, könnten alle weniger geläufigen Begriffe oder solche, die in einer besonderen Bedeutung verwendet werden, in alphabetischer Reihenfolge aufgelistet sowie in einem Abschnitt „Begriffserläuterungen" erklärt werden. Da die Aufgabe des Vorschlags die grobe Orientierung des Lesers ist, sollten keine Ausdrücke aufgelistet werden, die alltäglich sind oder deren Bedeutung selbstverständlich oder offensichtlich ist. Der qualitativ arbeitende Wissenschaftler operationalisiert keine Variablen, so daß eine Stellungnahme zu diesem Thema nur selten verlangt wird; Erläuterungen können aber in den Text eingeflochten werden.

Übersicht über die Literatur

Wie bereits erwähnt, muß dieser Teil ausgeführt werden, um den Gutachter davon zu überzeugen, daß diese Untersuchung durchgeführt werden sollte. Frühere Forschungsarbeiten werden deshalb in Zweifel gezogen, und der Wissenschaftler weist nach, wie sein Projekt die Unzulänglichkeiten früherer Arbeiten verbessern oder ergänzen könnte und seiner Einschätzung nach auch verbessern wird. Die Begründung sollte vom Allgemeingültigen ausgehend zum Speziellen übergehen sowie die Wahl des Themas, die Anlage der Untersuchung und die Wahl der Informanten begründen. Am Schluß steht dann die Forschungsfrage.

Die Übersicht über die Literatur sollte auch einen kurzen Abschnitt über die Implikationen der Studie enthalten. Warum wird die Untersuchung bedeutungsvoll sein? Stellt sich der Forscher diese Frage, so hilft ihm dies, die Notwendigkeit dieser Untersuchung und die sich daraus ergebenden pragmatischen Auswirkungen richtig einzuschätzen. Dies ist besonders wichtig, wenn der Beitrag zur Wissenserweiterung nicht deutlich geworden ist. So hat z. B. Morse das „Geschenke geben" im Krankenhaus untersucht. Die Wichtigkeit dieses Themas mag für die Gutachterkommission nicht greifbar gewesen sein; wenn aber die Position vertreten werden kann, daß „Geschenke geben" ein Anzeichen für die Reziprozität der Fürsorge und für die Zufriedenheit der Patienten, die Qualität der Pflege und die Zufriedenheit der Klienten ist und darüber hinaus vielleicht ein Phänomen, das die Passivität der Patienten und ihre Abhängigkeit verringert sowie das „Burn-Out-Syndrom" der Pflegekräfte minimiert, wird die Bedeutung dieses Untersuchungsansatzes greifbar. Beim Vorschlag zum Thema „Zufriedenheit" (Anhang A) wurde die Bedeutung in Begriffen der theoretischen Verlagerung vom Patienten zum Pflegepersonal erläutert, so daß der Effekt der besänftigenden Intervention vielleicht gemessen werden könnte. Man beachte aber, daß diese Art des Argumentierens nicht identisch mit einem konzeptionellen Bezugsrahmen ist, indem sie zwar einen theoretischen Kontext für die Studie an sich schafft, aber nicht die Vorgehensweise bestimmt oder das Schema der Analyse, wie dies auf einen konzeptionellen Bezugsrahmen in einer quantitativen Untersuchung zutrifft.

Methoden

Der Abschnitt über die Methoden beginnt mit einer knappen Beschreibung des Umfelds, in der die Untersuchung durchgeführt werden soll. Beschreiben Sie die Situation in allen Einzelheiten und begründen Sie, warum sie sich gerade für diesen Ort entschieden haben. Geht es um eine ethnographische Studie oder um ein Design, bei dem die Struktur des Ortes wichtig ist, sollte dieser Abschnitt auch einen Lageplan enthalten. Führen Sie Belege dafür an, daß die zuständige Institution oder das dort tätige Personal über die Untersuchung informiert und damit einverstanden ist, daß die Untersuchung dort durchgeführt wird. Dazu sollten Sie eine Zustimmungserklärung der Verwaltung vorlegen sowie ein Schreiben der leitenden Pflegekräfte, in dem diese ihre Unterstützung zusichern.

Die Darstellung der Stichprobe – z. B. wie die Interviews durchgeführt werden sollen und wer interviewt wird – ist für den qualitativ arbeitenden Wissenschaftler ein Problem, weil Anzahl und Merkmale der Versuchspersonen nicht a priori festgelegt werden können. Andererseits sind solche Dinge maßgeblich für die Festlegung des Budgets und ähnliche Aspekte. Vielleicht geht es am ehesten so, daß die Zahl der Teilnehmer großzügig kalkuliert wird und genau begründet wird, warum die genaue Zahl der Versuchspersonen nicht im Untersuchungsvorschlag beziffert werden kann. Der Umstand, daß qualitativ arbeitende Wissenschaftler nicht voraus jedes Detail kennen können, wie z. B. die Größe der Stichprobe, mag für den Gutachter nicht offenkundig sein; man sollte deshalb einige Referenzen anführen, um diesen Tatbestand zu erklären. An dieser Direktheit erkennt man den guten Forscher; solange eine klare Begründung erfolgt, sprechen solche Details eher für als gegen den Wissenschaftler. Gutachterkommissionen werden zudem zunehmend mißtrauisch gegenüber qualitativen Untersuchungvorschlägen, die mit dogmatischer Genauigkeit abgefaßt sind. Die in der Untersuchung verwendeten Verfahrensweisen müssen im einzelnen erklärt werden. Agar (1989) weist darauf hin, daß es unzureichend ist zu schreiben, die Daten würden in Form von teilnehmender Beobachtung, von Feldaufzeichnungen und Tagebuchnotizen ermittelt. Vielmehr sollte eine Erläuterung jeder verwendeten Technik mit einer entsprechenden Begründung und deren Angemessenheit für das Verständnis der Phänomene gegeben werden. Denken Sie daran, daß eine Beschreibung jeder Methode so umfangreich sein muß, daß auch ein Gutachter, der wenig von der Materie versteht, begreift, wie die Informationen beschafft und ausgewertet werden. Benutzen Sie Beispiele, die veranschaulichen, wie die Ergebnisse aussehen werden und welche Art von Informationen jede Methode generieren wird. Beschreiben Sie die besonderen Merkmale der Entwicklung von Modellen und listen Sie genau alle Erfahrungen auf, die Sie als Forscherin bereits gesammelt haben. Aufgrund der Qualität des Untersuchungsvorschlags wird die finanzierende Institution Sie als Wissenschaftlerin mit einem ansprechenden Thema unter die Arme greifen und nicht wegen des Themas an und für sich. Auch die ethischen Aspekte des Untersuchungsgegenstands müssen angesprochen werden. Wendet sich das Projekt einem sensiblen Thema zu? Wie wollen Sie die Studie den Teilnehmern erklären? Sind diese sich ihrer Rechte bewußt? Wie wird die Anonymität der Versuchspersonen garantiert? Wie sollen die Informationen gespeichert werden? Sollen die Daten auch für spätere Projekte genutzt werden?

Zeitplan

Der Zeitplan ist der Ablauf- oder Arbeitsplan für die Durchführung einer Untersuchung. Er enthält alle durchzuführenden Arbeiten, den Zeitbedarf für jede Aufgabe und den Zeitpunkt, an dem sie abgeschlossen sein sollte. Dieser Plan kann zwar in Gestalt eines Fließtextes formuliert werden; weil aber mehrere Aufgaben gleichzeitig bearbeitet werden könnten, wird er häufiger in Form einer Tabelle oder eines Flußdiagramms dargestellt. Ein Beispiel für einen Zeitplan wird in Anhang A vorgestellt.

Aber Vorsicht: Wenn Wissenschaftler einen Zeitplan erstellen, sind sie oft zu optimistisch und sehen keine Pufferzone für die Probleme vor, die unweigerlich auftauchen und den Fortgang der Untersuchung behindern. So schätzt z. B. ein Anfänger den Zeitbedarf z. B. nicht richtig für die Aufgabe ein, in einer Organisation Fuß zu fassen und sich sicher genug zu fühlen, um mit der Datensammlung zu beginnen. Es braucht seine Zeit, damit sich Vertrauen entwickeln kann und geeignete Versuchspersonen gefunden werden. Auch bei der Befragung selbst kann es Verzögerungen geben; auch die Transkription von Informationen sowie ihre Analyse sind zeitaufwendig. Sogar bei der Abfassung des Berichts kann eine Schreiblähmung den Forscher aufhalten. Als „Daumenregel" kann gelten, den Zeitbedarf unter idealen Bedingungen zu kalkulieren und das Ergebnis mit drei zu multiplizieren.

Budget

Wenn man das Budget für ein Forschungsprojekt kalkuliert, müssen die Kosten für alle Ausgaben prognostiziert und festgelegt werden, und dann noch ein Betrag für Unvorhergesehenes, Verzögerungen und Kostenüberschreitungen eingestellt und zur ursprünglichen Summe addiert werden. Weil der qualitativ arbeitende Wissenschaftler sie nicht kennt und auch nicht prognostizieren kann, wie viele Teilnehmer notwendig sein werden, bis die Anzahl der Versuchspersonen ausreichend ist, muß er die zu erwartenden Kosten großzügig ansetzen. Trotzdem gibt es bei der Aufstellung eines Budgets einige „Daumenregeln". Eine Schreibkraft (mehr als 60 Worte pro Minute) braucht für ein gut verständliches Tonbandprotokoll eines Interviews mit einem Abhörgerät mit Fußpedal viermal so lange wie das Interview gedauert hat. Dies bedeutet, daß die Transkription bei einem Interview von 45 Minuten Dauer drei Stunden benötigt. Spricht aber der Befragte Dialekt oder ist die Aufzeichnung undeutlich oder zu leise, erhöht das den Zeitbedarf. Da die Transkriptionskosten bei schlechter Tonqualität wachsen, ist es unwirtschaftlich, ein Interview ohne gutes Tonbandgerät und ohne ein Zusatzmikrophon durchzuführen.

Wenn Sie das Budget errechnen, sollten Sie gedanklich durch alle Phasen der Untersuchung gehen und alles an Ausrüstung, Hilfsmitteln und Mitarbeitern auflisten, was erforderlich ist. Man erwartet von Budgets Genauigkeit; deshalb sollten Sie sich für eine bestimmte Ausrüstung entscheiden und diese mit Marke, Modell und aktuellem Preis auflisten. Bei der Budgetierung sollten Sie nicht übertreiben und es künstlich aufblähen. Wenn Sie die Personalkosten kalkulieren, sollten auch die Lohnnebenkosten berücksichtigt werden. „Hilfsmittel" umfassen Dinge wie Briefpapier, Tonbänder und Telefonate. Setzen Sie die erforderlichen Reisekosten zu den Interviewpartnern in der Weise an, daß Sie von einer durchschnittlichen Entfernung ausgehen und diese mit der Zahl der Teilnehmer und den Kosten pro Kilometer multiplizieren. Erstreckt sich das Projekt über mehr als ein Jahr, dann denken Sie an einen Zuschlag von 4 % als Inflationsausgleich. Ist der Geldgeber damit einverstanden, berücksichtigen Sie auch den Aufwand für den Besuch eines Kongresses, auf dem Sie ihre Ergebnisse präsentieren.

Schließlich müssen alle ins Budget eingestellten Titel begründet sein – insbesondere der Aufwand für Computerprogramme. Hat der Forscher bereits Zugang zu einem PC, dann muß er begründen, warum möglicherweise ein zweiter angeschafft werden muß, warum zusätzliche Software gebraucht wird etc. Wenn die Hardware für das Projekt schon vorhanden ist, machen Sie ein Aufstellung des Vorhandenen und der Orte, an denen es sich befindet. Auf diese Weise kann der Geldgeber erkennen, ob die Untersuchung mit dem angeforderten Budget ausgeführt werden kann.

Anhänge

Anhänge sind Dokumente, die notwendig sind, um das Gesuch abzusichern. Oft handelt es sich um Dokumente wie ein Schriftstück, mit dem Teilnehmer ihre Bereitschaft zur Beteiligung an der Studie dokumentieren, oder ein Schreiben der zuständigen Behörde (IRB), das die Bestätigung der ethischen Unbedenklichkeit enthält, oder Schreiben, mit denen dem Wissenschaftler bestätigt wird, daß er die Untersuchung in einer bestimmten Institution durchführen darf, Bestätigungsschreiben der Gutachter, Briefe, die die Qualität der bisherigen Tätigkeit des Projektleiters dokumentieren, die Lebensläufe der leitenden Wissenschaftler und wichtiger Mitarbeiter, und schließlich – wenn möglich – frühere Veröffentlichungen des Projektleiters über Vorarbeiten oder Tätigkeiten, die mit der Studie in Verbindung stehen. Denken Sie daran, daß die finanzierende Institution einen „Sprung ins Ungewisse" wagen muß, wenn sie die Geldmittel bewilligt, wo doch bei einer qualitativen Untersuchung nicht einmal der Forscher weiß, wie gut letztendlich das Ergebnis sein wird (oder wie gut die Ergebnisse aussehen werden), vorausgesetzt, alle denkbaren Informationen über einen selbst werden den Geldgeber veranlassen, sich für die Finanzierung des Projekts zu entscheiden.

Anhang A: Formular für die informierte Zustimmung

Dieses Formular dient zwei Zwecken: Einmal enthält es eine schriftliche Erläuterung des Projekts, die die mündliche Information ergänzt, die vorher gegeben worden ist (in Kapitel 4 erklärt) sowie eine schriftliche Bestätigung, daß der jeweilige Teilnehmer über die Art der Untersuchung unterrichtet wurde, weiß, was seine Teilnahme bedeutet, daß er die Ziele der Studie kennt und sich der damit verbundenen Risiken bewußt ist, seine Teilnahme erklärt hat und weiß, daß er jederzeit ohne Nachteile in Kauf zu nehmen „aussteigen" kann.

Diese Zustimmungserklärungen sollten immer in einer leicht verständlichen Sprache verfaßt sein, so daß auch ein Laie nur mit Volksschulbildung sie ohne Mühe versteht. Das Formular muß Name, Adresse, Position und Telefonnummer des Projektleiters enthalten und auch die Telefonnummern der Mitarbeiter, sollte eine Versuchsperson später eine Frage an das Untersuchungsteam haben. Ist der Projektleiter ein Student, muß ebenfalls sein Name, Adresse und Telefonnummer angegeben sein. Unten befinden sich die Zeilen für die Unterschriften, und es werden jeweils zwei Exemplare angefertigt: eins für die Versuchsperson, das andere für den Wissenschaftler. Die Vorschriften bezüglich des Umgangs mit diesem Formular und dem Zeitpunkt, bis zu dem es nach Abschluß der Studie aufbewahrt werden muß, sind unterschiedlich: Die Gesundheitsbehörde der USA verlangt, daß sie sieben Jahre aufgehoben werden. Andere Institutionen verlangen nur ein Jahr. Eine typische Zustimmungserklärung ist im folgenden dargestellt.

Zustimmung zu einem Telefoninterview

Da die Technik des Telefoninterviews und dessen Aufzeichnung immer weiter verbessert werden, greift die Verwendung dieser Methode in der qualitativen Forschung immer weiter um sich. Bei Telefoninterviews begegnet der Forscher der Versuchsperson allerdings nicht von Angesicht zu Angesicht, und dies wirft besondere Probleme auf, wenn alle Bedingungen der informierten Zustimmung, die wir dargestellt haben, erfüllt werden sollen.

Auf Tonband aufgezeichnete Telefoninterviews bieten eine Alternative. Der Wissenschaftler bereitet eine Erläuterung des Projekts in einer auch für Laien verständlichen Sprache vor und sieht zudem Fragen vor, mit denen die Teilnehmer ihr Einverständnis dokumentieren können. Dieser Teil des Dialogs wird auf einer separaten Kassette gespeichert, die für die Zustimmungserklärungen reserviert sind. Einige Gutachterkommissionen verlangen zudem, daß die schriftliche Zustimmungserklärung, die den Gegenstand der Studie, ihren Titel sowie Name und Adresse des Projektleiters enthält, den Teilnehmern zugeschickt wird, damit diese eindeutig informiert sind.

Das Verfahren, mit dem man die Zustimmung für ein Telefoninterview erhält, sieht folgendermaßen aus:

- Nach dem ersten Kontakt mit den Teilnehmern wird der Sinn der Studie kurz erklärt. Der Teilnehmer ist über den Zweck der Untersuchung, die Dauer des Interviews sowie die Tatsache unterrichtet, daß das Interview auf Tonband aufgezeichnet wird. Der Teilnehmer wird aufgefordert, einen abgeschirmten Ort zu benennen, um den Anruf entgegenzunehmen. Stimmt der Teilnehmer zu, wird ein Termin für den Anruf vereinbart.
- Der Forscher installiert das Aufnahmegerät am Telefon; das Tonband mit der aufgezeichneten Einverständniserklärung und das aufnahmebereite Tonbandgerät befinden sich in Reichweite.
- Der Projektleiter wählt den Teilnehmer an, versichert sich, daß der Teilnehmer bereit für das Interview ist und sich erinnert, daß das Gespräch aufgezeichnet wird, und stellt das Gerät jetzt an. Der Wissenschaftler erklärt, daß es notwendig ist, daß der Teilnehmer formgerecht seine Zustimmung zur Mitwirkung an dieser Untersuchung erklären muß, und daß diese Einverständniserklärung ihm jetzt vorgelesen wird. Diese Erklärung wird dann aufgezeichnet und zusätzlich die Zustimmung des Teilnehmers.

- Der Teilnehmer wird dann gebeten zu warten, bis der Interviewer für das Gespräch bereit ist. Der Forscher wechselt schnell das Band mit der Einverständniserklärung gegen das Tonband für das Interviewprotokoll aus. Da möglicherweise alle Zustimmungserklärungen auf einer Kassette sind, sollte diese nicht zurückgespult werden, denn sonst wird die letzte von der nächsten Erklärung gelöscht. Weil das Band mit den Zustimmungserklärungen die Namen der Teilnehmer enthält, sollte dieses Material in einem verschlossenen Schrank aufbewahrt werden.

Anhang B: Bestätigung der ethischen Korrektheit

Institutionen fordern im allgemeinen, daß alle wissenschaftliche Untersuchungen, an denen Menschen beteiligt sind, durch ihre Prüfungskommission oder von einem entsprechenden Gremium überprüft werden. Generell gilt eine qualitative Untersuchung als weniger riskant, wenn der Wissenschaftler ein weniger sensibles Thema untersucht wie z. B. eine ungesetzliche Handlungsweise; diese Art von Studien werden deshalb weniger penibel untersucht. Wichtig ist aber, daß diese Prüfung überhaupt stattfindet und die Unbedenklichkeitserklärung erfolgen muß, bevor der Wissenschaftler beginnen kann. Das Schreiben des Vorsitzenden der Prüfungskommission dient als Beleg dafür, daß die Studie „abgesegnet" wurde. Beachten Sie, daß Aufgabe der Kommission der Schutz der Versuchspersonen ist, nicht die Förderung von wissenschaftlichen Verdiensten. Die wissenschaftlichen Lorbeeren sind Sache des Projektleiters, und wenn dieser Student ist, die Sache seines Mentors, des Geldgebers oder des Prüfungsprozesses, der der Publikation vorausgeht. Eine derartige Evaluierung umfaßt auch den Wert oder das Potential des Themas, um die Kenntnisse, die methodologische Exaktheit, die Kompetenz oder die Fähigkeit des Forschers voranzubringen. Wichtig ist, daß diese beiden Gutachten unabhängig voneinander sind und die Aufgabe eines jeden deutlich gemacht wird.

Zustimmung zu Fotos und Filmaufnahmen

Die Zustimmung zu Fotos (einschließlich Videos) wird gewöhnlich in einem zusätzlichen Paragraphen der Zustimmungserklärung gegeben. Diese muß auch eine Erklärung einschließen, daß der Teilnehmer kein Entgelt für die Fotos und die Rechte am eigenen Bild für sich in Anspruch nimmt. Dabei wird auch die beabsichtigte Verwendung dieser Dinge deutlich gemacht: ausschließlich für wissenschaftliche Zwecke oder teilweise auch für eine allgemeine Publikation. Wie will man öffentlich davon Gebrauch machen, auf wissenschaftlichen Konferenzen, im Unterricht oder in der breiten Öffentlichkeit wie im Fernsehen oder in Presseverlautbarungen? Ist die Untersuchung unabhängig von den in den Filmen oder Fotos enthaltenen Informationen, dann ist es zweckmäßig, die Zustimmungserklärung in zwei Formen zu erhalten: Einmal für rein wissenschaftliche Zwecke und zweitens für die allgemeine Publizierung, so daß der Wunsch nach der zweiten Zustimmung nicht gegebenenfalls dazu führt, daß der potentielle Teilnehmer generell seine Beteiligung an der Untersuchung verweigert.

Anhang C: Zustimmungserklärung des wissenschaftlichen Mentors

Eins der Probleme, mit denen sich ein Wissenschaftler konfrontiert sieht, der zum ersten Mal ein qualitative Studie durchführt, ist der Nachweis für den Geldgeber, daß trotz des Anfängerstatus des Projektleiters die Untersuchung von wissenschaftlichen Wert ist und unsere Kenntnisse erweitern wird. Eine der besten Methoden, dies sicherzustellen, ist die Wahl von Mentoren für die Gebiete, auf denen es dem Forscher an Erfahrung mangelt. Die Rolle des Mentors kann deshalb von der beratenden Begleitung während des gesamten Projekts bis zu Verhandlungen reichen, nach denen der Mentor das Projekt in die Hand nimmt und die Analyse selbst durchführt, wie dies auch der quantitativ arbeitende Wissenschaftler tut, wenn er die Analyse „außer Haus" gibt. Die meisten geldgebenden Institutionen sind mit der ersten Alternative eher einverstanden unter der Voraussetzung, daß die Zeit für den Mentor reicht, um eine angemessene Hilfe zur rechten Zeit zu leisten. Das Problem bei der extremeren Verfahrensweise bei der qualitativen Forschung ist, daß für sie ein reziproker Austausch zwischen Datensammlung und Analyse typisch ist und die Einsichten für die weitere Verfahrensweise daher aus der Datensammlung resultiert. Dies ist unmöglich, wenn die Datensammlung von der Analyse getrennt wird. Mit Ausnahme der halbstrukturierten Interviews nimmt darüber hinaus die Analyse bei der Sammlung der Beobachtungen ihren Fortgang, ist also keine autonome Tätigkeit nach der Datengewinnung. Auch ist ein Merkmal, das die Qualität der Arbeit sichert, daß die wissenschaftlichen Einsichten oft aus einer intensiven Beschäftigung mit dem Material resultieren. Dies erreicht man nicht, indem man nur die Transskriptionen liest. Die Person, die die Analyse durchführt, sollte sich vielmehr alle Bänder anhören. Deshalb spart derjenige, der die Daten analysiert, auch wenig Zeit, wenn er auf die persönliche Durchführung der Interviews verzichtet (Besondere Techniken, um mit dieser Schwierigkeit mit Hilfe von Teamarbeit fertig zu werden, werden in Kapitel 5 dargestellt).

Anhang D: Erlaubnis für die Nutzung eines Untersuchungsorts

Um ein Projekt zu finanzieren, benötigt der Geldgeber Informationen darüber, wo die Studie durchgeführt werden soll und daß die zuständige Institution einverstanden ist, daß die Untersuchung auf ihrem Terrain realisiert wird. Dazu sind zwei Schriftstücke erforderlich: eins von der Abteilung, in der die Daten ermittelt werden (z. B. von der Oberschwester oder dem Abteilungsleiter) und ein zweites vom Direktorium der Institution oder deren Geschäftsführung. Um diese Zustimmungen zu erlangen, sollte der Wissenschaftler sich zunächst informell an den Abteilungsleiter oder Supervisor wenden, um sich seiner Unterstützung zu versichern, und erst dann einen formellen Antrag bei der Geschäftsführung stellen. Da diese ein Exemplar des Untersuchungsvorschlags sowie die Details, die sich auf den Untersuchungsort beziehen, kennen lernen möchte, zieht sich der Prozeß der Antragstellung oft über Monate hin. Dieses Geduldsspiel bekommt der Forscher dadurch in den Griff, indem er sich informell mit dem Abteilungsleiter ins Benehmen setzt und eine provisorische Zusage erhält. Dann kann er Einzelheiten zur Art der Datensammlung an diesem speziellen Untersuchungsort in seinen Vorschlag einfügen, dann ein Schreiben erhalten, in dem die Klinikleitung ihre Unterstützung bekundet, und den formalen Antrag stellen, eine Untersuchung durchführen zu dürfen.

Die Nutzung eines bestimmten Kontextes erfordert meist eine gewisse Gegenleistung vom Wissenschaftler. Zumindest sollte das Personal ein Exemplar des Untersuchungsberichts erhalten. Vielleicht ist aber auch eine öffentliche Danksagung an die Institution angezeigt (die allerdings auf diese Weise namhaft gemacht würde); die diesbezüglichen Wünsche des Direktoriums sollte schon am Beginn eruiert werden. Ähnliche Vereinbarungen sollten auch mit der Station getroffen werden: Nach Abschluß der Studie könnten ihr die Ergebnisse vorgestellt und ihr Exemplare von allen Publikationen ausgehändigt werden.

Anhang E: Empfehlungsschreiben

Empfehlungsschreiben sind zwar nicht immer erforderlich, können aber in einigen Fällen nützlich sein, um in Kontakt mit einer Institution zu treten, vor allem bei internationalen Projekten. Derartige Schreiben stammen normalerweise von bekannten und anerkannten KollegInnen, die bereit sind zu bekunden, daß der Wissenschaftler engagiert, vertrauenswürdig und fähig ist, eine gute Arbeit zu liefern. Bei internationalen Untersuchungen ist es zudem nützlich zu attestieren, daß es sich bei dem Forscher um einen Studenten oder eine Lehrkraft einer bestimmten Institution handelt.

Anhang F: Lebensläufe des verantwortlichen Forschers und der übrigen Teammitglieder

Der Lebenslauf des Projektleiters sollte zumindest seine akademischen Grade auflisten, seine derzeitige Position sowie seinen beruflichen Werdegang, die erhaltenen Auszeichnungen und Fördermittel, seine in der letzten Zeit gehaltenen und besonders wichtigen Präsentationen und die Titel aller Veröffentlichungen. Häufig wird der Inhalt des Lebenslaufes von der geldgebenden Organisation vorgegeben und muß auf einem speziellen Formular geschrieben sein.

Anhang G: Beispiele für Veröffentlichungen

Bei einer Bewerbung für ein qualitatives Projekt ist eine Auswahl aus den bisherigen Publikationen besonders wichtig, weil sie für die finanzierende Institution der beste Indikator ist, wie die endgültigen Resultate der Untersuchung aussehen werden. Üblicherweise werden drei Publikationen vorgelegt. Oft sind einige Mitglieder des Gutachtergremiums in der qualitativen Forschung nicht bewandert; diese Veröffentlichungen werden ihnen deshalb helfen, den Wert von qualitativen Arbeiten zu erkennen.

3.2 Beurteilung von Untersuchungsvorschlägen

Wenn ein Vorschlag konzipiert ist, geht der umsichtige Wissenschaftler ihn zunächst vom Standpunkt eines Gutachters durch und bittet auch einige KollegInnen, ihn unter dem gleichen Gesichtspunkt kritisch durchzusehen. Diese Überprüfung ist notwendig, um sicherzustellen, daß Klarheit, Vollständigkeit, innere Konsistenz und Genauigkeit gegeben sind.

Zunächst einmal ist Klarheit wichtig. Nach der Lektüre des Untersuchungsvorschlags sollte man sich die Frage stellen: „Weiß ich, was der Forscher beabsichtigt? Wurden alle Untersuchungsschritte in logischer und systematischer Reihenfolge präsentiert? Ist der Vorschlag so abgefaßt, daß er auch einem Gutachter einleuchtet, der weder mit der qualitativen Methode vertraut ist noch mit dem Thema der Studie und nicht einmal mit dem Untersuchungsgebiet?"

Zum zweiten sollte man sicher sein, daß der Untersuchungsvorschlag umfassend ist. Im Idealfall sollte der Text detailliert genug sein, um alle Fragen und jeden Zweifel auszuräumen, die überhaupt denkbar sind. Darüber hinaus sollte der Untersuchungsvorschlag so weit in alle Einzelheiten gehen, daß jemand, der mit der Methode nicht vertraut ist, versteht, was der Forscher vor hat. In der Realität ist es natürlich nicht möglich, alle diese Erwartungen angesichts des begrenzten Umfangs, den viele Richtlinien für den Umfang der Antragsbegründung enthalten, zu erfüllen. Dennoch ist es wichtig, einen Vorschlag unter diesen Vorzeichen durchzugehen, weil man oft Lücken entdeckt, die mit einigen zusätzlichen Worten geschlossen werden können.

Der dritte Aspekt bei der kritischen Überprüfung ist der der Konsistenz. Jeder Abschnitt sollte zu allen anderen passen. Fordert z. B. die Untersuchungsmethode unstrukturierte Interviews, dann sollten Sie darauf achten, daß in der Literaturübersicht derartige Interviews gerechtfertigt werden (Wird z. B. ausdrücklich erwähnt, daß über das Thema wenig bekannt ist?). Es sollte auch sichergestellt sein, daß die allgemeinen Fragen der Einleitung angemessen beantwortet werden, daß die Stichprobe groß genug ist und ihre Struktur dem Thema angemessen, daß die technischen Hilfsmittel für die Aufzeichnung der Daten und für ihre Analyse angefordert werden, eine Schreibkraft für die Übertragung der Tonbandaufzeichnungen angefordert wird und das Programm für die Datenanalyse den übrigen Komponenten entspricht. Die Übereinstimmung zwischen dem Kern des Untersuchungsvorschlags und den Kosten ist besonders wichtig, wobei alle Hilfsmittel für die Ausführung der Arbeiten entweder beantragt werden müssen oder begründet werden sollte, warum sie zweckmäßig sind.

Der letzte Gesichtspunkt bei dieser Überprüfung ist der der Genauigkeit. Nehmen Sie noch einmal die Richtlinien der Institution zur Hand, um sicherzustellen, daß alle gewünschten Informationen gegeben wurden, daß die Schriftgröße und die Seitenränder den Anforderungen entsprechen und die Seiten richtig numeriert sind.

Cohen, Knafl und Dzurec haben (1993) eine besonders nützliche Untersuchung der Anträge auf Fördermittel durchgeführt, in der sie die Zusammenfassungen von Untersuchungsvorschlägen analysiert haben, die von qualitativ arbeitenden Wissenschaftlern eingereicht worden sind. Die Vorschläge, die beim Wettstreit um Fördermittel das Rennen gemacht haben, zeichneten sich durch folgende Merkmale aus: Sie hatten logische und klar formulierte Ziele; es handelte sich um wichtige Fragestellungen; sie boten eine umfassende Literaturübersicht; sie bauten auf früheren Untersuchungen auf; das methodische Vorgehen entsprach dem Forschungsziel; sie sahen unterschiedliche Arten von Interviews in einem vernünftigen Zeitrahmen vor; sie enthielten vollständige und genaue Pläne für die Datenanalyse und benannten angesehene Mentoren. Auf der anderen Seite waren Untersuchungsvorschläge problematisch, die bestimmte kritische Punkte aufwiesen: Eine unangemessene und nicht mit dem Thema konforme Literaturübersicht; Unzulänglichkeiten bei der Beschreibung der Stichprobe (unklar definierte oder unbegründete bzw. unangemessene Stichproben sowie eine unangemessene Anzahl von Versuchspersonen); unzureichende Instruktionen für die Befragten; unzureichende Pläne für die Analyse der Daten; unzureichende Beachtung demografischer Merkmale oder Eigentümlichkeiten des Untersuchungsorts. Auch wenn einige dieser Punkte im Hinblick auf die qualitative Natur des Projekts unangebracht zu sein scheinen, sollte man doch bedenken, daß die Beweislast beim Forscher liegt, die Notwendigkeit jeder Nuance des Untersuchungsvorschlags dem Gutachterkomitee einsichtig zu machen. Halten Sie also nichts für selbstverständlich!

3.3 Wahl der technischen Hilfsmittel

Die technische Ausstattung ist eine wichtige Investition, weil die Qualität der Daten von einer guten Aufnahmequalität abhängt. Fehlende Informationen infolge des Versagens der Technik kann eine Katastrophe sein. Wenn die technischen Geräte schwierig zu bedienen sind, dann können Informationen aufgrund menschlichen Versagens verloren gehen. Anscheinend büßt jeder Wissenschaftler mindestens ein aufgezeichnetes Interview aufgrund eines Irrtums ein, weil jemand vergaß, das Mikrophon einzuschalten, oder weil Batterien während des Interviews „den Geist aufgaben" oder das Gerät falsch angeschlossen war. Derartige Erfahrungen sind so schmerzlich, daß solche Fehler nicht zweimal gemacht werden! In diesem Abschnitt wollen wir deshalb die Geräte beschreiben, die am häufigsten in der qualitativen Forschung verwendet werden; auch werden wir auf allgemeine Merkmale eingehen, die man bei der Wahl der technischen Geräte beachten sollte.

Wenn man einen Untersuchungsvorschlag ausarbeitet, ist es erforderlich, Marke, Modellbezeichnung und die Kosten für die erforderlichen technischen Geräte anzugeben und ihren Kauf zu begründen. Soll die Technik in einem Krankenhaus eingesetzt werden, müssen seine Vorschriften beachtet werden. Im Hinblick auf die Brandgefahr muß normalerweise ein Gerät gewählt werden, das den Ansprüchen des Brandschutzes genügt, und vor dem Einsatz müssen alle Geräte von der technischen Abteilung der Institution geprüft und abgenommen werden.

Tonbandgeräte und Mikrophone sollten entsprechend ihrem Verwendungszweck ausgesucht werden. Tonbandgeräte gibt es in Varianten, die die Spannweite zwischen einer Mikrokassette und einem professionellen Aufnahmegerät abdecken. Wenn Sie Ihre Wahl treffen, sind bestimmte Eigenschaften besonders nützlich. Erstens sollte der Recorder eine Anschlußbuchse für ein Zusatzmikrophon haben. Sinnvoll ist auch, wenn er ein Lämpchen hat, das aufleuchtet, wenn das Tonbandgerät aufnahmebereit ist. Weniger zweckmäßig sind Geräte, bei denen ein Lämpchen nur anzeigt, ob das Gerät eingeschaltet ist, daß es aufnimmt und die Batterien ausreichend geladen sind. Mit einem Zählgerät kann der Forscher Abschnitte auf dem Band schnell vorspulen. Ein Anschluß für eine Fußbedienung ist zweckmäßig, weil man damit das Band abhören kann und die Hände frei hat, um Notizen zu machen, und das Tonbandgerät auf diese Weise auch zum Überspielen eingesetzt werden kann. Auch die Größe ist wichtig, denn es könnte sein, daß man es in der Kitteltasche mit sich nehmen möchte. Am wichtigsten aber ist die Aufnahmekapazität: mindestens 45 Minute auf jeder Seite. Schließlich sollte das Gerät so robust sein, daß es nicht während der Arbeit seinen Dienst versagt. Mikrophone werden in einer verwirrenden Anzahl von Größen und Formen angeboten. Für die Forschung ist ein flaches in der Form einer Kreditkarte besser geeignet als eins, wie man es in den Händen von Rockstars sieht, weil ein derartiges Ding der Versuchsperson Angst einflößt und dadurch die Datenerhebung beeinträchtigen kann. Die meisten Mikrophone benötigen einen Batterieanschluß und müssen deshalb vor der Benutzung eingeschaltet werden. Reichweite und Aufnahmewinkel des Aufnahmeteils sind wichtig. Bei einer Diskussion in einer kleinen Gruppe z. B. muß das Mikrophon aus einer anderen Entfernung die Stimmen aufnehmen als es bei einem Face-to-face-Interview der Fall ist. Deshalb sollte man sich für den Kauf der Hilfe eines Technikers bedienen. Eine angemessene Einrichtung für die Übertragung macht diese Arbeit präzise und effizient. Kopfhörer für die Schreibkraft sind notwendig, um die Anonymität der Teilnehmer zu gewährleisten, und ein Fußpedal tut gute Dienste, wenn man Wert auf eine zufriedenstellende Schreibgeschwindigkeit legt.

Die Entscheidung über die Art des PC ist teilweise eine des persönlichen Geschmacks, abhängig z. B. von dem Modell, das der Wissenschaftler bereits benutzt sowie von dem beabsichtigten Verwendungszweck. Wird es erforderlich sein, mit dem Notebook am Ort des Geschehens zu arbeiten, oder wird ein großer Computer kombiniert mit Videoaufnahmen notwendig sein? Wieviel Speicherkapazität ist erforderlich und welche Größe sollte der Bildschirm haben?

Die Videoausstattung sollte sich nach den Erfordernissen des Projekts richten. Wenn der Raum, den man für seine Arbeit zur Verfügung hat, klein ist, dann sollten die Kameras an den Wänden oder an der Zimmerdecke befestigt sein und von außen gesteuert werden, um eine Beeinflussung der Versuchspersonen durch die Aufnahmen möglichst gering zu halten. Kann sich die Testperson bewegen, muß die Kamera auf einem Stativ befestigt sein. Alle Geräte sollten rechtzeitig aufgestellt und überprüft werden, um eine gute Qualität der Aufnahmen sicherzustellen. Die Tonqualität ist in einem Krankenhaus aufgrund der Hintergrundgeräusche der Klimaanlage besonders schwer zu garantieren. Ziehen Sie die Richtlinien der Institution zu Rate – in den USA verlangen die Vorschriften in den Krankenhäusern, daß die im Patientenbereich verwendete Technik einem bestimmten Qualitätsstandard genügt und von der für die Elektrik zuständigen Abteilung des Hauses abgenommen werden muß.

3.4 Informierte Einverständniserklärung: Besondere Überlegungen

Wenn der Druck, an einem Forschungsvorhaben teilzunehmen, gering ist, spricht man von einem angenommenen Einverständnis. Dies darf man z. B. unterstellen, wenn der Teilnehmer einen Fragebogen mit der Post erhält, ihn ausfüllt, weil er von der Anonymität der Erhebung überzeugt ist (und den Fragebogen deshalb nicht unterschreibt) und ihn mit der Post an den Wissenschaftler zurückschickt. Es darf dann angenommen werden, daß der Angesprochene sich bereit erklärt hat, an der Untersuchung teilzunehmen, weil er freiwillig den Fragebogen ausgefüllt und zurückgeschickt hat. Die Alternative wäre gewesen, den Fragebogen in den Papierkorb zu werfen.

Ein weiteres Beispiel für das angenommene Einverständnis ist die vertrauliche Verwendung von Aufzeichnungen im Krankenhaus für Forschungszwecke. Wenn man sich in einem akademischen Lehrkrankenhaus aufnehmen und behandeln läßt, dann kann man von einem stillschweigenden Einverständnis der Patienten ausgehen, daß ihre Daten für wissenschaftlichen Zwecke benutzt werden dürfen. Solche Projekte bedürfen aber der ausdrücklichen Genehmigung durch das entsprechende Gremium des Hauses, und vom Wissenschaftler wird die Wahrung der Anonymität der Informationen erwartet, wozu auch die Identität der Versuchspersonen gezählt wird.

Will man Forschungen über bestimmte Bevölkerungssegmente wie Gefängnisinsassen, stationäre Patienten oder Schulkinder durchführen, ist eine Zustimmung auf verschiedenen Ebenen erforderlich. Zunächst muß die Einwilligung der Institution erlangt werden, die für die Personen verantwortlich ist, mit denen die Untersuchung durchgeführt werden soll. Der Verwaltungsleiter oder eine Ethikkommission prüfen das Projekt, um zu beurteilen, ob die Gesundheit der ihnen anvertrauten Menschen durch die beabsichtigte Untersuchung gefährdet sein könnte.

Die nächste Ebene der Zustimmung wird durch den Rechtsbeistand der Patienten repräsentiert, wenn es sich bei diesen um geistig behinderte Personen oder um Kinder handelt. Schließlich müssen auch die Versuchspersonen selbst ihre Einwilligung erklären. Handelt es sich dabei um ein Kind, das alt genug ist, um die Verfahrensweise zu begreifen, muß auch das Einverständnis dieses Kindes vorliegen. In diesem Fall genügt eine mündliche Erklärung.

In Hinblick auf die elterliche Zustimmung gibt es Ausnahmen, aber diese Fälle müssen von einer Ethikkommission entschieden werden, z. B. wenn der Wissenschaftler Schwangerschaften bei Jugendlichen untersuchen will und die Eltern über das Vorhaben zu informieren gleichzeitig bedeuten würde, sie über die Schwangerschaft ihrer Tochter zu informieren, was einer Verletzung der Privatsphäre der Versuchsperson gleich käme. Da die rechtlichen Vorschriften in bezug auf derartige Situationen von Land zu Land verschieden sind, sollte sich der Forscher zunächst über die am Ort geltenden gesetzlichen Bestimmungen informieren.

3.5 Vorsorge für Schwierigkeiten bei der Beschaffung von Daten

Qualitative Forschungen bringen besondere moralische und ethische Probleme mit sich, von denen andere Wissenschaftler bei der Beschaffung von Informationen nicht tangiert sind. Vielleicht aufgrund des unstrukturierten, umgangssprachlichen Tons der Interviews und der sehr persönlichen Note des Interviewprozesses tendieren möglicherweise die Versuchspersonen dazu, auch andere vertrauliche Dinge mitzuteilen – ähnlich wie in einer Beratungssituation. Bei der teilnehmenden Beobachtung wird der Forscher allen Faktoren der Umgebung ausgesetzt, weil er zu einem Teil der Situation wird. Selbst wenn die Aspekte, aus denen die moralischen und ethischen Probleme resultieren, nicht unmittelbar mit der Studie etwas zu tun haben, hat der Wissenschaftler dennoch infolge seiner Anwesenheit und in seiner Eigenschaft als Zeuge eine Verantwortung gegenüber den Teilnehmern. Das folgende Beispiel, das man diskutieren sollte, erläutert eine Schwierigkeit, die aus einer derartigen Lage resultieren kann.

Um bestimmten Anforderungen in Zusammenhang mit ihrer Doktorarbeit genüge zu tun, entschied sich Joan für eine Untersuchung der unterstützenden bzw. therapeutischen Beziehungen zwischen Patienten in einer psychiatrischen Abteilung. Sie hatte große Schwierigkeiten, überhaupt Zugang zu dem einzigen psychiatrischen Krankenhaus ihrer Heimatstadt zu bekommen (Tatsächlich nahm der Genehmigungsprozeß während ihres dritten Semesters sechseinhalb Monate in Anspruch). Schließlich wurde ihr erlaubt, mit „weniger kranken" Patienten Interviews durchzuführen und diese dabei zu beobachten.

Nach zwei Monaten begann sich die Situation zu entspannen, das Stationspersonal und die Patienten fingen an, ihr zu vertrauen. Gelegentlich erzählten Patienten, daß einige vom Personal sie „haßten" und „gemein" zu ihnen seien. Joan machte sich Notizen über solche Äußerungen, vermied es aber sorgfältig während der Tonbandaufzeichnungen der Interviews, die Beziehungen zwischen Personal und Patienten anzusprechen, da dies nicht zu ihrem Thema gehörte. Sie notierte sich auch, daß sie glaube, einige Patienten seien paranoid.

Eines Tages fand Joan bei ihrem Eintreffen die Station in Aufruhr. Eine Patientin beschuldigte ein Mitglied des Personals, sie gefühllos zu behandeln. Die Patientin hatte eine große Schramme auf dem Rücken. Die Beschuldigte wies die Vorwürfe zurück, die Patienten baten Joan um ihre Unterstützung.

Dieses Beispiel zeigt ein typisches Dilemma in einer Situation „vor Ort". In dieser Situation waren die Versuchspersonen von Joan in einer hilflosen Lage, doch sie betrachteten Joan (die ebenfalls keine Einflußmöglichkeiten besaß) als stärker und sahen sie in der Rolle des Anwalts. Obwohl Joan auf dieser Station seit zwei Monaten Beobachtungen durchgeführt hatte, hatte sie keinen Mißbrauch im Verhältnis zwischen Patienten und Personal entdeckt, so daß es möglich schien, daß die Beschuldigungen falsch waren. Andererseits hatte mehr als ein Patient über negative Verfahrensweisen des Personals gegenüber den Patienten berichtet.

Joan dachte, daß sie einiges zu verlieren hätte, wenn sie Partei ergriffe. Sie würde das Ergebnis der Arbeit eines Jahres einbüßen, einschließlich der Vorbereitungszeit für den Untersuchungsvorschlag, den Aufwand, Zugang zur Station zu erhalten und mit der Sammlung der Daten zu beginnen. Wenn sie vorbringen würde, was die Patienten ihr anvertraut hatten, würde das die Glaubwürdigkeit ihrer Beschwerden bekräftigen, hätte aber auch zur Folge, daß Joan die Klinik verlassen müßte. Da sie in dieser Stadt keine Alternative für eine Untersuchung finden könnte, würde sie an einen anderen Ort gehen müssen und dort ihre Bemühungen wieder aufnehmen, müßte ein zweites Mal einen Untersuchungsvorschlag unterbreiten ... Was sollte sie tun?

Estroff und Churchill (1984, S. 15) weisen darauf hin, daß die beiden besonders problematischen Situationen für einen Forscher in einem Krankenhaus folgende sind: „zwischen Patienten und Personal zu geraten sowie hineingezogen zu werden in ein unethisches und vielleicht sogar illegales Verhalten des Personals". Sie weisen darauf hin, daß in der klinischen Situation sowohl das Personal als auch die Patienten Gegenstand der Forschung sind, unabhängig davon, wie das Thema formal definiert ist. Weigert man sich, in eine solche Situation hineingezogen zu werden, um weiter Zugang zum Schauplatz der Untersuchung zu behalten, ist dieses Verhalten nicht zu rechtfertigen, weil es den Wert der Forschung über die Lebensqualität der Patienten stellt.

Joan kann nicht wissen, ob ein oder mehrere Mitglieder des Personals in die aktuelle Situation verwickelt sind. Eins ist allerdings offensichtlich: Die Beziehungen zwischen Personal und Patienten haben ein „nicht-therapeutisches" Niveau erreicht. Deshalb muß es das Ziel von Joan sein, dabei mitzuhelfen, daß das Verhältnis zwischen Personal und Patienten wieder ins reine kommt, ohne dabei Partei zu ergreifen. Sollte sie allerdings Belege für Verstöße gegen das angemessene Verhalten im Umgang mit Patienten haben, wäre sie verpflichtet, über diese Vorfälle zu berichten. Zu schweigen und nichts zu tun würde bedeuten, daß Joan in diese mißbräuchliche Verfahrensweise selbst verstrickt wird. Ein Weg, dieser Schwierigkeit aus dem Weg zu gehen wäre, immer mit der Möglichkeit zu rechnen, Zeuge eines unerfreulichen Vorfalls zu werden, und vorab deshalb einen Kommunikationskanal mit der

Leitung des Hauses zu etablieren (z. B. über den Patientenanwalt oder den Ombudsmann), so daß man diese Kontakte nützen kann, wenn ein unerfreuliches Ereignis eintreten sollte. Die Schaffung eines solchen Kommunikationskanals bedeutet zwar nicht, den Konflikt aufgrund entsprechender Vorfälle zu vermeiden, aber er würde einen systematisierten, professionellen Standard etablieren. Hält man sich an ihn, würden „die Rechte und Pflichten aller beteiligten Personen respektiert werden" (Estroff und Churchill, 1984, S. 15).

3.6 Prinzipien

- Auch wenn es nicht möglich ist, die genaue Vorgehensweise in einem Untersuchungsvorschlag für eine qualitative Studie festzulegen, so muß der Wissenschaftler dennoch die Wahl der Methoden begründen und erklären, warum bestimmte Aspekte des Untersuchungsvorschlags nicht genau definiert werden können.
- Erstes Ziel eines Untersuchungsvorschlags für eine qualitative Studie ist es, die finanzierenden Institutionen und Kontrollgremien davon zu überzeugen, daß der Vorschlag erwägenswert, das Thema eine Untersuchung wert ist, die Methoden angemessen und die Mitarbeiter fähig sind, das Projekt zu realisieren.
- Der Forscher muß mit der Literatur vertraut sein, aber die vorliegenden wissenschaftlichen Arbeiten sollten die Durchführung der Untersuchung nicht präjudizieren.
- Qualitativ arbeitende Wissenschaftler lassen nicht zu, daß der Untersuchungsvorschlag im einzelnen festlegt, was bei der Realisierung des Projekts geschieht.
- Der Untersuchungsvorschlag sollte so abgefaßt sein, daß er den Leser fasziniert, und er sollte auch auf die Gegebenheiten der finanzierenden Institution Rücksicht nehmen.
- Die Untersuchung wird mindestens dreimal so lange dauern wie ursprünglich geplant; dies sollte man berücksichtigen.
- „Schönen" Sie den Kostenansatz nicht; er sollte vielmehr realistisch sein.
- Der Wissenschaftler sollte KollegInnen bitten, den Untersuchungsvorschlag in Hinblick auf Konsistenz, Vollständigkeit, Klarheit und Genauigkeit zu überprüfen, bevor er der finanzierenden Institution vorgelegt wird.
- Trainieren Sie Ihre Fähigkeit, Zustimmung zu erlangen, bevor Sie das Projekt starten. Treffen Sie Vorsichtsmaßnahmen für ethische und moralische Schwierigkeiten.

Literatur

Agar, M.H. (1980) The Professional Stranger: An Informational Introduction to Ethnography, Academic Press, New York.

Cohen, M.Z., Knafl K., and Dzurek, L.C. (1993) Grant writing for qualitative research. Image: Journal of Nursing Scholarship, 25, 151–6.

Estroff, S.E. and Churchill, L.R. (1984) Comment I (ethical dilemmas) Anthropology Newsletter, 25(7), 15.

Glaser, B.G. (1978) Theoretical Sensitivity, The Sociology Press, Mill Valley, CA.

Van Gennep, A. (1967/92) The research topic: or, folklore without end, in Qualitative Health Research, (ed. J.M. Morse), Sage, Newbury Park, CA, pp. 65–8.

Weiterführende Literatur

Marshall, C. and Rossman, G.B. (1989) Designing Qualitative Research, Sage, Newbury Park, CA.

Morse, J.M. (1991) On the evaluation of qualitative proposals [editorial]. Qualitative Health Research, 1(2), 147–51.

Morse, J.M. (1993) Designing funded qualitative research, in Handbook of Qualitative Methods, (eds. N. Denzin and Y. Lincoln), Sage, Newbury Park, CA, pp. 220–35.

Sandelowski, M., Davis, D.H. and Harris, B.G. (1989) Artful design: writing the proposal for research in the naturalist paradigm. Research in Nursing and Health, 12, 77–84.

4 Prinzipien bei der Realisierung von Forschungsvorhaben

Ist der Untersuchungsvorschlag gebilligt, die Zustimmung der Institution erwirkt und die Finanzierung gesichert, kann mit der Durchführung der Untersuchung begonnen werden. Anfänger (und selbst erfahrene Forscher, die ein neues Projekt beginnen) erzählen, daß der Start sehr anstrengend ist und die Kontaktaufnahme mit der ersten Testperson das schwierigste war, was sie überhaupt je gemacht hatten. Diese Schwierigkeit könnte ein Effekt der fehlenden Strukturierung sein, die für den qualitativen Forschungsprozeß charakteristisch ist, was beim Forscher das Gefühl auslöst, es könnte sehr viel schief gehen, z. B. eine potentielle Testperson könnte sich weigern, an der Studie teilzunehmen. Ist auf der anderen Seite die Beobachtung von Testpersonen Teil des Untersuchungsdesigns, könnte es die Befürchtung geben, in der aktuellen Situation nicht zu wissen, was man tun soll, oder Schwierigkeiten hat, sich in die Testperson hineinzufinden.

Es gibt verschiedene Strategien, den Start zu bewältigen und der Anfängerin Vertrauen in die eigenen Fähigkeiten zu geben. Einmal kann man das Verfahren der Gewinnung des Einverständnisses als Rollenspiel mit KollegInnen üben. Trainieren Sie also, den Sinn der Studie zu erläutern, Fragen zur Untersuchung zu beantworten und die Zustimmung der Testpersonen zu erreichen. Dies wird die Ängstlichkeit in den ersten Tagen des Projekts deutlich reduzieren. Eine zweite Strategie besteht darin, sich verschiedene mögliche Szenarien vorzustellen, um so bestens für alle vorhersehbaren Ereignisse vorbereitet zu sein. So werden das Pflegeteam wie die Klienten fragen: „Was untersuchen Sie da eigentlich?" Wer so fragt, erwartet keine weitschweifige Erklärung, sondern eine Antwort in einem Satz. Die Antwort: „So genau weiß ich das im Moment noch nicht" reicht allerdings nicht aus, weil der Forscher auf diese Weise mutmaßlich beim Fragesteller Vertrauens- und Glaubwürdigkeit einbüßen wird, der unterstellen wird, daß die Wissenschaftlerin entweder unfähig ist oder etwas verheimlicht. Andererseits sollte die Antwort wiederum auch nicht so umfangreich sein, daß sie den anderen von seiner Arbeit abhält oder so spezifisch, daß sie die Einstellung des Fragestellers beeinflußt. Außerdem sollte sie identisch sein mit den Angaben in der Einverständniserklärung. Als Morse ihre Untersuchung über Wohlbefinden auf der Unfallstation begann und dem Personal sagte, daß dies das Thema ihrer Untersuchung sei, wurde ihr erwidert: „Dafür haben wir keine Zeit hier – machen Sie das irgendwo anders" (Morse, 1992). Als aber ihre Erklärung lautete: „Ich untersuche die Art und Weise, wie das Pflegepersonal Patienten in der Agonie hilft, durchzuhalten und die Fassung zu bewahren", da empfanden die Pflegekräfte dies als legitimes, interessantes und wichtiges Thema einer Untersuchung. Der Wissenschaftler muß also für diese vorhersehbare Frage eine Antwort parat haben – in einem kurzen Satz.

4.1 Zugang erhalten

Im letzen Kapitel haben wir die Bedeutung erörtert, die die Wahl der richtigen Lokalität hat sowie die Genehmigung zu erhalten, die Untersuchung durchzuführen. Normalerweise sind aber viele Monate vergangen, seitdem man die offizielle Genehmigung erhalten hat und tatsächlich in der Lage ist, am Ort des Geschehens zu erscheinen. In der Zwischenzeit sollte man mit den Personen am Ort der Studie gelegentlich Kontakt aufnehmen und das Personal über den Zeitplan informieren sowie über die Fortschritte, die Sie erzielt haben. Das ist wirklich wichtig, denn die Verhältnisse dort können sich ändern und auch die Interessen des Wissenschaftler, die zur Wahl dieser Lokalität geführt haben. Ein Beispiel ist eine Untersuchung, die geplant war, um die Wirkungen von Fixierungen in der Psychogeriatrie zu analysieren. Morse nahm den Kontakt mit einer entsprechenden Klinik auf, erreicht das vorläufige Einverständnis der PDL, die Untersuchung durchzuführen, und übergab eine Kopie des Untersuchungsdesigns (der naturgemäß ein Literaturverzeichnis mit dem Publikationen über Fixierungen enthielt). Als zwei Monate später die Finanzierung gesichert war und sie auch die formale Zustimmung für die Durchführung des Projekts besaß, meldete sie sich wieder auf dieser Station, um den Termin für den Start zu vereinbaren, und war perplex, als die Stationsleitung erklärte; „Ihr Gedanke, die Fixierungen zu entfernen, schien uns so gut zu sein, daß wir ihn gleich in die Tat umgesetzt haben."

„Hineinfinden" bedeutet, bei den Testpersonen, mit denen Sie die Untersuchung durchführen möchten, Vertrauen schaffen, verstärken und aufrecht erhalten. Kaufmann (1994) erörtert einige der Schwierigkeiten, die bei diesen „vertrauensbildenden Maßnahmen" auftreten können und weist darauf hin, daß Vertrauen zu gewinnen und zu bewahren sowohl am Anfang des Forschungsprozesses steht und diesen auch ständig begleitet. Entscheidend ist, einen Blick für die Strategien und Konflikte in einer Institution zu haben. In einer kürzlich durchgeführten Untersuchung über den Wandel im Krankenhaus fand eine Forscherin heraus, daß ihr nicht getraut wurde. Dies lag daran, daß die Verwaltung über das Projekt informiert hatte und die Pflegekräfte „vor Ort" dem Pflegemanagement weder vertrauten noch es sympathisch fanden. Es erforderte viel Zeit und Mühe, diese ursprünglichen Barrieren zu überwinden und das Vertrauen der TeilnehmerInnen zu gewinnen.

Um einen Zugang zu finden wurde Field (1983) gestattet, auf einer öffentlichen Versammlung zu allen Gemeindeschwestern zu sprechen, die im Dienst einer bestimmten Institution standen. Die Zustimmung der Leitung war erst beantragt worden, als deutlich geworden war, daß die Pflegekräfte interessiert daran waren, an der Untersuchung teilzunehmen. Nachdem zwei Krankenhäuser ausgewählt worden waren, wurden weitere Zusammenkünfte arrangiert, um sicherzustellen, daß das Personal über die Art der Untersuchung genau informiert war, bevor mit den Beobachtungen und den Interviews begonnen wurde.

4.2 Beginn der Datensammlung

In der qualitativen Forschung sind die Sinne der Wissenschaftlerin das primäre Instrument der Datenerhebung und der Gewinn qualitativ befriedigender Informationen ist nicht allein dadurch sichergestellt, daß eine Zustimmungserklärung für diese Studie gegeben wurde. Im Zeitverlauf ändert sich die Schnelligkeit und Gründlichkeit, mit der man Informationen erhält. Zunächst einmal sind die aufgenommenen Informationen kaum zu gebrauchen, weil es dem Forscher an Verständnis fehlt (Abb. 4-1). Der Forscher muß sich zunächst einmal in der Situation etablieren, in der er seine Studien durchführt. Er muß die Fähigkeit erlangen, präsent und vertrauenswürdig zu sein, ohne jemandem besonders nahe zu stehen, sich mit einer Teilgruppe zu verbünden oder Partei zu ergreifen. Es ist sowohl erforderlich, sich den Gruppen anzugleichen, die man analysiert, als auch Distanz zu wahren. Seit langem gibt es eine Debatte darüber, ob männliche Anthropologen zuverlässige Informationen in vorindustriellen Gesellschaften über die kulturellen Aktivitäten von Frauen bekommen können (Gegory, 1984), und ob andererseits Anthropologinnen in Indianerkulturen Nordamerikas offen mit Männern sprechen (Wax, 1971, S. 46) oder Informationen über männliche Aktivitäten erhalten können (Bowen, 1964; Golde, 1970). In ähnlicher Weise kann angezweifelt werden, ob Pflegewissenschaftlerinnen zuverlässige Daten über die Wahrnehmung von Patienten erhalten können, wenn sie als Teil des Pflegepersonals gesehen werden. Patienten könnten in der Pflegewissenschaftlerin jemanden „von denen" sehen und sich Sorgen über die Folgen machen, sollten sie Negatives über die Pflege berichten. Die Art, in der Pflegewissenschaftlerinnen sich einer Gruppe präsentieren, kann deshalb ent-

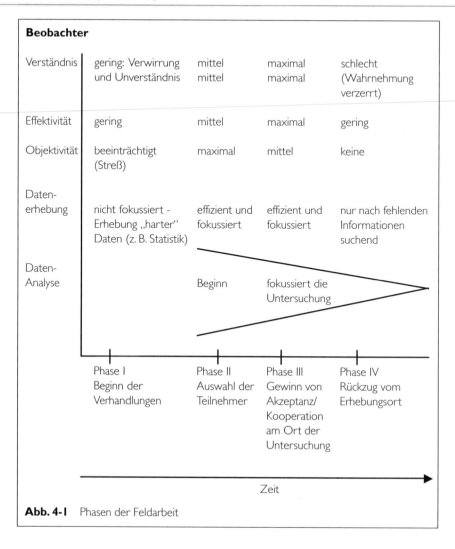

Abb. 4-1 Phasen der Feldarbeit

scheidend sein für ihre Akzeptanz, die Qualität der erhaltenen Informationen wie die Validität der gesamten Untersuchung.

4.2.1 Kontakt herstellen

Es ist wichtig, daß sich die Wissenschaftlerin in das Umfeld der Untersuchung mit möglichst minimalen Störungen hineinfindet. Die Wahl der Kleidung kann ebenso die Akzeptanz beeinflussen wie die Beachtung der Etikette oder die korrekte Form der Anrede („Wie soll ich Sie ansprechen?"). Im allgemeinen ist es erforderlich, sich den Normen der jeweiligen Gruppe anzupassen. Die Beachtung jeder Kleinigkeit in diesem Stadium der Untersuchung wird den Zugang zu zutreffenden Daten erleichtern und damit den Fortgang der Studie. Während es einerseits notwendig ist, mit der Gruppe Übereinstimmungen zu etablieren, sollte man zur gleichen Zeit so wenig wie möglich auffallen. Der Forscher sollte zwar um einen Vertrauensvorschuß bemüht sein, aber sich der Gruppe überlegen zu zeigen wird bei der Gewinnung von Akzeptanz nicht sonderlich hilfreich sein.

Ein entscheidender Faktor in der ersten Phase der Etablierung des Kontakts ist die Demonstration politischer und persönlicher Neutralität sowie der gegenüber der Institution (Kaufmann, 1994). Möglicherweise ist es notwendig, eine Führungskraft (auch eine informelle) zu finden, der einen in die Gruppe einführt. Lipson (1991) wies darauf hin, daß ihr Kaiserschnitt ihr half, das Vertrauen der Testpersonen zu gewinnen und ihre Aufnahme in die Gruppe erleichterte. Kaufmann beschreibt eindringlich (1994), wie wichtig es für sie als weiße Frau und damit als Außenseiterin war, bei einer Studie über schwarze Männer überzeugend darzustellen, daß sie wirklich an den Gruppenmitgliedern als Personen und nicht nur als Studienobjekten interessiert war. Sie weist überdies auf die Notwendigkeit hin, die Regeln und Gebräuche der Gruppe zu beachten. In ihrem Fall bedeutete dies, ihre Unterschrift auf ein Formular zu setzen, das von den Gruppenmitgliedern benutzt wurde, um ihre Teilnahme an einem Programm der Tagesbetreuung zu dokumentieren.

Wie wir schon im Kapitel 3 ausgeführt haben, möchten die Teilnehmer zu Beginn der Feldarbeit Einzelheiten der Methodologie und etwas über die Zielsetzung der Studie erfahren. Man sollte ihnen diese Informationen nicht vorenthalten, aber andererseits sollten die Erklärungen kurz, einfach und der Sache angemessen sein. Ebenso wichtig ist es, eine ungefähre Vorstellung von der Art der Resultate zu vermitteln, die im Abschlußbericht enthalten sein werden. Es könnte sich allerdings herausstellen, daß sich der Inhalt erst im Verlauf der Untersuchung ergeben wird.

Ebenfalls wird über die Distanz diskutiert, die man zu der Situation haben sollte, in der die Untersuchung durchgeführt wird, um die Daten in angemessener Weise zu sammeln und zu interpretieren. Es besteht Übereinkunft darüber, daß Pflegekräfte keine Studie in ihrer eigenen Arbeitsumgebung durchführen sollten. Zum einen kann der Rollenkonflikt zwischen der eines Arbeitnehmers und eines Wissenschaftlers zu beträchtlichen Schwierigkeiten führen ebenso wie die Unterscheidung zwischen „Forschungsdaten" und „Patientendaten, die in der Akte zu dokumentieren sind", was zu Mißverständnissen führen kann. Von größter Bedeutung ist in diesem Zusammenhang die Beeinträchtigung der Datenanalyse, weil die Forscherin mit der Situation vertraut ist. Pflegekräfte könnten möglicherweise Informationen über die eine oder andere Verhaltensweise nicht dokumentieren, weil sie ihnen selbstverständlich erscheint und deshalb nicht registriert wird.

Sollte die Wissenschaftlerin zu der Überzeugung gelangen, daß sie die benötigten Daten nur in ihrer Arbeitsumgebung sammeln kann, gibt es einige Vorsichtsmaßnahmen, die helfen können, Probleme zu vermeiden. Als erstes zählt dazu das Bewußtsein eines möglichen Rollenkonflikts. Es ist schwierig, gleichzeitig seine Arbeit zu verrichten und Forschungsdaten zu sammeln, oder sicherzustellen, daß alle KollegInnen und Patienten wissen, wann sie als Wissenschaftlerin und wann als Teammitglied agiert. Dies bedeutet u. a., daß Sie dem Team bewußt machen, daß Sie sich – außer in einem Notfall – nicht bei der Pflege engagieren können. Das zweite ist, den Blickwinkel des Forschungsvorhabens zu definieren, so daß dieser Fokus von ihrem persönlichen unterschieden werden kann. Ist die übliche Rolle des Wissenschaftlers die einer Pflegekraft auf einer Intensivstation, könnte ein wichtiger und bedeutsamer Untersuchungsgegenstand die Bedeutung der sozialen Unterstützung auf einer Intensivstation sein (Hupcey und Morse), so daß man nun als Wissenschaftler seine Aufmerksamkeit auf die Rolle von Angehörigen und Patienten konzentriert und die Situation nicht mehr aus dem Blickwinkel einer Krankenschwester sieht. Die Vertraulichkeit zu wahren bedeutet allerdings, alle erhaltenen Informationen für sich zu behalten, selbst Beispiele für eine exzellente Pflege. Diese goldene Regel beinhaltet, den Teammitgliedern kein Feedback bis zum Abschluß der Studie zu geben; und auch dann besteht das Feedback darin, über Teile der Analyse zu berichten und dabei die Identität der Beteiligten zu schützen.

Es hat sich als hilfreich erwiesen, aus seinem unmittelbaren Tätigkeitsbereich herauszutreten, sofern dies möglich ist, weil dieser Schritt die unausgesprochenen Regeln und Gepflogenheiten der Arbeitsumgebung viel besser sichtbar werden läßt. In der bereits erwähnten Studie über „Geschenke geben" (Morse 1991/2) halfen acht StudentInnen der Krankenpflege im zweiten Studienabschnitt bei der Sammlung der Informationen. Diese sollten die Daten bei Pflegekräften einer anderen Fachrichtung erheben. So sollte eine Studentin der Pflege mit der Spezialisierung in Intensivpflege und Herz-OP sich um den Bereich Psychiatrie kümmern, jemand aus der Gerontologie um die Orthopädie, jemand aus der Psychiatrie um die Gerontologie usw. Dieses Verfahren der Zuordnung ermöglichte es den ForschungsassistenInnen, sowohl etwas über sich als auch etwas Neues über die Pflege zu lernen, und löste eine Reihe von lebhaften Debatten aus. Als z. B. die Dankbarkeit der Patienten diskutiert wurde, meinte die Assistentin, die aus der Intensivpflege kam und in der Psychiatrie Informationen sammelte: „Das Pflegepersonal in der Psychiatrie glaubt nicht, daß Lächeln ein Geschenk ist. Statt dessen analysieren sie es und überlegen: „Warum hat dieser Patient mich angelacht? Was will er?" Dabei lachte sie, was der Krankenschwester aus der Psychiatrie übel aufstieß und sie veranlaßte, einen Vortrag über manipulative Patienten zu halten.

Versuchen Sie, keine unrealistischen Versprechungen zu machen. Es ist unvernünftig, anderen Notizen über Beobachtungen über die Situation zu zeigen oder verfrüht Feedback zu geben. Die Teilnehmer früh auf Ergebnisse hinzuweisen kann zu größerem Selbstbewußtsein und Verhaltensänderungen führen und somit die Resultate gefährden. Schaffen Sie Klarheit über die Rollen: Entscheiden Sie, ob die Wissenschaftlerin sich an der Pflege beteiligen soll, und stellen Sie sicher, daß das ganze Team diese Entscheidung kennt. Es wird erforderlich sein, Umfang und Intensität jeder Tätigkeit deutlich zu machen, und dies genau ist der Punkt, an dem die Forscherin sich gegenüber den Pflegekräften durchsetzen muß.

Die Kontaktaufnahme ist schwierig, weil die Wissenschaftlerin eine Außenseiterin ist. Sie muß lernen, das Gelächter der anderen zu akzeptieren, wenn sie einen Formfehler gemacht hat, und sie sollte sensibel für Verhaltensweisen sein, die für sie zwar bequem sein mögen, von der Gruppe aber als beleidigend empfunden werden. Wax (1971, S. 370) stellt dazu fest:

Jemand, der es nicht ertragen kann, sich unwohl zu fühlen, der sich miserabel fühlt, wenn ihm ein Fehler – ein irritierender oder ein anderer – unterlaufen ist, der psychologisch unfähig ist, ein Narr zu sein oder als solcher behandelt zu werden, – nicht nur für Tage oder Wochen, sondern für endlose Monate –, sollte es sich zweimal überlegen, ob er sich auf die teilnehmende Beobachtung einlassen soll.

Trotz der Schwierigkeiten bei der Kontaktaufnahme werden sich die Dinge verbessern, wenn man erst einmal mit den Normen und Werten des Umfelds der Untersuchung vertraut ist.

Vor dem Beginn der teilnehmenden Beobachtung könnte es sinnvoll sein, sich vor dem Start der Datensammlung eine Woche in deren Umfeld aufzuhalten. Diese Zeitspanne kann genutzt werden, damit sich die Teilnehmer an die Methode der Beobachtung, an die Verwendung eines Tonbandgeräts oder einer Videokamera gewöhnen. In dieser Phase sollte die Wissenschaftlerin alle Tätigkeiten ausführen, die für die Phase der Datensammlung geplant sind. Die Forscherin sollte sich mit der üblichen Form der Kommunikation vertraut machen und dem normalen Verhalten der Teilnehmer. Die Organisation der Gruppe, die Strukturen der sozialen Interaktion und die informellen Anführer sollten deutlich geworden sein. Diese Zeitspanne ist entscheidend, weil die Beobachter die Akzeptanz der Teilnehmer brauchen und in ihr die Rolle der Forschung etabliert wird.

Es gibt ein paar Techniken, die man anwenden kann, um die Ängstlichkeit, die zunächst die Kontaktaufnahme mit einer Gruppe charakterisiert, zu mildern. Das erste Hilfsmittel ist, sich eines Insiders, also eines Gruppenmitglieds zu bedienen, das persönlich die Forscherin vorstellt. In den ersten Wochen sollten Sie keine produktive Arbeit erwarten. Dieser Zeitraum ist dazu da, den Teilnehmern näher zu kommen sowie diesen die Möglichkeit zu geben, die Wissenschaftlerin kennen zu lernen. Betrachten Sie dies als Chance, die Durchführbarkeit der Untersuchung zu prüfen. Deshalb sind dann auch Fehler weniger irritierend, weil man akzeptiert hat, daß diese Phase die des Ausprobierens oder der praktischen Versuche ist.

Wax (1971) hat darauf aufmerksam gemacht, daß es wichtig ist, sich zunächst denjenigen anzuschließen, die auf der untersten Hierarchieebene arbeiten, wenn man neu in einer Gruppe ist. Kommt man auf eine Station, bedeutet dies, daß man erst einmal das Vertrauen der KrankenpflegehelferInnen und der Hilfskräfte erwerben muß, dann das der StudentInnen der Krankenpflege, der normalen Pflegekräfte und erst dann das der Stationsleitung. Diese Reihenfolge umzukehren ist nicht möglich, wenn man das Vertrauen der ganzen Gruppe gewinnen möchte. Mitarbeiter auf den unteren Rängen der Hierarchie sind mißtrauisch gegenüber denjenigen, die denen „nahe stehen", die Macht über sie haben, und man wird besorgt sein, daß die Wissenschaftlerin die Vorgesetzen mit Informationen versorgen könnte.

Es dürfte zweckmäßig sein, sich in den ersten Tagen auf ganz allgemeine Fragen zu beschränken. Man sollte Themen vermeiden, die unangenehm sein könnten oder eine Kontroverse unter den Beteiligten auslösen könnten. Vor allem sollte man zuhören und sich ein Bild von der Sprache und den Werten der Gruppe machen. Es ist schwierig, sich an jeden Diskussionsbeitrag zu erinnern, wenn man neu in einer

Gruppe ist. Versucht man es trotzdem, wird Panik das Ergebnis sein. Versuchen Sie statt dessen, sich gefühlsmäßig auf die Vorgänge einzustellen und die Zeit zu nutzen, um sich an die Situation zu gewöhnen.

In den ersten Tagen der Feldarbeit sollte man sich darauf beschränken, die organisatorischen und die Machtstrukturen zu beobachten. Machen Sie sich in dieser Phase darüber und über das Umfeld Notizen. Wer sind die Führungskräfte? Wer sind die informellen Anführer? Wer ist vermutlich ein maßgeblicher Informant für die Untersuchung? Die Wissenschaftlerin könnte z. B. die Pflegekräfte analysieren, aber die Stationsassistentin könnte wertvolle Einsichten vermitteln, die von den Krankenschwestern nicht zu haben sind. Agieren Sie in dieser Zeit wie ein Schwamm, der alle verfügbaren Informationen aufnimmt. Ist Ihnen ein erstes Verständnis der Informationen geglückt, kann mit der Filtrierung der aufgenommenen Daten begonnen werden.

Der Kontext der Struktur, in der die Erhebung stattfindet, ist auf unterschiedliche Weise beschrieben worden: als Umgebung oder Struktur, als Ambiente oder als die unmittelbaren Aspekte einer Situation. Miles und Huberman (1994) meinen, daß der Kontext der unmittelbar relevante Aspekt einer Situation ist, also die physische Umgebung einer Person, ihre Beziehungen zu anderen und die wichtigen Merkmale der sozialen Situation, in der sie agieren. Zunächst kennt der Forscher möglicherweise die fundamentalen Merkmale eines Kontextes in einer bestimmten Situation nicht und sollte sich deshalb Notizen über alles machen, auch wenn es ihm zu diesem Zeitpunkt unwichtig und überflüssig erscheint. So erhält man ein genaueres Bild des Umfeldes, in der die Erhebung durchgeführt wird. Hält man das Offensichtliche nicht fest, kann es übersehen oder übergangen werden, ein Problem, das ein Wissenschaftler immer dann berücksichtigen sollte, wenn er eine qualitative Studie durchführt.

4.2.2 Einen Arbeitsplatz finden

Betritt die Wissenschaftlerin den Ort, an dem sie ihre Untersuchung durchführen will, dann ist es notwendig, einen Platz zu finden, an dem man arbeiten kann, also um seine Aufzeichnungen zu vervollständigen oder tagsüber seine Tagebucheintragungen zu erledigen. Wenn man über die Genehmigung für die Durchführung der Studie verhandelt, sollte man auch an einen Platz zum Schreiben und Interviewen denken. Im Idealfall erhält man einen eigenen Raum mit einem Schreibtisch und sogar einem abschließbaren Schrank; wahrscheinlicher ist jedoch, daß man sich mit einer Ecke in einem vollgestopften Lagerraum abfinden muß. Entscheidend ist allerdings, daß der Forscher irgendwo in Ruhe schreiben kann, so daß die Aufzeichnungen über die Feldarbeit zeitnah zu den Ereignissen gemacht werden können.

Gibt es für die Forscherin nicht die Möglichkeit, über einen Raum allein zu verfügen, ist es erforderlich, die Genehmigung zu erhalten, einen Platz mit anderen zu teilen oder einen ungenutzten Platz zu finden, an den man sich zurückziehen kann. Ein derartiger Ort ist wesentlich, wenn die Zuverlässigkeit der Aufzeichnungen gewährleistet werden soll. Werden Klienten in ihrer Wohnung interviewt, kann es notwendig werden, seine Notizen im Anschluß daran im Auto aufzuschreiben oder zu diktieren. Die auf Band gesprochenen Angaben sollten innerhalb einer vernünftigen Zeitspanne transskribiert werden. Einige Wissenschaftler geben am liebsten diese Angaben direkt in den PC ein. Es ist aber sehr wichtig, diese Aufzeichnungen auf Vollständigkeit hin zu überprüfen, bevor sich die Konturen des Sachverhalts im Lauf der Zeit verflüchtigt haben.

Auch wenn es für die Forscherin wichtig ist, als Gruppenmitglied akzeptiert zu werden, muß sie andererseits vermeiden, mit einzelnen Teilnehmern zu vertraut zu werden. Entwickeln sich Freundschaften, dann besteht die Gefahr, daß Wissenschaftler wie Teilnehmer die Zielsetzung der Untersuchung aus den Augen verlieren. Man gibt möglicherweise vertrauliche Informationen weiter, die bezogen auf die Forschung ungewollt unethisch sein können, und auf diese Weise kann der Wissenschaftler seine Objektivität einbüßen und zum Gefangenen gegensätzlicher Loyalitäten und Interessen werden.

Trotz dieser Warnung hat man nicht immer die Fähigkeit, neutral und distanziert zu bleiben. Watson, Irwin und Michalske beschrieben ihre Erfahrungen bei einer Längsschnittstudie, die einen Zeitraum von 5 Jahren überspannte. Sie berichten, daß in dieser Zeitspanne sich Freundschaft und Anteilnahme entwickelte und andererseits es gelegentlich auch zu Animositäten kam. Derartige Gefühle beeinträchtigen die vollständige Neutralität und Watson und ihre KollegInnen meinen, daß eine kritische Empathie eine objektive Berichterstattung bereichern kann, sie also nicht unbedingt beeinträchtigen muß. Entwickeln sich derartige Beziehungen, dann ist es für die Wissenschaftlerin wichtig, sich ihrer Gefühle und Emotionen bewußt zu sein und deren Einfluß auf die Interpretation der Daten zu kontrollieren.

Ein anderes Problem wird durch die Frage deutlich, ob eine Beobachterin die Pflege beeinträchtigt. Manchmal ist es zweckmäßig, die Sammlung der Daten so vorzubereiten, daß man das Auftreten und die Art der Informationsgewinnung so festlegt, daß Pflegepersonal und Patienten nicht beeinträchtigt werden. Kratz z. B. kam 1975 zu dem Ergebnis, daß die schriftliche Fixierung der Auskünfte den emotionalen Rapport mit den Teilnehmern unter dem Pflegepersonal störte. Sie kam zu dem Schluß, daß sie die Notizen erst später machen konnte, wenn sie den Rapport mit den Teilnehmern aufrecht erhalten wollte. Als Wissenschaftler sollte man sensibel und entgegenkommend bei Problemen der Teilnehmer sein. Kann man seinen Arbeitsablauf dem der Pflegekräfte angleichen, dann wird dies die Wahrscheinlichkeit der Akzeptanz erhöhen. Oft läßt sich die Qualität der Interviews verbessern, wenn man sie nicht während der Arbeitszeit, sondern in der Freizeit der Pflegekraft durchführt. Dann kann sich die Pflegekraft auf das Gespräch konzentrieren, ohne sich Sorgen machen zu müssen wegen der Arbeiten, die noch bis Schichtende erledigt werden müssen.

Ein permanentes Problem, das man schon zu Beginn einer Studie zur Sprache bringen sollte, bezieht sich auf die Verwendung der Resultate. Um auch unter ethischen Gesichtspunkten eine Einverständniserklärung zu erhalten, muß die Zielsetzung der Untersuchung sowie die Art der Ergebnisdarstellung festgelegt werden. Diese Informationen werden ebenfalls benötigt, um sie an die Teilnehmer weiterzugeben. Werden die Daten von einem Forschungsteam erhoben, dann sollte man die Teilnehmer davon in Kenntnis setzen, wer Zugang zu den Rohdaten haben wird und wie die zugesicherte Vertraulichkeit der Informationen gesichert werden wird.

Einige Teilnehmer wundern sich möglicherweise, warum gerade sie zur Teilnahme an dieser Studie aufgefordert wurden. Das Interesse einer Krankenschwester als Wissenschaftlerin richtet sich wahrscheinlich darauf, Probleme in der Pflege zu analysieren mit dem Endziel ihrer Verbesserung. Deshalb ist es wichtig, Teilnehmer über dieses Ziel zu unterrichten und ihnen deutlich zu machen, daß zumindest andere Patienten oder Pflegekräfte in Zukunft von den Ergebnissen profitieren werden, auch wenn diese vielleicht für sie nicht direkt von Nutzen sind. Klären Sie die Rolle der Beobachterin, bevor Sie auf der Szene erscheinen, und stellen Sie sicher, daß das gesamte Pflegepersonal sich bewußt ist, daß die Wissenschaftlerin nicht dazu da ist, bei der Pflege zu helfen oder die Leistungen des Pflegeteams zu bewerten.

Basiert die Studie auf Interviews, wird die Wissenschaftlerin mit Einzelpersonen arbeiten und nicht mit Gruppen, aber der gleiche Prozeß ist notwendig, um Vertrauen zu gewinnen. Ist die Analyse von Dokumenten die Basis, muß der Archivar von der Vertrauenswürdigkeit der Forscherin überzeugt werden sowie von der Zielsetzung der Untersuchung, bevor die Genehmigung für die Auswertung der Dokumente erteilt wird.

Denken Sie daran, daß kleine Geschenke den Unterschied bewirken können, von der gastgebenden Station wirklich akzeptiert oder nur toleriert zu werden. Die Wissenschaftlerin ist der Gast und sie sollte sich erkenntlich zeigen. Spendieren Sie ein paar Kleinigkeiten für die Kaffeepausen – aber oft sind viele Süßigkeiten nötig, um an gute Daten zu kommen.

4.3 Prinzipien der Datenerhebung

Die Erhebung von Daten kann ein intensives Erlebnis sein, vor allem, wenn das Thema, für das man sich entschieden hat (wie dies bei Pflegekräften oft der Fall ist) mit der Erfahrung von Krankheit oder anderen anstrengenden menschlichen Erfahrungen zu tun hat. Die Erzählungen, die der qualitativ arbeitende Wissenschaftler in seinen Gesprächen hört, handeln von schlimmen Leiden, sozialer Ungerechtigkeit oder anderen Dingen, die den Wissenschaftler schockieren. Die Erhebung der Daten kann deshalb zu einer Zeit der starken emotionalen Beanspruchung werden, wenn die Berichte der Teilnehmer die Forscher verfolgen, so daß sie an Schlaflosigkeit leiden und von ihrem Forschungsvorhaben ganz in Beschlag genommen werden. Deshalb ist es notwendig, das Tempo der Datenerhebung sorgfältig festzulegen. Derartige Gespräche zu führen kann psychologisch außerordentlich belastend und erschöpfend sein, so daß pro Tag nicht mehr als eins oder zwei geführt werden können. Es ist deshalb ratsam, eine gute Beziehung zum Mentor oder Co-Autor herzustellen, so daß man über ein Ventil verfügt und die belastenden Gefühle mitteilen kann, die aus der Untersuchung resultieren. Man sollte deshalb bei der Sammlung der Informationen pausieren, Entspannungsübungen machen und andere Tätigkeiten einstreuen.

Eine andere Gefahr, sich zu sehr auf die Teilnehmer einzulassen, ist die, daß man als Wissenschaftler mit den Teilnehmern mitleidet. Dabei kann es sowohl dazu kommen, daß der Forschungsprozeß tangiert wird und der Forscher andererseits in einem Maß emotional berührt ist, daß eine analytische Betrachtung der Daten nicht mehr möglich ist. Es ist wichtig, sich nicht zu engagieren und die Probleme der Teilnehmer lösen zu wollen. Ist jemand eindeutig in einer Notlage, dann sollte man ihn darüber in Kenntnis setzen, wo er Hilfe erhalten kann. Ausnahmen von dieser goldenen Regel gibt es nur in den Fällen, wo der Wissenschaftler zur Hilfe rechtlich verpflichtet ist, wie z. B. im Fall eines Kindesmißbrauchs.

In der qualitativen Forschung ist die Datenerhebung ein Prozeß, in dem die Forscherin den Gegenstand der Untersuchung erst im Verlauf der Erhebung kennen lernt. Es gibt deshalb kaum eine Standardisierung bei der Sammlung der Informationen und diese ändern sich darüber hinaus im Verlauf der Untersuchung. Ist jedoch der Wissenschaftler ein Neuling, macht sich dieser Mangel an Standards auch deshalb bemerkbar, weil dieser erst lernt zu beobachten oder ein Interview zu führen und dabei im Verlauf der Erhebung größere Geschicklichkeit erwirbt. Dies muß nicht unbedingt eine Beeinträchtigung der Studie bedeuten, aber es kann heißen, daß der Neuling mehr Daten sammeln muß als ein erfahrener Forscher.

Bei allen qualitativen Methoden außer bei halbstrukturierten Interviews erfolgt die Analyse gleichzeitig mit der Erhebung der Daten. Dies bedeutet, daß die Interviews nach der Durchführung so schnell wie möglich transskribiert und analysiert werden, möglichst bevor ein zweites Interview mit dem gleichen Teilnehmer erfolgt. Das Wechselspiel zwischen der Erhebung und der Analyse ist also entscheidend, weil die Analyse die Sammlung der Daten und die folgenden Interviews bestimmt. Durchgängig gibt es deshalb für die jungen Forscher das Problem, so auf die Realisierung „guter" Interviews fixiert zu sein, daß sie der Transskription und Analyse nur wenig Beachtung schenken und das Forschungsvorhaben schnell außer Kontrolle gerät, wenn sich die unbearbeiteten Informationen auftürmen. Die qualitative Forschung ist immer ein intelligentes, überlegtes und systematisches Unterfangen, und die Stärke dieser Verfahrensweise resultiert aus der Analyse.

Führt man eine teilnehmende Beobachtung durch, beeinträchtigen Nervosität und ein Gefühl der Unbehaglichkeit oft die Sammlung der Daten. Es ist empfehlenswert, sich zunächst einmal mit Routinearbeiten zu beschäftigen, um diese Nervosität etwas zu dämpfen. Zu diesen Tätigkeiten gehören, sich Name und Funktion aller Beteiligten zu merken, eine Skizze der Lokalität anzufertigen, sich mit den üblichen Arbeitsabläufen vertraut zu machen, so daß die Forscherin ihr inneres Gleichgewicht wiederfindet und die Zeit sinnvoll nutzt. Kommt man in eine neue Umgebung, wird es dort immer einige geben, die sich sehr bemühen werden, sich mit der Wissenschaftlerin anzufreunden. Es ist klug, mit Vorsicht auf derartige Angebote zu reagieren, weil bekannt ist, daß Außenseiter zunächst einmal positiver auf Personen reagieren, die neu in die Gruppe kommen. Wie wir bereits ausgeführt haben, ist es zweckmäßig, zunächst Kontakt mit Teilnehmern aufzunehmen, die einen geringen

Status haben, und erst dann mit Führungskräften und solchen mit höherem Status, wenn man das Vertrauen der gesamten Gruppe gewinnen will. Zusätzlich zu einer Freundschaft ist diese Vorgehensweise auch wichtig für den Prozeß der Datenerhebung; man sollte also in einem Umfeld zunächst die am unteren Ende der Rangskala interviewen.

4.4 Prinzipien der Stichprobenauswahl

Zwei Prinzipien bestimmen die Stichprobenauswahl: Nützlichkeit und Angemessenheit. Die Nützlichkeit steht in bezug zur Bestimmung und Nutzung der Teilnehmer, die im Rahmen des Forschungsprojekts entsprechend seiner theoretischen Zielsetzung am zweckmäßigsten sind. Infolge der geringen Stichprobengröße, der Unbequemlichkeit, mit umfangreichem qualitativen Datenmaterial zu hantieren und den relativ hohen Kosten der Datenerhebung bei dieser Methode sollte die Art der Erhebung effektiv und effizient sein. Wenn man deshalb die Teilnehmer per Zufall auswählt, besteht die Wahrscheinlichkeit, daß der so ausgewählte wenig oder nichts über den untersuchten Sachverhalt weiß; deshalb ist ein Random-Verfahren nicht nur unnütz, in Hinsicht auf die Ziele der qualitativen Forschung kann es auch die Ursache für mangelnde Validität sein. Eine theoretisch begründete Auswahl setzt voraus, daß der Wissenschaftler weiß, – ausgehend von den theoretischen Erfordernissen der Untersuchung und dem Wissen der Teilnehmer – wer sich am besten als Teilnehmer eignet.

Das zweite Prinzip ist das der Angemessenheit. Dies bedeutet, daß die Informationen so umfangreich sind, – möglichst das Stadium der Sättigung erreichend – daß sie eine umfassende und detaillierte Beschreibung des Phänomens erlauben; damit ist auch gemeint, daß durch weitere Interviews keine zusätzlichen Einsichten mehr gewonnen werden und alle negativen Beispiele analysiert wurden. Werden die Kriterien der Nützlichkeit und Angemessenheit nicht erfüllt, bleiben qualitative Resultate dürftig, die Zuverlässigkeit und Validität der Untersuchung sind möglicherweise gefährdet (Morse, 1986).

Es gibt allerdings Situationen, in denen die Wissenschaftler nicht darüber entscheiden können, welche Teilnehmer brauchbar wären, so z. B. wenn man eine Stichprobe von Freiwilligen benutzt, mögliche Teilnehmer also aufgefordert worden sind, in Kontakt mit den Wissenschaftlern zu treten. In diesen Fällen sollte man die Stichprobe durch eine nachträgliche Selektion bestimmen (Morse, 1989/1991). Dabei werden zunächst einmal die sich bietenden Interviews durchgeführt und in den Fällen, in denen die Teilnehmer nicht über die erforderlichen Informationen verfügen oder nicht die Qualitäten eines guten Gesprächspartners haben, werden diese Interviews nicht in die Auswertung einbezogen. Das Interview wird also nicht transskribiert oder analysiert, sondern beiseite gelegt. Dennoch wird dieser Fragebogen nicht vernichtet, sondern aufbewahrt für den Fall, daß zukünftige Schritte bei der Theorieentwicklung im Rahmen des Projekts erkennen lassen, daß das Interview trotzdem relevant war für die Zielsetzung der Studie.

4.4.1 Auswahl der Teilnehmer

Abhängig von der Zielsetzung könnten die Teilnehmer entweder aus einer Gemeinde oder aus formellen oder informellen Gruppen eines bestimmten Umfelds stammen. Wenn die Wissenschaftlerin z. B. Methoden des Stillens untersucht, könnten stillende Mütter über die Gemeinde kontaktiert werden, indem man sich an deren Verwaltung wendet mit der Bitte, Kontakte mit Entbindungsstationen der Kommune herzustellen, oder indem man mit werblichen Maßnahmen Freiwillige sucht. Von denjenigen, die dann an der Studie teilnehmen wollen, wird es einige geben, die auf die Interviewerin besser reagieren und sich besser artikulieren können als andere und sich deshalb besser als Teilnehmerinnen eignen. Die Wissenschaftlerin muß also nicht unbedingt alle Teilnehmerinnen in gleicher Weise einsetzen. Wird das Projekt in einer Organisation oder einer informellen Gruppe realisiert, gibt es Schlüsselfiguren, die besser über die Normen und Werte der Institution Bescheid wissen als andere. Es ist wichtig, diese Personen zu erkennen und von ihnen Informationen zu erhalten. Andererseits sollte sich der Wissenschaftler davor hüten, die stillen, weniger wortgewandten Personen zu übersehen, weil diese möglicherweise eine andere Sicht der Institution haben. Es ist allerdings meistens leichter, den Prozeß der Datenerhebung mit extrovertierteren Gesprächspartnern zu beginnen.

Douglas (1976, S. 213ff.) beobachtete, daß man in einem Szenario auf mindestens vier Arten von Personen trifft, die nützlich für einen Ethnographen sind. Den ersten Typus versah er mit dem Etikett „sozialer Schmetterling"; hier handelt es sich um allseits beliebte, aber eher leichtgewichtige Menschen. Sie besitzen die Fähigkeit, mit fast jedermann zurecht zu kommen und mit allen zu reden. Der zweite Typus ist der des „ständigen Beobachters, des Historikers des Alltags". Normalerweise sind diese Leute älter, etablierte Gruppenmitglieder, die sich gern an frühere Ereignisse erinnern. Beim nächsten Typus, dem „praktischen Philosophen" handelt es sich um Menschen, die sich viele Gedanken über ihre Umgebung machen, die das Verständnis für das, was sich abspielt, erleichtern können, aber im allgemeinen weniger kommunikativ sind als die „ständigen Beobachter". Schließlich gibt es noch die „Außenseiter", die nicht wirklich zur Gruppe gehören oder deren Einstellung zu ihr ambivalent ist und die am häufigsten als Teilnehmer in Forschungsprojekten fungieren. Aufgrund ihrer geteilten Loyalität sind sie in der Lage, die Sichtweise eines Insiders darzustellen, und sie sind oft gewillt, Informationen an einen Außenstehenden weiterzugeben. Da ihnen aber andererseits die Gruppe nicht völlig vertraut, kann ein Wissenschaftler in ein schiefes Licht geraten, wenn er sich mit derartigen Außenseitern verbündet und dadurch die Gewinnung des Vertrauens der übrigen Gruppenmitglieder behindert.

Teilnehmen kann im Prinzip jeder, der bereit ist, mit einem Forscher zu reden. Derartige Gesprächspartner sind der Schlüssel für eine fundierte ethnographische Forschung und sorgen für den größten Teil der benötigten Informationen oder vervollständigen Daten, die durch Beobachtung, Interviews, die Auswertung von Akten oder andere Techniken gewonnen wurden. Unterhält ein Wissenschaftler sich mit derartigen Personen, dann will er herausfinden, was für diese wichtig ist und wie sie den untersuchten Sachverhalt auffassen. Da nun ein Forscher nicht an allen Orten gleichzeitig sein kann, helfen die Teilnehmer ihm, Lücken in den Daten zu füllen und fungieren außerdem als Vermittler, die die kulturellen Regeln, Werte und Normen an dieser Stelle des materiellen und sozialen Kontextes erklären.

Gleichwohl wird ein Teilnehmer nur Kenntnis von einem Teil der sozialen Situation haben. Deshalb müssen mehrere Teilnehmer herangezogen werden, die verschiedene Segmente der Gruppe repräsentieren. Außerdem werden auf diese Weise die Informationen verifiziert. In der Pflegeforschung z. B. kann es sich als notwendig erweisen, die Ansichten der Vorgesetzten, der qualifizierten Pflegekräfte, der Patienten, der Ärzte und des Hilfspersonals zu kennen, um die komplexe Kultur einer Station in einem Krankenhaus zu verstehen. Germain (1979) machte diese Vielfalt in ihrer Studie über eine Krebsstation anschaulich. Es war erforderlich, die Normen und Werte des gesamten Systems zu begreifen, um das Verhalten der Pflegekräfte richtig zu verstehen.

In einer lebendigen Organisation können wichtige Besprechungen in der Kaffeepause oder beim Mittagessen oder – in der Gemeindepflege – während einer Fahrt von einem Einsatzort zum nächsten stattfinden. Eine Wissenschaftlerin sollte alle diese Möglichkeiten nutzen, aber es sollte vorab klargestellt werden, daß die Informationen, die man bei diesen Gelegenheiten erhält, Eingang in die Untersuchung finden.

Ist erst einmal ein gutes Verhältnis zu einem wichtigen Teilnehmer etabliert, wird die Gewinnung weiterer Daten wie im Schneeballsystem funktionieren. Der erste Teilnehmer wird dann den Wissenschaftler mit einer weiteren informierten Person in der Organisation bekannt machen. Der Forscher sollte aber sorgfältig darauf achten, den Kreis der Teilnehmer nicht auf die Personen zu beschränken, die in dieser Weise für eine Mitarbeit gewonnen wurden. Sonst läuft man Gefahr, daß die verwendete Information einseitig ist.

Andererseits ist es normalerweise nicht möglich, mit allen Mitgliedern eines Umfeldes Tiefeninterviews durchzuführen. Wie schon erwähnt werden wichtige Teilnehmer entsprechend ihrer Rolle ausgesucht und entsprechend ihrer Kenntnisse und Einblicke in die Situation. Ein weiteres Auswahlkriterium ist das Vertrauensverhältnis und der gute Kontakt, den man mit wichtigen potentiellen Teilnehmern aufgebaut hat sowie ihre Bereitschaft, sich bei dem Projekt zu engagieren. Hat ein wichtiger Gesprächspartner keinen „guten Draht" zum Projektleiter oder keine Sympathie für die Studie, wird ein Interview möglicherweise an der Oberfläche bleiben und nicht valide sein, weil der betreffende seine tatsächlichen Gefühle nicht offenbaren und seine Kenntnisse über den Gegenstand teilweise für sich behalten wird. Hat aber die Wissenschaftlerin keine andere Wahl und hält sie es für wesentlich, mit dieser Person ein Gespräch zu führen, ist es ratsam, so lange zuzuwarten, bis sich ein tragfähiges Verhältnis entwickelt hat, und erst dann das Interview mit dieser Person durchzuführen.

Es scheint wichtig zu bekräftigen, daß die Auswahl der Befragten in der qualitativen Forschung nicht durch eine systematische Zufallsauswahl erfolgt. Die Auswahl „ad random" kann die Gültigkeit der Daten erheblich beeinträchtigen, weil der auf diese Weise ausgesuchte Gesprächspartner weder kooperativ sein kann noch am besten über den zur Rede stehenden Sachverhalt informiert ist. Benutzt man allerdings bei der Auswahl der Befragten eine subjektive Methode, ist es außerordentlich wichtig, ständig die erhaltenen Informationen mit weiteren Gesprächspartnern zu verifizieren. Abhängig vom Gegenstand der Forschung können weitere Informanten alle die sein, die dem gleichen Kontext angehören oder die sich in vergleichbaren Situationen in anderen Strukturen befinden. Im ersten Fall könnten weitere Interviews mit derartigen Informanten stärker strukturiert sein, aber noch ohne Antwortvorgaben, so daß die Befragten sich an ihnen nicht orientieren können. Im zweiten Fall, wenn die entscheidenden Informanten anonym bleiben, kann der Wissenschaftler in direkterer Weise seine Daten verifizieren oder sich seine Vermutungen bestätigen lassen. Untersucht z. B. die Forscherin die Praktiken bei der Entwöhnung, dann kann sie sich an Mütter, die gerade ihr Kind entwöhnen, mit der Frage wenden: „Einige Mütter haben mir gesagt, daß es nur eine Frage der Disziplin sei, ein Kind zu entwöhnen. Was meinen Sie dazu?"

Diese Verfahrensweisen bei der Stichprobenauswahl in der qualitativen Forschung sind von quantitativ arbeitenden Wissenschaftlern kritisiert worden mit der Begründung, daß diese nicht zufallsgesteuerte Art des Auswahlverfahrens die Verallgemeinerbarkeit einschränkt. Deshalb sei darauf hingewiesen, daß die qualitative Forschung auf die Aufdeckung von Bedeutung zielt, nicht darauf zu messen, wie häufig bestimmte Merkmale in einer Population vorkommen (Morse, 1986). Die Generalisierbarkeit ist also keine Zielsetzung, wenn man derartige Studien durchführt.

4.5 Einverständnis der Teilnehmer als permanente Aufgabe

Nachdem man zu Beginn der Studie die informierte Einverständniserklärung erhalten hat, muß sich die Wissenschaftlerin bewußt sein, daß diese Zustimmung zu jedem beliebigen Zeitpunkt widerrufen werden kann. Wenn z. B. mitten in einem Interview eine Gesprächspartnerin sagt: „Also hören Sie mal, unter uns gesagt …", dann handelt es sich vermutlich um eine unausgesprochene Widerrufung der Erlaubnis, die Informationen für die Untersuchung zu verwenden. Ist man im Zweifel, sollte man bei den Testpersonen nachfragen, ob man die erhaltenen Informationen verwenden darf.

Gelegentlich gelingt der Start eines Projekts, aber dann ändert ein Teilnehmer seine Meinung und ist nicht mehr bereit, bei der Studie mitzumachen. Er könnte sich ausklinken, so daß sich der Wissenschaftler einem unvollständigen Befund gegenüber sieht, oder der Teilnehmer geht sogar soweit, alle gegebenen Informationen wieder zurückzuziehen. Dies steht im Ermessen jedes Teilnehmers.

Ein weiterer Aspekt des permanenten Einverständnisses, besonders wenn die teilnehmende Beobachtung eingesetzt wird, resultiert aus dem Umstand, daß die Datenerhebung ein kontinuierlicher Prozeß ist. Sie endet nicht schon dann, wenn das tape deck abgeschaltet wird, und die Teilnehmer tendieren dazu, dies zu vergessen. Hat sich ein Vertrauensverhältnis eingestellt, behandeln die Teilnehmer die Forscherin in der Regel als „Kumpel" und vertrauen ihr z. B. Geheimnisse an, was diese veranlassen sollte, freundlich, aber unablässig darauf aufmerksam zu machen („Denken Sie an den Zweck unserer Unterhaltung..."), daß die Genehmigung zur Verwendung dieser Informationen gegeben sein muß. Wird diese verweigert, kann diese Information nicht verwendet und muß unbrauchbar gemacht werden.

4.6 Archivierung der Daten

Die Archivierung der Daten am Ort der Untersuchung ist möglicherweise problematisch, weil die Wissenschaftlerin über keinen Raum oder Schrank verfügt, in dem diese sicher aufbewahrt werden können. Es ist deshalb vernünftig, nach der Beendigung eines Gesprächs das Tonband mit sich zu nehmen, z. B. in der Kitteltasche oder in einer Plastiktüte. Schaffen Sie die Daten so schnell wie möglich in Ihr Büro und verwahren Sie sie dort an einem sicheren Platz. Einige Wissenschaftler fertigen so schnell wie möglich eine Kopie an, damit die Daten nicht versehentlich gelöscht werden können (z. B. durch statische Elektrizität) und ein Ersatz vorhanden ist.

Tonbänder sollten unmittelbar nach der Aufzeichnung mit der Nummer des Interviews und der des Teilnehmers gekennzeichnet werden. Um der Gewährleistung der Anonymität willen sollten Sie sicher stellen, daß es keine Verbindung zwischen dem Namen des Teilnehmers (auf der Einverständniserklärung) und seiner Kennzahl auf dem Material gibt.

Wenn die Transskription der Tonbänder vorbereitet wird, ist es wichtig, der Schreibkraft die Vertraulichkeit der Daten zu verdeutlichen, die sie abschreiben soll, und daß sie mit niemandem anderen als der Forscherin über diese Informationen sprechen darf. Weisen Sie die Schreibkraft an, nicht den Namen des Testperson zu gebrauchen, sondern im Text eine Linie zu verwenden, auf die in Klammern die Funktion der Person angegeben wird, von der die Rede ist. Spricht z. B. ein Gesprächspartner über den Arzt, dann wird „_____" (Arzt) geschrieben und dann der weitere Text. Es ist wichtig, die Schreibkraft anzuweisen, das Gespräch wortwörtlich wiederzugeben und die Erörterung nicht zusammenzufassen. Längere Pausen können durch Punkte angegeben werden (...), Nicht-Verbales kann in eckige klammern gesetzt werden z. B. [lacht] oder [weint]. Kurze Pausen können durch Gedankenstriche angedeutet werden. Weisen Sie die Schreibkraft an, Passagen, die sie akustisch nicht versteht, mit dem Symbol „ % " zu markieren, so daß fehlende Stellen im Transskript bemerkt werden und später vom Projektleiter ergänzt werden können.

Sobald das Transskript vorliegt, sollte es von der Person, die das Gespräch geführt hat, auf Genauigkeit hin gegengelesen werden; dann sollte das Original kopiert und archiviert werden.

4.7 Beendigung der Feldarbeit

In dem Maß, in dem sich der Wissenschaftler in der Analyse des Materials sicherer fühlt und seine Anstrengungen vor allem darauf konzentriert, geht die Datenerhebung allmählich ihrem Ende entgegen. Bereiten Sie die Teilnehmer auf den Zeitpunkt vor, an dem die Feldarbeit endet, indem Sie ihnen z. B. mitteilen, daß Sie nur noch eine Woche da sein werden. Derartige Ankündigungen sowie die Mitteilung, daß sich die Informationssammlung ihrem Ende zuneigt, hat meist die Wirkung, daß die Teilnehmer ihr Bestes tun, um so viele Daten wie möglich zur Verfügung zu stellen, um zu gewährleisten, daß die Forscher eine zutreffende Vorstellung bekommen.

Für den Fall allerdings, daß die Wissenschaftlerin während der Analyse eine Lücke findet und sich klar wird, daß sie zusätzliche Daten benötigt, ist es klug, nicht die Tür ganz hinter sich zuzumachen. Am Ende der Feldarbeit sollten Sie deshalb sicherstellen, daß Sie an den Ort der Erhebung zurückkehren dürfen, sollte sich dies als notwendig erweisen.

Am Ende der Studie hat der Wissenschaftler einige Verpflichtungen gegenüber den Teilnehmern. Hat er versprochen, an den Ort der Erhebung zurückzukehren, um über die Resultate zu berichten, dann sollten Sie gewährleisten, daß dies auch geschieht. Schicken Sie jedem Teilnehmer eine Zusammenfassung der Ergebnisse zu und denken sie außerdem daran, daß das Pflegepersonal ein Exemplar erhält, sobald die Untersuchung publiziert worden ist. Ein letztes Wort dazu: Denken Sie daran, daß wir davon ausgegangen sind, daß die Studie veröffentlicht wird. Macht der Forscher keine Anstrengungen, die Ergebnisse zu publizieren, war die Arbeit umsonst. Die Resultate Wissenschaftlern mitzuteilen ist sowohl wesentlich für den Fortschritt der Wissenschaft und tatsächlich andererseits oft ein Schritt, den zu tun versäumt wird. Noch einmal: Ohne Veröffentlichung zählen alle vorausgegangenen Anstrengungen der Wissenschaftler wie der Teilnehmer nichts.

4.8 Prinzipien

- Um den Streß des Forschungseginns zu mildern, bedarf es einer sorgfältigen Planung, bevor man sich an den Ort des Geschehens begibt.
- Soll die Datengewinnung erfolgreich sein, muß man das Vertrauen der Teilnehmer gewinnen, sichern und sich auf Dauer erhalten.
- Fungiert die Wissenschaftlerin als primäres Instrument der Datenerhebung, muß sie ihre Glaubwürdigkeit bei den Teilnehmern etablieren.
- Die Forscherin muß sich so an das Umfeld der Erhebung anpassen, daß dieses so wenig wie möglich gestört wird; ebenfalls ist persönliche und politische Neutralität erforderlich.
- Führt man eine Untersuchung im eigenen Umfeld durch, ist es erforderlich, präzise zwischen seiner Rolle als Angestellte und als Wissenschaftlerin zu trennen.
- Man sollte den Teilnehmern keine unrealistischen Versprechungen machen und den richtigen Abstand zur Gruppe wahren.
- Denken Sie daran, die Erhebung der Daten und ihre Analyse gleichzeitig zu betreiben.
- Wählen Sie solche Gesprächspartner aus, die direkte Kenntnisse vom Untersuchungsgegenstand oder von bestimmten Aspekten haben.
- Wählen Sie sowohl Ereignisse wie Personen aus.
- Zustimmung ist kein punktuelles Ereignis, sondern ein permanenter Vorgang.
- Die effektive Sammlung von Informationen ist sehr anstrengend; terminieren Sie deshalb ihre Interviews und teilnehmenden Beobachtungen entsprechend.
- Überprüfen Sie Ihre technische Ausrüstung vor dem Start.
- Sorgen Sie dafür, daß Sie die Daten an einem sicheren Platz aufbewahren können.
- Kündigen Sie den Teilnehmern mindestens eine Woche vorher an, daß sich die Arbeit ihrem Ende zuneigt.

Literatur

Bowen, E.S. (1964) Return to Laughter, Doubleday, New York.
Douglas, J.D. (1976) Investigative Social Research: Individual and Team Research, Sage Publications, London.
Field, P.A. (1983) An ethnography: four public health nurses' perspectives of nursing. Journal of Advanced Nursing, 8, 3–12.
Germain, C. (1979) The Cancer Unit: An Ethnography, Nursing Resources, Wakefield, M.A.
Golde, P. (ed.) (1970) Women in the Field: Anthropological Experiences, Aldine, Chicago.
Gregory, J.R. (1984) The myth of the male ethnographer and the women's world. Journal of the American Anthropological Association, 86(2), 316–27.
Hupcey, J. and Morse, J.M. (in press) Family and social support: application to the critically ill patient, Journal of Family Nursing.
Kaufman, K.S. (1994) The insider-outsider dilemma: field experience of a White researcher 'getting in' a poor Black community. Nursing Research, 43(3), 179–83.
Kratz, C. (1975) Participant observation in dyadic and triadic situations. International Journal of Nursing Studies, 12(3), 169–74.
Lipson, J. (1991) The use of self ethnographic research, in Qualitative Nursing Research: A Contemporary Dialogue, rev. edn, (ed. J.M. Morse), Sage, Newbury Park, CA, pp. 73–89.
Miles, M.B. and Huberman, A.M. (1994) Qualitative Data Analysis: An Expanded Sourcebook, 2nd edn, Sage, Thousand Oaks, CA.
Morse, J.M. (1986) Qualitative research: issues in sampling, in Nursing Research Methodology, (ed. P.L. Chinn), Aspen, Rockville, MD, pp. 181–93.
Morse, J.M. (1989/1991) Strategies for sampling, in Qualitative Nursing Research: A Contemporary Dialogue, rev. edn, (ed. J.M. Morse), Sage, Newbury Park, CA. pp. 127–45.
Morse, J.M. (1991/92) The structure and function of gift-giving in the patient-nurse relationship, in Qualitative Health Research, (ed. J.M. Morse), Sage, Menlo Park, CA, pp. 236–56.
Morse, J.M. (1992) Comfort: the refocusing of nursing care. Clinical Nursing Research, 1, 91–113.
Watson, L., Irwin, J. and Michalske, S. (1991) Researcher as friend: methods of the interviewer in a longitudinal study, Qualitative Health Research, 1, 497–514.
Wax, R.H. (1971), Doing Fieldwork: Warnings and Advice, University of Chicago Press, Chicago.

Weiterführende Literatur

Aquilar, J.L. (1981) Insider research: an ethnography of debate, in Anthropologists at Home in North America: Methods and Issues in the Study of One's Own Society, (ed. D.A. Messerschmidt), Cambridge University Press, Cambridge, pp. 15–28.
Denzin, N.K. and Lincoln, Y.S. (1994) Introduction: entering the field of qualitative research, in Handbook of Qualitative Research (eds N.K. Denzin and Y.S. Lincoln), Sage, Thousand Oaks, CA, pp. 1–17.
Field, P.A. (1991) Doing fieldwork in your own culture, in Qualitative Nursing Research: A Contemporary Dialogue, rev. edn, (ed. J.M. Morse), Sage, Newbury Park, CA, pp. 91–104.
Freilich, M. (ed.) (1977) Marginal Natives at Work, Schenkman, Cambridge, MA.
Hinds, P.H., Chaves, D.E. and Cypess, S.M. (1992) Context as a source of meaning and understanding, in Qualitative Health Research, (ed. J.M. Morse), Sage, Menlo Park, CA, pp. 3142–256.
Punch, M. (1986) The Politics and Ethics of Fieldwork, Sage, Beverly Hills, CA.
Reason, P. (ed.) (1988) Human Inquiry in Action, Sage, London.
Van Maanen, J. (1988) Tales of the Field, University of Chicago Press, Chicago.

5 Prinzipien der Datenerhebung

In der qualitativen Forschung gibt es eine Vielzahl von Techniken zur Datenerhebung. Hauptsächlich kommt die Interviewtechnik zum Einsatz, oft kombiniert mit der teilnehmenden Beobachtung. Interviewtechniken weisen einen unterschiedlichen Grad der Standardisierung auf, die vom nicht strukturierten Gespräch oder einer Erzählung bis zu halbstrukturierten Fragebögen (diese enthalten Fragen ohne Antwortvorgaben) reichen. Gelegentlich kann das research design auch noch andere Verfahrensweisen vorsehen, um die durch Interviews gewonnenen Informationen zu ergänzen, wie strukturierte Fragebögen und psychometrische Testverfahren, Lebensgeschichten, Tagebücher, persönliche Archive (Briefe, Fotografien), offizielle Dokumente usw.

Deshalb ist die Qualität eines Forschungsprojekts in starkem Maß von der Fähigkeit des Wissenschaftlers abhängig, Informationen zu erhalten. Ganz unabhängig davon, welche Methode zur Datenerhebung wir benutzen, sind Ausdauer und Sensibilität für den Erfolg entscheidend. In diesem Abschnitt werden wir die Technik der Durchführung von unstrukturierten Interviews, von halbstrukturierten Interviews und die der teilnehmenden Beobachtung diskutieren.

5.1 Interviews

Die meisten StudentInnen meinen, die Durchführung eines Interviews sei so etwas wie die Gastgeberin bei einer Talkshow zu sein. Diese Vorstellung beinhaltet, daß ein Wissenschaftler mit zwei oder drei interessanten und redseligen Gästen zusammensitzt und die Diskussion über wichtige Themen in witziger Manier steuert. Unglücklicherweise verläuft ein qualitatives Interview genau so nicht ab. Ein erfolgreiches qualitatives Interview hat viel größere Ähnlichkeit mit einer Unterhaltung mit einem engen Freund, dem man eine intime, sehr persönliche Mitteilung macht. Und die erhaltene Information sollte entsprechend behandelt werden, nämlich mit Respekt.

Wie bringt man es fertig, mit jemandem in Kontakt zu treten, der einem fremd ist, und in kurzer Zeit eine derart intime und vertrauensvolle Beziehung aufzubauen? Hilfreich sind dabei ein paar Dinge. Zunächst einmal sollte man es dem Gesprächspartner überlassen, den Ort des Treffens zu bestimmen: Er kann sich für das Büro der Forscherin entscheiden, seine eigne Wohnung, seinen Arbeitsplatz oder einen öffentlichen Ort wie ein Café. Was es auch immer ist: Man sollte dort für sich sein und möglichst nicht gestört werden; d. h. man sollte alleine sein. Setzen Sie sich an einen kleinen Tisch, denn das ist bequemer als in Sesseln zu sitzen. Das Mikrophon kann auf dem Tisch zwischen ihnen stehen. Nehmen Sie Kuchen oder Knabbergebäck mit zur Wohnung Ihres Gesprächspartners; findet das Gespräch in Ihrem Büro statt, dann bereiten Sie Kaffee oder Tee vor. Finden Sie ein paar einleitende Sätze, dann beginnen Sie das eigentliche Interview mit der Einverständniserklärung und lassen Sie sich die demografischen Daten geben, wenn Ihr Gesprächspartner erwartet, daß Sie die erste Frage stellen. Dann überlassen Sie aber den Befragten die Führung des Interviews – Sie werden bemerken, daß diese rasch inne halten und Hinweise vom Wissenschaftler erwarten, wenn sich ihre Gedanken auf ihr Inneres richten und sie sich ganz auf ihre Geschichte konzentrieren.

Davis (1986/92) hat in einem Aufsatz, in dem sie die Verwendung eines Fragebogen beschreibt, auf die Vorteile hingewiesen, die daraus resultieren, wenn man den GesprächspartnerInnen die Kontrolle über das Interview überläßt. In ihrer Untersuchung der Menopause irritierte sie ihre Auskunftspersonen – Frauen aus einem Dorf auf Neufundland – dadurch, daß sie sie aufforderte, anhand von „mutiple choice Fragen" zu antworten, die nicht ihrer Situation entsprachen.

5.5.1 Nicht strukturiertes, interaktives Interview

Das nicht strukturierte Interview wird verwendet, wenn die Forscherin wenig über ihr Thema weiß, sie im Verlauf des Interviews mehr über ihren Gegenstand erfährt und sie Interviews mit mehreren Befragten führt. Grundsätzlich verfügt die Wissenschaftlerin nicht über eine Liste mit vorbereiteten Fragen einfach deshalb, weil sie nicht weiß, was sie fragen oder wo sie beginnen soll. Darüber hinaus weiß sie so wenig über das, was im Suchbereich vor sich geht, daß es wichtig ist, den Informanten zu gestatten, ihre Geschichte zu erzählen mit der geringstmöglichen Unterbrechung, zumindest während des ersten Gesprächs. Eine gute Frage am Beginn ist vielleicht: „Sagen Sie mir bitte, ...". Mitunter braucht allerdings die Wissenschaftlerin nicht einmal diese Frage zu stellen.

Manchmal brauchen die Gesprächspartner indes eine Orientierung und fragen nach genaueren Hinweisen, z. B. mit der Frage: „Wo soll ich anfangen?" Die Antwort auf diese Frage ist: „Wo Sie möchten!" Im Rahmen ihrer Promotion untersuchte z. B. eine Studentin die seelische Verfassung der Hinterbliebenen, deren Lebenspartner an der Alzheimer Erkrankung gestorben waren. Als die erste Gesprächspartnerin ihre Geschichte begann mit einer Schilderung ihrer Ehe und dem Leben, das sie geführt hatten, bevor ihr Mann erkrankt war, schaltete die Studentin das Tonbandgerät ab, bis die Erzählung einen Punkt erreichte, der sie interessierte, nämlich die Zeit nach dem Tod des Ehemanns. Aber die nächste Gesprächspartnerin begann ihre Erzählung an eben diesem Punkt, und die übernächste ebenso. Die wichtige Botschaft, die jeder dieser Informanten der Forscherin mitteilte, war, daß man den Prozeß des Verlassenwerdens nur verstehen konnte, wenn man nicht verstanden hatte, wie die Ehe gewesen war, als beide noch gesund waren, und wie sie sich veränderte, als einer an Alzheimer erkrankte. Zum Glück begriff unsere Studentin dies bei der dritten Gesprächspartnerin, ließ das Tonbandgerät laufen und zeichnete alle Informationen auf. Der entscheidende Punkt ist, daß die Gesprächspartner oft besser als die Wissenschaftler wissen, was für ein bestimmtes Thema relevant ist.

Führt man ein interaktives, nicht strukturiertes Interview, dann besteht die wichtigste Technik der Forscherin darin, angespannt zuzuhören. Nehmen Sie die Position eines aufmerksamen Zuhörers ein und achten Sie auf jedes Wort der Befragten, auch wenn das Tonbandgerät läuft. Ermutigen Sie Ihre Gesprächspartner mit einem Kopfnicken und einem gelegentlichen „Hmmm" oder „Ja", aber lassen Sie sich im großen und ganzen nicht involvieren. Unterbrechen Sie nicht, es sei denn, Sie begreifen gar nichts mehr und müssen z. B. wissen, wer wer ist. Denken Sie daran, daß Sie keine Ratgeberin sind und die Technik von Rogers, das aktive Zuhören („Das hat Sie also geärgert?") fehl am Platz ist, weil sich die Gesprächspartner daran orientieren.

Gelegentlich kommt der Informant in seiner Geschichte an eine „kritische Weggabelung". Er kommt z. B. an eine Stelle, an der er zwischen A und B wählen muß und sich dafür entscheidet fortzufahren, indem er alles über A erzählt. Wenn der Gesprächspartner dann offensichtlich mit seiner Erzählung zu Ende ist, kommen Sie auf die bewußte Stelle zurück („Sie haben mir von A erzählt; was war mit B?") und bringen den Rest der Geschichte in Erfahrung. Ein guter Interviewer verliert den „roten Faden" nicht und genau diese Tätigkeit ist es, die neue Interviewer so anstrengend finden.

Weil die Funktion eines Interviewers hauptsächlich darin besteht, Zuhörer zu sein, ist es so schwierig, ein „schlechtes", nicht strukturiertes Interview zu erhalten. Manchmal stellt der Interviewer eine Frage, die dem Befragten irrelevant zu sein scheint. Er wird sie dennoch höflich beantworten und dann an die Stelle seiner Geschichte zurückkehren, an der er unterbrochen wurde. Dies nennt man auch einen „Salto rückwärts". Ist die Unterbrechung von Dauer – wenn z. B. das Telefon klingelt und man mit dem Anrufer spricht – vergißt der Gesprächspartner möglicherweise, was er gerade erzählt hat. In diesem Fall sollte der Interviewer nur die letzten Worte des letzten Satzes wiederholen (... und er sagte ...) und der Informant wird sich erinnern und seine Erzählung fortführen, so als ob er nie unterbrochen worden wäre.

Berichten die Gesprächspartner ihre Geschichte, dann werden in ihnen ihre Erfahrungen wieder lebendig, auch die emotionalen Reaktionen. Ist das Thema des Forschungsprojekts mit Streß verknüpft, ist es wichtig, sich auf die Äußerungen von Trauer und Verbitterung einzustellen. Erzählungen „lassen alles noch einmal lebendig werden" und es ist deshalb klug, auch wenn der Gesprächspartner nur das berichten wird, was er erzählen möchte, auch von Tränen nicht überrascht zu werden und Papiertaschentücher zur Hand zu haben. Wenn man Techniken des Interviewens unterrichtet, ist es aufschlußreich, als Gruppenarbeit die Frage zu stellen, wie es ist, wenn man seinen Freund oder Verlobten trifft. Oft ist mit diesen Treffen eine kurze Geschichte verknüpft, die die Studenten gerne mitteilen. Wenn die Studentin ihre Geschichte erzählt, dann fordern Sie die Gruppe auf, den dabei zutage getretenen Gefühlszustand zu beschreiben; unweigerlich wird die Erinnerung von Vergnügen und überschäumender Freude gekennzeichnet sein.

Mitunter möchte der Gesprächspartner der Wissenschaftlerin etwas mitteilen, das sehr belastend oder angstauslösend ist, so vom Thema abschweift oder die Erzählung unterbricht, um dann aber doch wieder nach ein paar Minuten in die Geschichte zurückzufinden und fähig zu sein, der Forscherin von diesem Erlebnis zu erzählen. Auch dies nennt man einen „Salto". Passiert so etwas, ist es besser, den Befragten nicht zu unterbrechen oder ihn zu zwingen, das tatsächlich zu berichten, wofür er sich bemüht, Worte zu finden. Es ist wichtig, daß der Gesprächspartner die Kontrolle über das Tempo des Interviews behält, und die Aufforderung, den Informanten eine derartige Geschichte zu erzählen, bevor er dazu bereit ist, kann dazu führen, daß er sich aufregt und sich weigert, das Interview fortzusetzen.

Interaktive, nicht strukturierte Interviews besitzen ein weiteres wichtiges Merkmal: die Gesprächspartner erzählen ihre Geschichten unweigerlich sequentiell, also vom Anfang bis zum Ende. Wie bereits erwähnt, macht dieser Umstand die Interviews zu einer bedeutsamen Informationsquelle für die Grounded Theory, in der es wichtig ist, die Reihenfolge der Ereignisse zu kennen, um ihren Prozeßcharakter zu verstehen.

Woran erkennt man nun ein „gutes Interview"? Gute Interviews erkennt man in dem Moment, in dem die Transskription vorliegt. Die Seiten enthalten umfangreiche Textpartien oder die nicht unterbrochenen Äußerungen ziehen sich über mehrere Seiten. Unterbricht die Interviewerin, dann sieht man das am Text. Stellt die Forscherin Fragen, kann das dazu führen, daß der Befragte sich nicht in seine Geschichte „hineinfindet" und – nachdem mehrere Fragen gestellt wurden – mit dem Erzählen ganz aufhören wird, um darauf zu warten, daß die Wissenschaftlerin die nächste Frage stellt. Erinnern Sie sich daran, daß die Forscherin keine Fragen festgelegt hat, weil sie ja gar nicht weiß, welche angemessen sind; deshalb ist dieses Verhalten, Fragen abzufragen, eine Bedrohung der Validität.

Die letzte Frage am Ende eines jeden Interviews sollte sein: „Gibt es etwas, was Sie gern von mir erfahren möchten?" und „Gibt es noch irgend etwas, was Sie gerne erzählt hätten?" Oft ist das erst der Beginn des eigentlichen Interviews, weil diese Fragen so verführerisch sind.

Nach Beendigung des Interviews teilen Sie bitte Ihren Gesprächspartnern mit, daß das Interview nun transskribiert wird und Sie es sich noch einmal durch den Kopf gehen lassen werden. Fragen Sie, ob Sie Ihren Gesprächspartner noch einmal ansprechen könnten, wenn Sie noch weitere Fragen haben. Nachdem das Interview analysiert worden ist, haben sich sicherlich weitere Fragen ergeben: Schreiben Sie diese auf. Das zweite Interview wird dann möglicherweise etwas zielgerichteter sein als das erste, mehr einem halbstrukturierten ähnlich, so daß Lücken ausgefüllt und unklare Bereiche aufgehellt werden.

Gutachterkommissionen äußern manchmal Bedenken, daß der Interviewprozeß für einige Teilnehmer zu anstrengend sein könnte. Im allgemeinen trifft dies nicht zu, auch wenn einige Informanten während des Interviews unruhig werden. Im allgemeinen drücken sie ihre Dankbarkeit dafür aus, daß endlich einmal jemand sich ihre Geschichte angehört hat. Ein Patient mit schweren Verbrennungen äußerte, daß dies das erste Mal sei, wo er die Möglichkeit hatte, „die ganze Geschichte" zu erzählen, und das Interview als solches ist für die Gesprächspartner die Chance, sich über alles klar zu werden. Norris (1991) führte Gespräche mit Müttern, die ihre Zustimmung dazu gegeben hatten, daß ihre Töchter eine Abtreibung vorgenommen haben. Sie berichtet, daß diese Gesprächspartner am Ende des Interviews lachten, schwatzten und Witze machten, obschon sie während des Interviews emotional sehr betroffen gewesen waren. Die Gespräche sind also kathartische Erfahrungen, eine Gelegenheit für die Betroffenen, ihre Schmerzen loszuwerden, die sie nicht einmal mit ihren Ehemännern teilen konnten. Die Erleichterung war so tiefgreifend, daß die Autorin freundliche Absagen erhielt, als sie versuchte, die Mütter zu einem zweiten Interview einzuladen. Sie hatten die „emotionale Tür" wieder geschlossen; sie meinten, sie hätten dem Gesagten nichts mehr hinzuzufügen und wollten sich wieder ihrem Alltag zuwenden. Das qualitative Interview kann also eine sehr therapeutische Erfahrung sein.

Einige Geldgeber lassen sich von den Argumenten der Wissenschaftler bezüglich der Verwendung von unstrukturierten Interviews nicht überzeugen und möchten gerne Beispiele für mögliche Fragen im Untersuchungsvorschlag sehen. Stellen Sie sie zufrieden, aber lassen Sie nicht zu, daß diese aufgelisteten Fragen die Richtung des Projekts festlegen. Sprechen Sie besser von Beispielen für mögliche Fragestellungen und verwenden Sie sie nur in den seltenen Fällen, in denen ein Gesprächspartner die Leitung des Interviews in der Form übernimmt, daß er Fragen stellt.

5.1.2 Halbstrukturiertes Interview

Das halbstrukturierte Interview wird verwendet, wenn der Forscher die meisten der relevanten Fragen kennt, aber noch nicht die Antworten. Es ist nützlich, weil diese Technik gewährleistet, daß der Wissenschaftler alle benötigten Informationen erhält (ohne eine Fragestellung zu übersehen), während er gleichzeitig den Teilnehmern die Freiheit läßt, die Antworten nach ihrem Geschmack zu formulieren und die Beschreibungen zu wählen, die ihre Gedanken am besten wiedergeben. Als sie sich z. B. mit den Erfahrungen von stillenden Müttern beschäftigten, bemühten sich Morse und Bottorff (1989a) sehr darum herauszufinden, welche Erfahrungen diese bei dem Bemühen gemacht hatten, Stillen und Berufstätigkeit miteinander zu vereinbaren. Sie wußten, daß berufstätige Mütter Probleme damit haben könnten, daß ihre Brüste tropfen (Morse und Bottorff (1989b) oder mit dem Abpumpen der Milch (Morse und Bottorff (1988/92); dabei konnten sie aber keine Ja-nein-Fragen verwenden, weil sie nicht wußten, wie die Mütter mit diesen Problemen fertig wurden. Deshalb war ein halbstrukturiertes Interview mit kurzen Satzergänzungsfragen (die ersten Worte eines dann abbrechenden Fragesatzes werden vorgegeben), die als Anreiz dienten, ideal für diese Situation.

Weil ein halb-strukturierter Fragebogen den Befragten die Freiheit läßt, eine Situation mit ihren eignen Worten darzustellen, sollten Sie während des Interviews versuchen, das Gespräch wie eine Unterhaltung zu führen. Versuchen Sie, die Teilnehmer zum Reden zu bringen, die Ereignisse in Form von Geschichten darzustellen, ermuntern Sie, Beispiele zu benutzen und zu erzählen. Diese Geschichten sind es, die den detailreichen beschreibenden Kontext bilden, der die qualitative Forschung so wertvoll macht und die damit verknüpfte Analyse so aufschlußreich und bedeutsam.

Wenn Sie ein halbstrukturiertes Interview vorbereiten, dann sollten Sie sich die Situation sorgfältig vor Augen führen und die Fragen in einer logischen, möglichst auch chronologischen Reihenfolge anordnen. Jede Frage sollte nur einen Aspekt des Themas enthalten (d. h. es sollten nicht zwei Fragen in einer stecken), weil mehr als eine Frage gleichzeitig zu stellen die Befragten möglicherweise verunsichert. Ein Beispiel findet sich bei Davis (1986/92, S. 160):

Wie sehr bereiten Ihnen Ihre Hausarbeit Kummer und Sorgen? (Dann folgen vorgegebene Antwortmöglichkeiten).
Was meinen Sie damit? Kummer oder Sorgen? Man kann das eine ohne das andere haben. Die Frau Meier in München ...

Erwartet man, daß man weitere Informationen benötigt, sollte man die Fragen mit Beispielen ergänzen oder zusätzliche Fragen vorsehen, die zu weiteren Informationen führen. Diese Fragen sollten Erörterungen auslösen und nicht mit einem simplen „ja" oder „nein" beantwortet werden können.

Wenn man einen halb-strukturierten Fragebogen vorbereitet, dann sollten Sie den Bereich festlegen, der für das Thema relevant ist, und in einer vernünftigen Reihenfolge alles auflisten, was Sie dazu erfahren möchten; dann sollten die Kernfragen für jeden Aspekt des Themas entwickelt werden, um den gesamten Bereich abzudecken. Überprüfen Sie jede Frage, um sicherzustellen, daß sie nicht mit „ja" oder „nein" beantwortet werden kann; außerdem sollten Sie sich brauchbare Redewendungen notieren, die als Anreiz zum weiteren Erzählen fungieren können, z. B.: „In welcher Weise ...?", „Bitte erklären Sie mir ..." oder „Können Sie sich an eine Zeit erinnern, in der ...?" Dann sollten Sie den Fragebogenentwurf einem Pretest mit einer zuverlässigen Kollegin unterziehen und dieses Interview aufzeichnen. Fordern Sie Ihre Kollegin dabei auf, laut zu denken, so daß jede verwirrende Stelle sichtbar und deutlich wird. Überarbeiten Sie gegebenenfalls den Fragebogen und führen Sie dann weitere Tests mit potentiellen Gesprächspartnern durch. Transskribieren Sie die Antworten und überprüfen Sie diese sehr sorgfältig, um sicherzugehen, daß man die Informationen erhält, die sich als aufschlußreiche und nützliche Antworten auf die Fragen der Studie erweisen. Optimieren Sie die Fragen entsprechend, die Sie stellen möchten, und verändern Sie auch ihre Reihenfolge, falls dies erforderlich erscheint, so daß die Gesprächsteilnehmer den Eindruck einer logischen Abfolge haben. Entwerfen Sie zusätzliche Fragen, um etwaige Lücken zu schließen, und beginnen Sie erst dann mit der Befragung, wenn Sie mit Ihren Kernfragen zufrieden sind. Denken Sie daran: Die Qualität der Untersuchung hängt von der Qualität der Fragestellungen ab!

5.2 Prinzipien der Interview-Technik

Wenn auch die Qualität der Fragen wichtig ist, so hängt doch die Qualität des Interviews ebenso stark von den Qualitäten des Interviewers ab. In diesem Abschnitt geben wir einige praktische Hinweise für ein gutes Interview, auf Dinge, die man vermeiden sollte, und was zu tun ist, wenn etwas mißlingt.

5.2.1 Merkmale eines guten Interviewers

Ein guter Interviewer hört zu; er hört aufmerksam und konzentriert zu und gibt dem Befragten das Gefühl, „da" zu sein. Gute Interviewer sind ruhig und abgeklärt und erwecken den Anschein, als ob dies für sie Routine sei, auch wenn sie zum ersten Mal ein solches Gespräch führen. Wenn Sie aber ihre Nervosität nicht verbergen können, geben Sie ehrlich zu, daß Sie Anfängerin sind, so daß die Befragten Mitleid mit Ihnen haben und Ihnen dabei helfen, eine exzellente Interviewerin zu sein. Gute Interviewer sind nicht unkonzentriert, sondern konzentrieren sich ganz auf ihre Gesprächspartner. Sie können immer weiterhelfen, wenn – aus welchem Grund auch immer – das Gespräch unterbrochen wird. Fragt der Informant: „Wo war ich stehen geblieben?", dann kann er sofort die letzten drei oder vier Worte wiederholen.

Gute Interviewer treiben ihre Gesprächspartner nicht an, sondern warten ab. Tritt Stille ein, dann macht sie das nicht nervös, weil diese Augenblicke des Schweigens wichtig sind, weil sie vielleicht ein Anzeichen dafür sind, daß der Befragte selbst etwas zum ersten Mal bemerkt und sich bei ihm eine neue Einsicht einstellt. Selbst wenn der Befragte bereit für die nächste Frage ist, wird das Interview nicht beschleunigt, sondern behält sein ruhiges Tempo, denn es handelt sich nicht um ein Verhör. Gute Interviewer überprüfen jedes Tonband und jedes Transskript, um Fehler in ihrer Tätigkeit aufzuspüren, immer auf der Suche nach Verbesserungsmöglichkeiten.

Gute Interviewer sind sich bewußt, daß der Befragte von ihnen lernt. Sie wissen, daß der Befragte, wenn sie z. B. ein spezielles Wort benutzen, dies aufgreifen und es in den nächsten Sätzen einige Male verwenden wird. Gute Interviewer vermeiden eine wissenschaftliche Sprache, weil sie nicht möchten, daß sie für ihre Gesprächspartner wie Akademiker klingen. Ausgezeichnete Interviewer verzichten deshalb auf die Leitung des Interviews und begnügen sich mit einer sehr passiven Rolle. Sie halten sich bereit, reichen ein Taschentuch, wenn Tränen fließen, und lassen gelegentlich ein „Hmmm" hören. Kattharyn May (Persönliche Kommunikation, 1989) weist darauf hin, daß die besten Interviewer „smart" sind; sie können sich intuitiv ihren Gesprächspartnern anpassen und fühlen sich in einer Wohnküche ebenso zu Hause wie in einem Konferenzraum.

5.2.2 Schlechte Interview-Techniken

Viele der unangemessenen Verfahrensweisen, die die Qualität eines Interviews beeinträchtigen, sind das Gegenteil der Verhaltensweisen, die zu einem guten Interview führen. Diese sind aber so wichtig, daß es sinnvoll ist, das Thema nochmals aufzugreifen.

Stellen Sie nicht zu viele Fragen, weil die Befragten dann erwarten, daß der Interviewer die Führung des Gesprächs in die Hand nimmt und alle Vorteile des interaktiven, halbstrukturierten Interviews verloren gehen, ein Umstand, der die Validität der gesamten Studie tangiert. Schlechte Interviewer stellen mehrere Fragen gleichzeitig, so daß die Befragten irritiert sind; sie stellen simple Fragen, die man leicht mit ja oder nein beantworten kann. Schlechte Interviewer fassen die Äußerungen ihrer Gesprächspartner zusammen, was dazu führt, daß diese sich ihrer selbst bewußt werden. Sie verifizieren überdies ständig die Antworten der Befragten, so daß diese glauben, der Interviewer sei blöd, taub oder würde nicht richtig zuhören.

Schlechte Interviewer korrigieren umgehend falsche Informationen, die der Befragte gegeben hat. Sie warten nicht das Ende des Interviews ab, um unzutreffende Äußerungen richtig zu stellen. Sie stürzen sich förmlich auf ein Thema und drängen ihren Gesprächspartner alles auf, was sie darüber wissen, so daß nach der Transskription ganz deutlich wird, daß es sich bei diesem Gespräch tatsächlich um eine Unterrichtsstunde gehandelt hat. Ein Rollentausch findet statt, wenn der Befragte die Fragen stellt und der Interviewer sie beantwortet. Sparen Sie sich deshalb alle taktvollen Richtigstellungen für die Minuten nach dem Ende des Treffens auf.

Schlechte Interviewer sind nervös und stellen ihre Fragen so schnell, daß die GesprächspartnerInnen sich so fühlen, als ob sie in einer Prüfung seien. Diese Nervosität ist ansteckend und der Befragte mag vielleicht nicht mehr weitersprechen aus Angst, eine falsche Antwort zu geben. Schlechte Interviewer werden ungeduldig und unterbrechen gern den Gesprächspartner, anstatt abzuwarten, ob der Bericht nicht doch relevant für ihr Thema ist. Sie sind schlechte Zuhörer und nicht auf den Befragten fokussiert; satt dessen lassen sie gelangweilt ihre Augen im Raum umherschweifen.

5.2.3 Mit Katastrophen fertig werden

Wichtigste Voraussetzung, um mit Katastrophen fertig zu werden, ist der Versuch, das Problem vorherzusehen und sich vorher zu überlegen, was zu tun ist, wenn die Katastrophe eintritt. Die Androhung, sich das Leben zu nehmen, ist dabei das Schlimmste, was passieren kann. Glücklicherweise kommt das allerdings sehr selten vor. Was ist also zu tun? Wenn die Person erklärt, sich etwas antun zu wollen, dann versuchen Sie, möglichst viele Informationen darüber zu erlangen, wie ernst die Absicht gemeint ist. Dann erinnern Sie den Befragen daran, daß die Einwilligungserklärung nur die Vertraulichkeit in dem Umfang garantiert, wie sie mit den gesetzlichen Bestimmungen vereinbar ist, und daß Sie verpflichtet seien, einen Bericht über diese Androhung eines Selbstmords zu verfassen. Versuchen Sie Ihren Gesprächspartner dazu zu überreden, mit Ihnen in ein Krankenhaus zu fahren und führen Sie in seiner Gegenwart ein entsprechendes Telefonat. Wissenschaftler sind ebenfalls verpflichtet, Verbrechen wie etwa Kindsmißbrauch, anzuzeigen.

Eine Katastrophe, die häufiger vorkommt, ist der Verlust eines Interviews, weil das Tonbandgerät nicht funktionierte, sich das Band verhaspelte oder durch einen Zufall gelöscht wurde. Sobald Sie bemerken, daß die Aufzeichnung verloren ist, sollten Sie sich ruhig in einen dunklen Raum zurückziehen, so viel wie möglich von diesem Interview rekonstruieren und dies dann auf Band sprechen. Wenn es notwendig sein sollte, ist der Befragte möglicherweise zu einer Wiederholung des Interviews bereit, aber jemand anderes sollte dieses Gespräch führen, so daß es wirklich ein Teil des Datenmaterials wird. Führt die gleiche Forscherin das Gespräch noch einmal, dann kann man nicht mit „ja" oder „nein" antworten, wenn die Informantin fragt: „Habe ich Ihnen das nicht bereits gesagt …?"; weil man sich nicht erinnern kann, ob sie diese Geschichte während des verloren gegangenen Interviews bereits erzählt hatte oder im aktuellen Interview. Unglücklicherweise gibt es bei jedem Projekt ein verloren gegangenes Interview, und nach dieser Erfahrung – weil es immer das beste Interview ist – kümmert man sich besonders aufmerksam um das technische Gerät und die Handhabung des Tonbands.

5.2.4 Übliche Fallstricke beim Interviewen

Unterbrechungen

Unterbrechungen durch andere lenken den Informanten ab, so daß Einfälle verloren gehen und der Zeitaufwand groß ist, den emotionalen Kontakt wiederherzustellen, der vor der Unterbrechung erreicht war. Am häufigsten wird man vom Telefon unterbrochen. Wird das Interview in der Wohnung des Befragten geführt, bitten Sie um die Erlaubnis, das Kabel aus der Buchse zu ziehen oder den Hörer neben die Gabel legen zu dürfen, so daß sie während des Gesprächs nicht gestört werden.

Entscheiden Sie sich für einen ruhigen Platz, an dem die Wahrscheinlichkeit gering ist, belauscht zu werden. Diese Maßnahme wird ihnen helfen, einen guten Kontakt zu Ihrem Gesprächspartner zu gewinnen und die Entstehung eines Vertrauensverhältnisses begünstigen. Oft allerdings haben Wissenschaftler in der Pflege gar keine Wahl, was die Lokalität betrifft: der Patient ist bettlägerig. In diesem Fall informieren Sie das Pflegepersonal, daß Sie in den nächsten 45 Minuten den Patient befragen möchten, und hängen Sie ein Schild „Bitte nicht stören" an die Tür. Erkundigen Sie sich, wann die Zeiten für die Medikationen, Behandlungen und Besuche sind, so daß Sie diesen ausweichen können. Liegt der Patient in einem Mehrbettzimmer, dann muß ein abgeschlossener Raum gefunden werden, in dem Sie das Interview führen können.

Ablenkungen

Ein Interview hoher Qualität erfordert auf beiden Seiten eine konzentrierte Anstrengung. Wenn der Interviewer bei seiner Tätigkeit daran denkt, daß er zum nächsten Termin zu spät kommen könnte, oder der Befragte gleichzeitig Kinder beaufsichtigt oder das Fernsehprogramm verfolgt, wird man kein brauchbares Interview zustande bringen.

„Lampenfieber"

Die Angst vor dem „Auftritt" ist in der gesamten Forschung allgegenwärtig, in der Interviews zur Datenerhebung eingesetzt werden. In Rahmen der qualitativen Forschung mag sie besonders hoch sein, nicht zuletzt infolge der Benutzung eines Tonbandgeräts. Ein unstrukturiertes Interview trägt zudem dazu bei, daß sich die Interviewerin als besonders angreifbar empfindet, denn das stärker strukturierte Interview in der quantitativen Forschung vermittelt ihr ein größeres Gefühl der Sicherheit.

„Lampenfieber" kann sowohl ein Problem für den Interviewer als auch für den Befragten sein. Der Interviewer hat vielleicht Schwierigkeiten, sich am Anfang in das Gespräch „hineinzufinden"; es kann problematisch sein, bestimmte Fragen zu stellen, selbst wenn diese Themen auf der Agenda standen, die bei der Auswahl der Gesprächspartner benutzt wurde. Untersucht die Forscherin z. B. die Menopause, dann können Anzeichen des Unbehagens oder der Irritation auf Seiten der Befragten die Interviewerin zögern lassen, Fragen zu derart intimen Themen zu stellen. In anderen Fällen wird hingegen das Gespräch glatt verlaufen, wenn sowohl die Befragte als auch die Interviewerin sich wohl fühlen.

Die zweite Quelle des „Lampenfiebers" ist die Ängstlichkeit der Gesprächspartner angesichts des Gebrauchs des Tonbandgeräts. Sobald dieses auf dem Tisch steht, verändert sich möglicherweise die Tonlage der Befragten und wird künstlich. Die offene Kommunikation endet und die Befragte weiß plötzlich nicht mehr Bescheid oder verstummt ganz. Die Gesprächspartner erheben vielleicht Einwände in der Weise, daß sie sagen: „Meine Stimme klingt schrecklich auf dem Kasettenrecorder" oder „Was ich zu sagen habe, ist es doch nicht wert, aufgeschrieben zu werden".

Es gibt verschiedene Techniken, diese Hürden zu überwinden. Die erste ist, das Tonbandgerät auf den Boden, als außer Sichtweite, zu stellen, oder das Mikrophon wie im Fernsehen im Kugelschreiber zu verbergen oder an der Kleidung oder ein kreditkartengroßes Aufnahmegerät zu benutzen. Wenn dann das Gespräch weitergeht, vergißt die Befragte das Gerät und die Kommunikation wird rasch wieder normal.

Eine zweite Strategie ist die Durchführung von Telefon-Interviews. Fragen Sie die Teilnehmer, ob es ihnen lieber ist, telefonisch interviewt zu werden, wobei Sie klarstellen, daß das Gespräch aufgezeichnet wird. Weil die Leute (in den USA) gewöhnt sind, sich am Telefon zu unterhalten, ist es für sie einfacher, sich per Telefon mitzuteilen (vgl. Kapitel 3).

Gelegentlich meinen die Befragten eine Distanz zwischen sich und der Interviewerin zu spüren. Für einige von ihnen ist das interviewt werden eine Sache, die mit Prestige verbunden ist, doch die Beobachtung, daß ein Wissenschaftler um Informationen bittet, Fragen stellt und auf das hört, was sie zu sagen haben, kann einschüchternd wirken. In solchen Situationen kommt das Gespräch kaum von der Stelle, die Gesprächspartner antworten nur knapp und zögerlich.

Wenn die Forscherin derartige Probleme erkennt, ist die beste Strategie, sich dumm zu stellen. Stellen Sie zusätzliche Testfragen, reagieren Sie überrascht oder mit der Bemerkung: „Das ist doch nicht Ihr Ernst!" Wax (1971, S. 370) weist darauf hin, daß „der Wissenschaftler sich als ein gebildeter und sehr intelligenter Erwachsener sieht, gleichzeitig aber auch als ein lächerlicher Hasenfuß oder Schlemiel, der weniger Ahnung als ein Kind von dem hat, was er tut. Deshalb ist es am besten, Kritik von Seiten der Gesprächspartner als Information zu verstehen und sich bewußt zu sein, daß ausgelacht und lächerlich gefunden zu werden eine Art, Erfahrungen zu machen, „die eine uralte, wenn auch schmerzvolle Methode des Lernens ist".

Unangenehme Fragen vermeiden

Man geht davon aus, daß im Verlauf eines Interviews viele Fragen gestellt werden, die normalerweise nicht Teil einer höflichen Unterhaltung sind. Wenn man z. B. die Geburt oder die Ernährung von Säuglingen untersucht, kann es z. B. erforderlich sein, nach dem Zivilstand oder der Höhe des Einkommens zu fragen. Die Befragte kann sich dann wie in einer Falle fühlen, weil sie darauf nicht antworten möchte, aber gleichzeitig auch unhöflich und wenig entgegenkommend fühlen.

Zu Beginn sollte die Interviewerin in Hinblick auf eine mögliche Ablehnung entscheiden, ob die Fragen unbedingt notwendig sind. So kann sich z. B. die Befragte beleidigt fühlen und es ablehnen, das Gespräch fortzuführen. Viele Studien haben die Bedeutung eines Systems der sozialen Unterstützung und die Seltenheit des Stillens in den unteren Klassen belegt; deshalb scheint eine entsprechende Frage in diesem Beispiel theoretisch begründet zu sein. Das Risiko läßt sich zudem minimieren, indem man diese Frage erst am Ende stellt.

Eine andere Strategie könnte darin bestehen, die Frage auf eine Art und Weise zu formulieren, die einen Teil der möglichen Verärgerung vermeidet. Anstatt zu fragen: „Sind sie verheiratet?", könnte man auch fragen: „Wie viele Personen leben in Ihrem Haushalt?" Auch dann läßt sich aus der Antwort die notwendige Information darüber entnehmen, ob ein Partner vorhanden ist oder ob andere die Betreffende unterstützen. Ist es für die Wissenschaftlerin wichtig zu wissen, ob ein Paar verheiratet ist? Erinnern Sie sich, daß die soziale Unterstützung das Thema ist, nicht der juristische Zivilstand.

Auskünfte über die Einkommensverhältnisse zu erhalten ist schwieriger. Eine hilfreiche Methode wäre, Einkommensspannen auf ein Blatt Papier zu schreiben und den Bereich anzugeben, in den das Familieneinkommen fällt. Da aber derartige Fragen den emotionalen Rapport während des Interviews tangieren können, sollte auf sie verzichtet werden, sofern dies möglich ist.

„Hin- und herspringen"
Ständig stellen Interviewer Fragen in nicht logischer Reihenfolge. Befragt z. B. eine Forscherin Mütter über das Stillen, könnte sie sich zunächst nach dem gesundheitlichen Zustand des Babys bei der Geburt und dann zum jetzigen Zeitpunkt erkundigen. Das Gespräch könnte dann fortgesetzt werden mit dem Thema Stillen zum damaligen Zeitpunkt und derzeitigen Zeitpunkt; die beiden folgenden Fragen beziehen sich dann möglicherweise auf das frühere und das heutige System der sozialen Unterstützung. Während diese Abfolge für die Interviewerin Sinn macht (die den Fragebogen so konstruiert hat, daß er leicht auszuwerten ist), wird diese Reihenfolge der Befragten vermutlich nicht einleuchten. Versucht die Mutter, der Wissenschaftlerin verständlich zu machen, daß ihre Erfahrungen mit dem Stillen unmittelbar nach der Geburt und im Augenblick sowie die Unterstützung, die sie damals erhalten hat und die sie heute erhält, miteinander verknüpft sind, könnte es für diese Mutter sehr schwierig sein, jeden Aspekt zu einem anderen Zeitpunkt zu erklären. Deshalb muß sich die Interviewerin nach der Perspektive der Befragten richten und bei der Eruierung der Informationen die Schrittfolge wählen, die der Befragten gemäß ist.

Normalerweise ist es im ersten Interview sinnvoll, sich die Erfahrungen in chronologischer Reihenfolge mitteilen zu lassen. Erkundigen Sie sich nach den spezifischen Erlebnissen beim Stillen von der Zeit an, wo die Mutter ihrem Säugling zum ersten Mal die Brust gab. In den folgenden Interviews, wenn die Teilnehmer das

Gefühl haben, daß die Interviewerin die Gesamtsituation begreift, könnten vergleichende Fragen gestellt werden.

Häufig sind die Gesprächspartner nervös und versuchen, der Interviewerin zu viele Informationen auf einmal anzuvertrauen. Anzeichen dafür sind eine zu schnelle Sprache und unzusammenhängende Gedankenreihen. Äußerungen wie: „Und davor ..." oder „Ja, das war bevor ..." weisen in diese Richtung. Unterbrechen Sie in solchen Fällen das Interview und bitten Sie die Informantin, diese Sache von Anfang an zu erzählen. Machen Sie ihr deutlich, daß sie genug Zeit hat und daß Sie einen neuen Termin ausmachen können, wenn die Geschichte nicht bis zu Ende erzählt werden kann.

Beraten

Im Verlauf ihrer Ausbildung haben Pflegekräfte viel über Techniken bei der Unterweisung erfahren. Sie sind zu Experten geworden, während einer Interaktion zu reflektieren und die Dinge zusammenzufassen. Immer wieder benutzen sie Redewendungen wie: „Sie meinen sicher, daß ..." oder: „Ich habe den Eindruck, daß ...". Die Verfahrensweise in einem Interview zu früh oder zu häufig zu gebrauchen wird dieses beeinträchtigen, vor allem dann, wenn es um eine sehr persönliche Angelegenheit geht. Für die Befragte ist es dann leichter, der Wissenschaftlerin zuzustimmen, als zu erklären, wie es wirklich war. Eine verfrühte Interpretation verleitet dazu, die Erörterung des Themas zu früh abzubrechen, und ist mit einer in die Tiefe dringenden Erkundung unvereinbar.

Dieses Problem erkennt man auf den ersten Blick in einem abgetippten Interview, weil man sofort das Ungleichgewicht erkennt zwischen dem, was die Interviewerin sagt, und dem, was die Befragte antwortet. In einem guten Interview sind die Anteile der Wissenschaftlerin wesentlich kleiner als die der Befragten und der Text besteht dann ganz überwiegend aus Beschreibungen, Erläuterungen und Klarstellungen seitens der Befragten. Die Rolle der Interviewerin besteht darin, dem Gespräch die Richtung zu geben, zu hinterfragen, zu begreifen und zu ermutigen. Verifizierung und Zusammenfassung der Informationen sollten an das Ende des Interviews gerückt werden.

Seinen eigenen Standpunkt darstellen

Dafür gilt ähnliches wie für Beraten, Unterrichten und die Richtigstellung unzutreffender Informationen. Erklärt er einen bestimmten Vorgang oder ein Ereignis, dann hält der Gesprächspartner Ausschau nach Anzeichen für Zustimmung oder Ablehnung seitens des Interviewers und orientiert daran seine weitere Verfahrensweise. So lehnen z. B. viele Mütter das Stillen ab, weil sie meinen, so etwas „gehöre in den Stall" oder sei „tierisch". Anderseits wissen viele dieser Mütter, daß dieser Standpunkt von vielen Fachkräften im Gesundheitswesen nicht geteilt wird; deshalb machen sie vielleicht Andeutungen, um die Wissenschaftlerin „auszuhorchen". Normalerweise werden diese „Versuchsballons" in der dritten Person formuliert („Ich weiß, daß viele Leute glauben ... ") oder als die Meinung einer Bekannten. Reagiert die Interviewerin auf diese Position, als ob sie sie Ernst nimmt, und bekundet z. B.

ihre Ablehnung oder äußert, daß sie so etwas lächerlich findet, werden diese Mütter ihre tatsächlichen Gefühle nicht zu erkennen geben. Da die Interviewerin nicht weiß, wie die Befragten tatsächlich über das Stillen denken, sollte sie ihre eignen Ansichten verbergen, und ohne Worte den Eindruck erwecken, daß sie die Meinung der Befragten billigt. Lassen Sie sich aber nicht in die Falle locken durch die Frage der Befragten: „Was denken denn Sie darüber?"

Oberflächliche Interviews

Sie selbst können am besten Ihre Interviews beurteilen. In der Gesprächssituation kann die Interviewerin die nicht-verbalen Hinweise einschätzen wie den Augenkontakt, den Gesichtsausdruck und die Körperhaltung. Je länger das Gespräch dauert, um so besser lernt sie die Befragte kennen, weiß, wann einer Frage der Befragten Unbehagen bereitet und diese ein bestimmtes Thema nicht erörtern möchte oder wenn sie unbefangen ist.

Häufig sind die Interviews oberflächlich, weil die Interviewer die Befragten zu sehr zur Eile drängen. Die Befragte hat dann nicht die Zeit, um sich etwas zu überlegen und alle Aspekte eines Sachverhalts zu erläutern, bevor die nächste Frage gestellt wird. Eine Weile bewußt zu schweigen, mit einem „Hmmm" Zustimmung zu bekunden und den Befragten die Möglichkeit zu geben fortzufahren, sind die besten Verfahrensweisen, den Gehalt und den Detailreichtum der Interviews zu erhöhen.

Selten gelingt es, aussagekräftige Daten durch das erste Gespräch zu erhalten. Deshalb sollte man an seinem Ende den Kontakt mit der Informantin nicht beenden. Fragen Sie vielmehr, ob es möglich ist, sich noch einmal zu treffen, wenn nach der Durchsicht des Transskripts weitere Fragen aufgetaucht sind. Interviewen ist eine anstrengende Tätigkeit und der Interviewer fühlt sich am Ende eines Interviews meist ausgelaugt. Doch nachdem man das Tonband abgehört hat, werden viele Fragen und Bereiche sichtbar, die man noch untersuchen müßte, und die Wissenschaftlerin verspürt das Bedürfnis, mit den Interviews fortzufahren.

Vertrauliche Informationen

Während des Interviews kann sich zwischen dem Wissenschaftler und dem Befragten ein Vertrauensverhältnis in dem Maß entwickeln, daß der Gesprächspartner Informationen gibt, die er als „vertraulich" bezeichnet. Er kann z. B. darauf hinweisen, daß eine Sache nur für den Interviewer persönlich bestimmt ist, oder sagen: „Dies sollte aber nicht in den Bericht eingehen." Andererseits könnten die Befragten etwas mitteilen, das sie später bereuen. Sie sagen dann: „Was ich Ihnen gestern anvertraut habe, hätte ich besser nicht gesagt. Da der Wissenschaftler vor allem den Teilnehmern an der Studie gegenüber verpflichtet ist, haben diese das Recht, Informationen zurückzuhalten oder zu verlangen, daß sie nicht in den Bericht einfließen, und der Forscher muß diese Wünsche respektieren. Verletzt man dieses Gesetz, dann führt das zu einem Vertrauensverlust und kann für die Befragten weitreichende Konsequenzen haben.

Gelegentlich erhält der Wissenschaftler Informationen, die seines Erachtens eine Schlüsselfunktion haben und notwendig sind, um die einzelnen Informationen als

Prinzipien der Datenerhebung

Gesamtheit verstehen zu können. In diesem Fall wäre es angemessen, den Befragten noch einmal zu ersuchen, seine Entscheidung zu überdenken, die Information nicht freizugeben. Gelegentlich ist diese Verfahrensweise erfolgreich, so daß man die Information doch verwenden kann. Glückt dies nicht, muß man auf die Information verzichten.

Benutzung eines Dolmetschers

Die Benutzung eines Dolmetschers verlangsamt das Tempo des Interviews, weil jede Äußerung in der jeweils anderen Sprache wiederholt werden muß. Dies ist jedoch häufig ein Vorteil, weil es der Forscherin mehr Zeit gibt, die vorausgegangene Antwort zu überdenken und die nächste Frage sorgfältig vorzubereiten. Es gibt ihr auch mehr Zeit, die nicht-verbalen Äußerungen der Befragten wie den Gesichtsausdruck zu beobachten.

Es gibt allerdings auch Nachteile. Zunächst einmal übersetzt der Dolmetscher möglicherweise die emotionale Bedeutung und den Ausdruckswert der Befragten nicht angemessen. Er könnte auch dazu übergehen, den Inhalt der Antworten zusammenzufassen, anstatt sie wortwörtlich zu übersetzen. Dann könnte ihn seine Tätigkeit zu langweilen beginnen, wenn es sich um halbstrukturierte Interviews handelt und er immer wieder die gleichen Antworten vernimmt. Anstatt nun die Äußerungen zu übersetzen, wendet er sich vielleicht an die Wissenschaftlerin mit der Bemerkung: „Das gleiche wie gehabt!"

Man wird möglicherweise mit diesem Problem fertig, wenn man den Dolmetscher sorgfältig davon in Kenntnis setzt, wie wichtig vollständige Antworten und die exakte Intonation sind, und man wird mehrere Dolmetscher einsetzen, um das Aufkommen von Langeweile zu verhindern.

Ausschuß-Rate minimieren

Während des Interviews hat die Interviewerin die Aufgabe, durch das Interview zu steuern und die Befragte beim Thema zu halten. Der Anteil der irrelevanten Informationen in einem Interview wird als „Ausschuß-Rate" bezeichnet. Diese kann hoch sein, wenn es sich bei der Befragten um eine ältere Person handelt, die gern vom „Hölzchen aufs Stöckchen" kommt, oder wenn die Interviewerin bereit ist, sich irrelevante Geschichten anzuhören, oder nicht in der Lage ist, das Gespräch zu fokussieren.

Um die Ausschuß-Rate zu minimieren, tut man gut daran, einige „offene" Fragen vor jedem Interview vorzubereiten. Am besten beginnt man das erste Gespräch mit einer sehr offenen Fragestellung: „Erzählen Sie mir doch von Ihren Erfahrungen mit juvenilem Diabetes? Wann haben Sie die festgestellt?" Auf diese Weise kann die Forscherin ein relativ umfassendes Bild von den Erfahrungen der Befragten gewinnen. Das zweite wie alle weiteren Interviews können dann stärker auf bestimmte Verfahrensweisen der Bewältigung fokussiert sein oder auf die Emotionen in bestimmten Situationen.

5.3 Schriftliche Methoden der Datengewinnung

5.3.1 Kurzgefaßte Satzergänzungsfragen

Der Fragebogen mit kurzgefaßten Satzergänzungsfragen ist die angemessene Form der Datenerhebung, wenn einige Dimensionen des Konstrukts bekannt sind und wenn es nötig ist, eine schriftliche Form der Datenerhebung zu benutzen, aber nicht alle möglichen Antworten abschätzbar sind. So wäre z. B. ein Fragebogen mit „offenen" Fragen in einer Situation angebracht, wo Interviews Irritationen auslösen würden; dies war somit die ideale Methode der Datenerhebung bei der Analyse der Reaktionen auf die jugendliche Menarche (Doan und Morse, 1985). Wissenschaftlerinnen hatten zuvor berichtet, daß nur wenige Daten ermittelt werden konnten, weil die befragten Mädchen nur widerwillig Gefühle offenbarten und mit gequältem Kichern reagierten.

Der Fragebogen mit kurzgefaßten Satzergänzungsfragen wird in der Form abgefaßt, daß auf den Kern der Frage ein Freiraum folgt, normalerweise eine oder zwei Linien, damit die Befragten ihre Antwort aufschreiben können. Da diese Methode der Datenerhebung einige Gestaltungsmöglichkeiten bei der Beantwortung der Fragen läßt, sind die so gewonnenen Daten wahrscheinlich aussagekräftiger und valider. Ob sie aus der emischen oder etischen Perspektive kommen, hängt von der Fragenformulierung ab. Dazu zwei Beispiele:

- Gesundheit ist ...
- Für mich bedeutet Gesundheit ...

Antworten auf die erste Frage stellen wahrscheinlicher anerkannte Definitionen von Gesundheit dar so wie sie von der WHO definiert worden sind („Gesundheit ist die Abwesenheit von Krankheit und Gebrechlichkeit"), während die zweite Frage eher zu emischen Definitionen führen wird wie „Gesundheit ist, wenn man sich gut fühlt und Dich jemand mag."

Wenn man einen Fragebogen mit kurzgefaßten Satzergänzungsfragen konstruiert, ist es ebenfalls wichtig, die Länge der erwarteten Antworten zu bedenken, also ob bei einer Frage zwei oder sechs Linien erforderlich sind. Befragte neigen dazu, etwa zwei Drittel des angebotenen Platzes zu nutzen unabhängig davon, ob zwei oder sechs Zeilen vorgegeben sind, und je mehr sie zu Papier bringen, um so mehr Material bekommt der Wissenschaftler. Es gibt dabei aber eine Obergrenze; zu viele Zeilen wirken einschüchternd und lassen den Fragebogen aussehen, als ob er viel Arbeit und Zeitaufwand erfordern würde. Die beste Lösung ist, den Fragebogen vorab zu testen. Fordern Sie ein paar Leute auf, den Fragebogen zu beantworten, und analysieren Sie das Ergebnis dann sorgfältig, um sicherzustellen, daß die Art der Daten, die Sie bekommen wollen, auch tatsächlich anfallen. Dann bitten Sie Ihre

Testpersonen, die Aufmachung des Fragebogens in Hinblick auf Freundlichkeit und Effektivität einzuschätzen. Diese Fragebogen sind zwar einerseits schwieriger und zeitaufwendiger zu codieren als Fragebogen mit Antwortvorgaben, sind aber andererseits leichter auszuwerten als unstrukturierte, interaktive Interviews. Sie besitzen den Vorteil, daß die Forscher Antworten zur gleichen Frage aus verschiedenen Interviews miteinander vergleichen, den Inhalt analysieren und die Anzahl der Antworten in jeder Kategorie und für jeden Bezug quantifizieren können.

Wichtigster Nachteil dieser Methode ist die Voraussetzung, daß die Informanten lesen und schreiben und sie sich gut schriftlich ausdrücken können. Diese Technik ist deshalb bei Studenten angebracht, aber bei anderen Gruppen weniger empfehlenswert. Leute, die ungern schreiben, weil sie glauben, sie könnten nicht grammatikalisch richtig schreiben oder die daran nicht gewöhnt sind, werden deshalb vermutlich eher eine Teilnahme ablehnen. Dies verzerrt die Stichprobe. Wenn Englisch nicht die Muttersprache der Teilnehmer ist, auch wenn man sich darin relativ gut ausdrücken kann, kann trotzdem die Lese- und Schreibfähigkeit eingeschränkt sein.

5.4 Beobachtungstechniken

Beobachtungen erweitern den Fokus der Forschung und liefern Antworten zu Fragen des Umfelds, die durch Interviews allein nicht beantwortet werden können. Beobachtungen sind allerdings zeitaufwendig und müssen überzeugend begründet werden, weil sie ein beträchtlicher Kostenfaktor sind. Bei dieser Technik stellt sich überdies die Frage des informierten Einverständnisses: Wie erhält man von allen Beobachteten ihr Einverständnis, oder anders gesagt, ist dies notwendig, wenn man eine kulturelle Gruppe beobachtet, in der einige Mitglieder für die Studie so gut wie keine Rolle spielen, aber mit den wichtigsten Personen interagieren? Eine Obsession, immer das informierte Einverständnis zu erhalten, würde Beobachtungen unter realistischen Bedingungen unmöglich machen. Andererseits wirft eine verdeckte Beobachtung, so wie sie von Rosenhan (1973/92) in seiner Untersuchung „On being sane in insane places" (Als Gesunder unter Verrückten) durchgeführt wurde, bezüglich des Einverständnisses ethische Fragen auf, die in der heutigen Gesellschaft nicht mehr zureichend zu beantworten sind.

An manchen Orten wie in der Abteilung oder Station eines Krankenhauses kann es möglich sein, das Konzept der „fehlenden Verweigerung" zu benutzen. Dies bedeutet, die Untersuchung in groben Zügen zu erläutern und dann die, die nicht mitmachen wollen, aufzufordern, ein Formular zu unterzeichnen, mit dem sie ihre Ablehnung dokumentieren. Diese Verfahrensweise würde zwar einem Wissenschaftler die Frage erlauben, ob denn wirklich jeder die Möglichkeit hatte abzulehnen, aber auch ermöglichen, in einem Umfeld zu arbeiten, in dem viele Personen nur peripher etwas mit der Studie zu tun haben. Nach wie vor müßten aber die wichtigsten Informanten ihr informiertes Einverständnis schriftlich erklären.

Es gibt Untersuchungen, von denen die Autoren erklären (Nystrom und Segesten, 1994; Weinholz, 1991), sie hätten die teilnehmende Beobachtung als wichtigste Methode der Datenerhebung verwendet. In diesen Fällen sollte man die Beschreibung der Datenerhebung und der Analyse sorgfältig studieren. In beiden angesprochenen Fällen scheinen die Verfahrensweisen eher die der fokussierten Ethnographie zu sein, bei denen Beobachtungen, Interviews, Feldaufzeichnungen etc. zur Datenerhebung eingesetzt wurden.

Die Klassifikation der Art der teilnehmenden Beobachtung entsprechend der Stärke des Engagements des Wissenschaftlers in der beobachteten Situation, wie sie von Gold (1958) und Pearsall (1965) vorgenommen wurde, trifft auch heute noch zu. Die wichtigste Zielsetzung der teilnehmenden Beobachtung ist die Beobachtung der Teilnehmer in ihrer natürlichen Umgebung, so weit dies überhaupt möglich ist. Der Forscher möchte eine möglichst genaue und detaillierte Beschreibung des Umfelds erhalten. Es ist ebenfalls wichtig sicherzustellen, daß die Situation durch die Anwesenheit eines Beobachters so wenig wie möglich beeinflußt oder verändert wird. Der Projektleiter sollte deshalb mit diesen Orientierungspunkten vor Augen die spezifische Art der teilnehmenden Beobachtung wählen.

5.4.1 Teilnehmende Beobachtung

Die teilnehmende Beobachtung ist die Technik, die in der qualitativen Forschung am zweithäufigsten für die Datenerhebung eingesetzt wird. Unabdingbar ist sie in der Ethnographie. Sie wird außerdem in Studien der Grounded Theory benutzt sowie in Untersuchungen, die die Ethnowissenschaft als analytische Methode verwenden.

Beobachtungen fokussieren auf den Kontext und beziehen die Reaktionen der Personen in ihrem sozialen Umfeld sowie die strukturell-funktionalen Aspekte der untersuchten Gesellschaft mit ein. Die Beobachtung befähigt den Forscher, die Gesellschaft objektiv zu betrachten und die Validierung und Interpretation der Informationen abzusichern, die von den Informanten stammt. Sie kann zudem dazu eingesetzt werden, um sich ein Bild der Welt aus der Sicht ihrer Bewohner zu machen, wenn diese in ihrer Situation nur über eine geringe verbale Kommunikationsfähigkeit verfügen, wie dies in einem Altenpflegeheim der Fall ist. In einer schwedischen Studie (Nyström und Segesten) wurde diese Technik dazu benutzt, um die Reaktionen der Bewohner in einem Pflegeheim zu untersuchen unter besonderer Berücksichtigung der Struktur und der Funktionen an diesem Ort.

Beobachtungen setzen Sensibilität für den Gesichtsausdruck und die Körpersprache voraus. Die Art und Weise, wie diese instrumentiert werden, kann kulturell determiniert sein. In einigen Kulturen gilt z. B. die Vermeidung von direktem Augenkontakt als höflich. Es ist ebenfalls außerordentlich wichtig, daß der Wissenschaftler Vorkenntnisse von der Geschichte und – wenn möglich – dem sozialen Hintergrund der jeweiligen Gruppe hat, bevor er mit der teilnehmenden Beobachtung beginnt. Er muß außerdem über gute Kontaktfähigkeiten verfügen. Es ist außerdem entscheidend, daß er die Darstellung von Bedeutung erleichtert, ohne selbst eine Bedeutung auf die Situation zu projizieren. Last but not least sei daran erinnert, daß die teilneh-

Prinzipien der Datenerhebung

mende Beobachtung Zeit erfordert. Der Forscher sammelt Ereignisse und Situationen, die sich innnerhalb eines sozialen Kontextes ereignen, und dies kann nicht erreicht werden innerhalb von einem oder zwei Tagen, die man an Ort und Stelle verbringt (Golander, 1987/92).

5.4.2 Arten der teilnehmenden Beobachtung

Uneingeschränkte Teilnahme
Übernimmt man während der Untersuchung uneingeschränkt eine Rolle, dann erscheint der Beobachter als Gruppenmitglied auf der Bildfläche und verbirgt seine Rolle als Beobachter vor der Gruppe. Eine Pflegekraft, die die Vorgänge in der Notfallambulanz beobachten möchte und sich deshalb auf dieser Station einsetzen läßt, wird dann ihre Absicht den übrigen Teammitgliedern nicht mitteilen und ihre Studien insgeheim durchführen.

Diese Form der Beobachtung zieht folgende Probleme nach sich: Der Grad der Geheimhaltung, der dann erforderlich ist, läßt sich nur selten rechtfertigen. In ein Umfeld einzudringen und dort ohne Kenntnis und Einwilligung der Beteiligten Beobachtungen durchzuführen beinhaltet erstens eine Verletzung der ethischen Standards. Zum zweiten ist es schwierig, in seiner Rolle als Arbeitskraft aufzugehen und gleichzeitig objektive Beobachtungen durchzuführen. Das gleiche gilt dafür, die Zeit für Aufzeichnungen zu erübrigen und diese Tätigkeit vor den anderen zu verheimlichen. Gold (1958) weist außerdem darauf hin, daß die Forscherin so auf ihre Absicht fixiert sein kann, ihre wissenschaftliche Funktion zu verbergen, daß sie ihrer Rolle als Pflegekraft nicht mehr genügen kann. Darüber hinaus könnte sich die Wissenschaftlerin nach einer gewissen Zeit in der Situation so an die übrigen angleichen, daß sie ihre Objektivität verliert und völlig in ihrem Job aufgeht und auf diese Weise die Resultate verzerrt.

Sowohl Teilnehmer als Beobachter
Bei dieser Verfahrensweise sind sich die übrigen Beteiligten des Zwecks der Anwesenheit der Forscherin und ihrer doppelten Rolle bewußt. Vor Beginn der Studie verhandelt die Forscherin normalerweise mit dem Pflegeteam über die Zuständigkeiten und erhält ein kleines Zeitbudget für ihre Feldaufzeichnungen sowie für die Überwachung oder Durchführung von Interviews. Diese Art der Beobachtung ist zweckmäßig, wenn die zu beobachtenden Phänomene nicht ständig am Ort des Geschehens vorhanden sind. Ist die Wissenschaftlerin z. B. an postoperativen Schmerzen interessiert und möchte die Patienten beobachten, die nach der Operation aus der Anästhesie aufwachen, dann entscheidet sich die Pflegekraft vielleicht dafür, ihrer normalen Berufstätigkeit nachzugehen, wenn keine derartigen Patienten vorhanden sind.

Diese Art der Beobachtung hat einige Nachteile. Konflikte zwischen diesen beiden Rollen können entstehen, wenn die Krankenschwester versucht, beiden Funktionen gleichzeitig gerecht zu werden. Steigt z. B. die Arbeitsbelastung auf der Station, denken möglicherweise das Pflegepersonal wie die Forscherin, daß die Pflegekraft verpflichtet ist, bei den pflegerischen Tätigkeiten einzuspringen und nicht ihren wissenschaftlichen Aufgaben nachzugehen. Dies kann für die Wissenschaftlerin frustrierend sein, besonders dann, wenn sie auf diese Weise eine seltene Gelegenheit zu beobachten verpaßt. Ironischerweise sind die Ursachen für die Arbeitsbelastung der Station die Phänomene, an denen die Wissenschaftlerin besonders interessiert ist, und die gegensätzlichen Prioritäten können zu Konflikten auf der Station führen. Es steht allerdings außer Frage, daß im Falle eines lebensbedrohlichen Zustands auch für die Wissenschaftlerin der Patient unbedingten Vorrang hat.

Sowohl Beobachter als auch Teilnehmer
Diese Art der teilnehmenden Beobachtung, bei der die Wissenschaftlerin den größten Teil ihrer Zeit der Beobachtung und dem Interviewen widmet und ihre Beteiligung an der Arbeit der Station nur gering ist, ermöglicht der Forschung größere Freiheit und minimiert die Konflikte. Der größte Nachteil ist, daß die Forscherin vom Pflegepersonal als Außenseiter betrachtet werden könnte, so daß sich kein Vertrauen entwickelt und ihr die Ansichten der Insider vorenthalten werden. Andererseits kann dieser Grad von Beteiligung erforderlich sein, um die benötigte Glaubwürdigkeit am Ort der Studie zu erreichen.

Nur Beobachter
In dieser Rolle bleibt die Forscherin insofern passiv, als sie nicht gleichzeitig auch in der beobachteten Situation interagiert. Als Beobachterin könnte sie auch eine Videokamera einsetzen, einen Ein-Weg-Spiegel, um für die Beobachteten unsichtbar zu bleiben, oder still in einer Ecke sitzen und das Umfeld beobachten wie die sprichwörtliche „Fliege an der Wand". Diese Technik hat den Nachteil, daß der Beobachter nicht interviewen kann oder sich einmischen oder Dinge bei den Informanten klären kann. Wiederum gilt allerdings wie für die Rolle als Teilnehmerin, daß das heimliche Beobachten hinter einem Ein-Weg-Spiegel ohne die Kenntnis der Beobachteten kaum zu rechtfertigen ist.

5.4.3 Wahl des Untersuchungsorts

Den häufigsten Fehler, den Wissenschaftler bei der Durchführung von teilnehmender Beobachtung machen, ist einen Ort zu wählen, an dem sie arbeiten oder gearbeitet haben. Dies führt zu einigen Problemen, die die Erhebung von validen, verläßlichen und sinnvollen Daten erschweren. Wenn die Krankenschwester z. B. eine Rolle im Team gefunden oder sich in einer Position etabliert hat, hat das Team bestimmte Erwartungen bezüglich ihrer Beteiligung an der täglichen Arbeit. Selbst zusätzliche Verhandlungen über eine neue Funktion wird diese Erwartungen nicht aus der Welt schaffen, weil die Kollegen sie als eine Verbündete betrachten und davon ausgehen, daß sie einspringt, wenn „Not am Mann" ist. Zudem ist es für die Krankenschwester als „Schafferin" schwierig, untätig herumzusitzen, während die Kollegen unter der Arbeitsbelastung stöhnen. Zweitens wird die Pflegekraft als Wissenschaftlerin schon in die Gruppe integriert sein, also als „eine der unsrigen" betrachtet werden; sie wird mithin die Werte der Gruppe, die sie untersuchen soll, schon verinnerlicht haben. In diesem Fall ist es nicht möglich, ein objektiver Beobachter zu sein.

War die Krankenschwester schon seit geraumer Zeit nicht mehr am Ort der Untersuchung, kann dies sowohl von Vor- als auch von Nachteil sein. Erscheint die Krankenschwester wieder am Ort des Geschehens, kann dies die Phase des Fremdseins und des Nicht-verstehens verkürzen, so daß sie schneller in der Lage sein wird, mit einer sinnvollen Datenerhebung zu beginnen. Andererseits wird aber die Zeitspanne, in der sie eine objektive Erhebung durchführen kann, bevor sie wieder zu einer „Insiderin" wird und sich deshalb ausklinken muß, beträchtlich verkürzt werden. Es ist deshalb wichtig, für die Studie ein Umfeld zu wählen, wo die Wissenschaftlerin als Fremde empfunden wird. Dies kann bedeuten, in ein anderes Krankenhaus zu gehen, um die Untersuchung durchzuführen.

5.4.4 Probleme bei der teilnehmenden Beobachtung

Das wichtigste Problem, das die Validität bei der teilnehmenden Beobachtung beeinträchtigen kann, ist die durch die Anwesenheit des Beobachters ausgelöste Verhaltensänderung. Diese Beeinflussung wird in dem Maß verringert, wie die Teilnehmer sich an die Gegenwart des Beobachters gewöhnen, sich weniger bedroht fühlen und das Vertrauen wächst. Paterson (1994) nennt dies das „emotionale Gewicht" und empfiehlt, in ihm einen Indikator der Gefühle zu sehen, die in der Periode der Datenerhebung zwischen Forscherin und Teilnehmern bestehen. Dieses Maß an Vertrauen bestimmt die Art der Informationen, die der Wissenschaftlerin von den Teilnehmern anvertraut wird. Das erforderliche Vertrauen ist aber nicht die einzige Barriere, die bei der Informationsgewinnung eine Rolle spielt; auch das Geschlecht und das Alter können die Daten beeinflussen, die der Wissenschaftler von den Informanten erhält. In der Anfangsphase der Datenerhebung können die erhaltenen Informationen möglicherweise beschränkt sein auf die Informationen, die die Teilnehmer bereit sind mitzuteilen. Im Verlauf der Zeit, die die Forscherin am Ort des Geschehens zubringt, kann sich aber die „Wissenschaftlerin-als-Fremde" in die „Wissenschaftlerin-als-Freundin" verwandeln (Leininger, 1985). Einerseits werden die gewonnenen Daten reichhaltiger im Verlauf der Untersuchung, andererseits wächst die Gefahr, daß die Forscherin zu einer „Insiderin" wird und die Ansichten der Teilnehmer übernimmt und auf diese Weise ihre Objektivität verliert.

Die Wissenschaftlerin muß sich die Freiheit sichern, den Untersuchungsort nach Belieben zu betreten und zu verlassen. Eine Wissenschaftlerin führte z. B. eine Untersuchung in einer Kinderklinik durch. Es wurde ihr gestattet, jederzeit ihre Beobachtungen durchzuführen außer wenn die Kinder zu Bett gehen sollten. Das Pflegepersonal glaubte, daß dann Beobachtungen die Kinder irritieren würden. Tatsächlich lieferten die Beobachtungen zu diesem Zeitpunkt die wertvollsten Informationen über die Trennungsangst.

Eine Methode, diese Problem zu bewältigen und die Daten zu verifizieren, ist, zu ganz bestimmten Zeitpunkten zu beobachten. Bei dieser Technik bestimmt der Projektleiter systematisch vorab bestimmte Termine, um Beobachtungen durchzuführen, und erscheint am Ort des Geschehens ohne Ankündigung. Morse benutzte diese Verfahrensweise (1984), als sie die Mutter-Kind-Beziehungen auf den Fiji-Inseln untersuchte. Sie war an der räumlichen Distanz zwischen den Müttern und ihren Kindern interessiert und machte ihre Beobachtungen, wenn sie an zufällig ausgewählten Zeitpunkten die Haushalte betrat.

Das Machtungleichgewicht zwischen Wissenschaftler und Teilnehmer könnte ein weiterer Grund für Besorgnis sein (Paterson, 1994). Es besteht die Gefahr, daß Mitarbeiter mit weniger Entscheidungsgewalt als der Projektleiter sich in einer Weise verhalten möchten, die diesem gefällt. In einer Analyse der Sozialisation von Studenten der Pflege in die Krankenpflege (Campbell e.a., 1994) wurde das Problem dadurch gelöst, daß Forschungsassistenten die Interviews und die teilnehmende Beobachtung übernahmen. Eine Interviewerin tendierte allerdings zunächst dahin, einer Gesprächspartnerin zu widersprechen, weil sie überzeugt war zu wissen, wie die Antworten auszusehen hätten. Es ist deshalb wichtig, die Forschungsassistenten zu überwachen, damit derartige Fehler bei der Datenerhebung nicht auftreten. Ein angemessener Zeitaufwand für die Feldarbeit und die Gewinnung des Vertrauens tragen außerdem dazu bei, diese Probleme zu meistern.

Ein weiteres wichtiges Problem bei der teilnehmenden Beobachtung ist die Beobachtung unethischen Verhaltens, das bei der Pflege von Patienten passiert, wie dies in Kapitel 3 behandelt wurde. So kann z. B. ein Wissenschaftler Zeuge des Schlagens eines Kindes sein oder der Weigerung, einem Patienten mit Schmerzen ein Analgetikum zu geben oder einem Patienten das Steckbecken zu bringen, weil der dieses „zum hundertsten Mal" verlangt. Handelt es sich bei diesem Vorfall um einen lebensbedrohlichen Sachverhalt, steht außer Frage, was zu tun ist. Die Sicherheit der Patienten hat unbedingten Vorrang und die Forscherin interveniert. Andererseits gibt es eine Grauzone; macht die Wissenschaftlerin von einem Vorfall Meldung, verläßt sie bewußt ihre Rolle; in den Augen der Patienten und des Pflegeteams wird sie eine „Polizistin". Mischt sich die Forscherin ein, indem sie das Steckbecken holt, verändert sich ihre Rolle, was eine Beeinflussung der Daten zur Folge hat. Eine Verhaltensanweisung kann nicht gegeben werden, weil jeder Fall von individuellen Rahmenbedingungen abhängig ist. Vielleicht läßt sich das Dilemma lösen, wenn man die Situation mit Kollegen bespricht oder um Unterstützung seitens der Ethikkommision der Institution bittet.

5.5 Aufzeichnungen über die Feldarbeit

Nach den Beobachtungen fällt es schwer, viele Details im Gedächtnis zu behalten; deshalb sollten einige Dinge beachtet werden, um bei der Aufzeichnung der Beobachtungen den Verlust von Informationen zu minimieren. Dazu gehören: sich sofort an die Arbeit machen; nicht über sie zu sprechen, bevor sie nicht schriftlich festgehalten ist; einen ruhigen Platz zum Schreiben finden; eine angemessene Zeitspanne dafür vorsehen; die Ereignisse in ihrer zeitlichen Reihenfolge notieren; die Ereignisse und Gespräche direkt in die Feder fließen lassen. Wird etwas vergessen, kann man das immer noch später hinzufügen.

Der Wissenschaftler sollte sich immer bewußt sein, daß die Aufzeichnung der Beobachtungen etwa dreimal so lange dauert wie die Beobachtungen selbst. Auch aus diesem Grund wird das Tonbandgerät als Instrument bevorzugt, weil es schneller ist, seine Notizen auf Band zu diktieren.

5.5.1 Aufzeichnungen über die Feldarbeit

Die Aufzeichnungen bestehen zunächst aus Stichpunkten zu wichtigen Sachverhalten, die später am Tag überarbeitet und ergänzt werden. Sie bestehen in der Rekonstruktion von Interaktionen, kurzen Ausschnitten aus Dialogen oder den Beschreibungen von Ereignissen. Die Notizen, die man sich während eines Gesprächs macht, sind so knapp, daß man sich währenddessen auf das Geschehen konzentrieren kann, um ein Gefühl für die Atmosphäre der Situation zu gewinnen wie für den Inhalt des Mitgeteilten. Mit diesen Aufzeichnungen hält man auch Ideen über Beziehungen zwischen den Daten fest, die möglicherweise den Ansatz für Korrelationen in der späteren Datenanalyse sind.

Aufzeichnungen über die Feldarbeit sind schriftliche Berichte über die Dinge, die die Forscherin hört, sieht, erfährt oder denkt im Lauf des Sammelns oder des Nachdenkens über die Informationen im Rahmen einer qualitativen Studie (Bogdan und Biklen, 1982). Detaillierte, genaue und umfangreiche Aufzeichnungen sind erforderlich für den Erfolg einer qualitativen Untersuchung. In den Untersuchungen, die als teilnehmende Beobachtung durchgeführt werden, werden alle Daten als Notizen aus der „Feldarbeit" gesammelt.

Aufzeichnungen dieser Art können auch als Ergänzung zu anderen Formen der Datenerhebung eingesetzt werden. Ein auf Tonband aufgezeichnetes Interview gibt die materielle Umwelt nicht wieder, nicht die Eindrücke des Beobachters oder die nonverbale Kommunikation in einer beobachteten Interaktion. Diese Beobachtungen sollten in Form von Notizen konserviert werden, um das mitgeschnittene Interview zu ergänzen. Während der Beobachtungen wird sich der Wissenschaftler vielleicht subjektiver Vorurteile oder nicht belegter Vermutungen bewußt, die sich später als unzutreffend herausstellen. Wenn einige Wissenschaftler dafür plädieren, diese Gedanken schriftlich festzuhalten, sollte dies in einem separaten Notizbuch geschehen. Auf diese Weise würden objektive und subjektive Daten getrennt aufbewahrt. Zudem könnten Feldaufzeichnungen öffentliches Eigentum werden und von anderen Wissenschaftlern noch einmal benutzt werden. Deshalb ist es weniger störend, wenn sicher ist, daß diese ersten Eindrücke im Privateigentum des Forschers bleiben.

5.5.2 Inhalt der Feldaufzeichnungen

Wie bereits gesagt, handelt es sich bei Feldaufzeichnungen um beschreibende Berichte, in denen der Beobachter objektiv registriert, was am Ort des Geschehens passiert ist. Dabei ist das Ziel, das individuelle Erleben der Teilnehmer festzuhalten und die Gemeinschaft zu beschreiben, von der sie ein Teil sind. Es ist unrealistisch zu erwarten, daß man alle Aspekte der Situation einfangen könnte, aber es ist wichtig, so viele Gesichtspunkte wie möglich in den Feldaufzeichnungen zu Papier zu bringen und sich dabei zumindest teilweise von der Zielsetzung des Projekts leiten zu lassen.

In diesen Feldaufzeichnungen ist es wesentlich, keine Zusammenfassungen zu verwenden, sondern die Personen wörtlich zu zitieren. Beobachtet man eine Krankenschwester bei ihrer Arbeit, ist es wichtig zu beschreiben, was ihre Tätigkeit beinhaltet. Eine Eintragung könnte z. B. lauten:

Die Krankenschwester sagte zur Patientin: „Wie geht es Ihnen heute?"; sie wartete die Antwort nicht ab, sondern schlug die Bettdecke zur Seite und sah sich den Verband an.

Dies enthält eine genauere Beschreibung als zu sagen, sie habe die Patientin untersucht. Entscheidend ist, die Bewertung eines Vorgangs nicht mit der Beschreibung der Pflege zu vermischen. Würde der Beobachter festhalten: „Die Krankenschwester führte eine oberflächliche Untersuchung durch", hat er eine Bewertung durch die Verwendung des Begriffs „oberflächlich" vorgenommen. Dies verführt die Beobachterin dazu, Vorgänge pauschal wahrzunehmen, anstatt Einzelheiten aufzunehmen und nach der Bedeutung oder dem Grund hinter der Verhaltensweise zu suchen.

Feldaufzeichnungen beziehen sich auf eine Vielzahl von Bereichen. Sie können Portraits einzelner Personen enthalten mit der Schilderung der körperlichen Erscheinung, der Kleidung, Manerismen oder der Art, sich auszudrücken. Jeder Aspekt des Aussehens und Verhaltens, der die Person von der Gruppe abhebt, sollte festgehalten werden.

Ein weiterer wichtiger Gesichtspunkt ist die Rekonstruktion der Dialoge. Dies ähnelt der Pflegedokumentation und erstreckt sich auf die Vorgänge zwischen den Teilnehmern oder zwischen der Beobachterin und den Teilnehmern. Sowohl die Gespräche in der Öffentlichkeit als auch die unter vier Augen sollten festgehalten werden ebenso wie non-verbale Kommunikation wie Gesten oder der Gesichtsausdruck. Ist der rekonstruierte Dialog nur eine ungefähre Darstellung des tatsächlichen, sollte er mit besonderen Anführungszeichen oder ähnlichem besonders gekennzeichnet werden. Das gleiche gilt, wenn es ungewiß ist, ob das Beschriebene tatsächlich so passiert ist.

Wird eine Situation einer anders gearteten Kultur beschrieben, möchte die Wissenschaftlerin vielleicht keine genauen Aufzeichnungen über geringe Verhaltensverschiedenheiten machen. Eine Mutter könnte z. B. einen Säugling in einer Art und Weise baden wollen, die der Beobachterin fremd ist. Eine Notiz über die dabei beobachteten Verhaltensweisen könnte erforderlich sein, um sich an Details des Vorgangs zu erinnern, weil derartige Dinge nicht mehr beachtet werden könnten, wenn die Wissenschaftlerin erst einmal mit der Situation vertraut geworden ist.

Im Krankenhaus könnten die spezifischen Beziehungen in einer Familie einen Bericht über ein bestimmtes Vorkommnis notwendig machen. Wenn jemand aus der Familie Essen bringt, wer macht das? Woraus besteht das Essen? Sind vor der Einnahme der Mahlzeit bestimmte Rituale zu beachten? Das Ereignis selbst sollte festgehalten werden, aber auch die Art und Weise, wie es vonstatten ging und die dabei beobachteten spezifischen Verhaltensweisen.

Ein anderes Beispiel berichtet Soares (1978) in ihren Aufzeichnungen der Kommunikation auf einer Intensiv-Station, in denen sie die Strukturelemente darstellt. Sie beschreibt den Anlaß für das Gespräch, die daran beteiligten Personen, Lautstärke und Stimmfärbung sowie das Verhalten der Beteiligten. Reichhaltige Informationen in den Feldaufzeichnungen werden ergänzt durch Fakten, die die Wissenschaftlerin in die Lage versetzen, Hinweise zu erkennen, die im Rahmen des untersuchten Materials Ansätze für die Analyse beinhalten.

Die Beobachterin sollte ebenfalls jede Verhaltensweise festhalten, die die Beobachtungen beeinflußt haben könnte. Gespräche und Verhalten, die die Interaktion vielleicht beeinflußt haben, müssen notiert werden. Die Beeinflussung der Situation durch den Beobachter sollte zwar minimiert werden, aber sorgfältige Aufzeichnungen können sehr hilfreich sein bei der Einschätzung unerwünschter Nebenwirkungen, weil eine Beeinflussung nie ganz auszuschließen ist.

Zusätzlich zu den Beschreibungen könnte die Forscherin Sätze und Redewendungen festhalten, die eine nicht ganz objektive Wiedergabe eines Vorgangs beinhalten und als Erinnerungsstütze benutzt werden könnten. Ein Kürzel wie „AB" (Anmerkung des Beobachters) könnte verwendet werden, um die Gefühle des Beobachters, Probleme, Vermutungen, Eindrücke oder Vorurteile festzuhalten, aber auch moralische Dilemmas oder Konflikte (Bogdan und Taylor, 1975). Die Wissenschaftlerin könnte ebenfalls auf Sachverhalte hinweisen, die einer Klärung bedürfen, oder auf potentielle Mißverständnisse zwischen Beobachterin und Teilnehmern.

5.5.3 Form der Feldaufzeichnungen

Feldaufzeichnungen können entweder auf Band gesprochen werden, um später transskribiert zu werden, oder schriftlich notiert werden. Bei der zweiten Methode ist es sinnvoll, einen kleinen, farbneutralen Lose-Blatt-Ordner zu benutzen, weil dies die einfachste Verfahrensweise ist, solche Aufzeichnungen aufzubewahren. Er ist einfach zu transportieren und beim Gebrauch relativ unauffällig. Die Notizen zu jedem Thema können ohne Schwierigkeiten in den Stammordner übernommen werden. Die Seiten zu datieren ist oft vernünftiger als sie mit chronologischen Seitenzahlen zu versehen. Ein zweites Notizbuch mit Seitenfächern kann dazu dienen, die Einverständniserklärungen mit sich zu führen sowie die Formulare für die Information, die Tätigkeitsbelege sowie die Termine für die Interviews und Beobachtungen, sofern dies sinnvoll ist. In ihm kann man auch den Fortschritt der Studie dokumentieren.

Für jede Beobachtungsphase, die in den Feldaufzeichnungen festgehalten wird, sollte der Ort, an dem die Beobachtung stattfand, Datum und Uhrzeit notiert werden, die Beobachterin und die Anzahl der Seiten, die sich auf diesen Vorgang beziehen (vgl. Muster für Feldaufzeichnungen). Dieser Eintragung sollten entsprechende Eintragungen im Terminkalender der Projektleiterin bezüglich der Beobachtungen und/oder Interviews entsprechen, weil diese Vorsichtsmaßnahme eine Hilfe ist, die Übersicht über die Daten zu behalten und entsprechende Beobachtungen bzw. Interviews zuordnen zu können.

Muster für Feldaufzeichnungen

Nr. _____ des Teilnehmers

Datum _____ Beginn _____ Ende _____

Vorher festgelegte Ziele

Ort des Interviews

Anwesende Personen

Beschreibung des Umfelds (einschließlich persönlicher Dinge etc.)

Nicht-verbales Verhalten (z. B. Stimmfärbung, Körperhaltung, Gesichtsausdruck, Augenbewegung, Lautstärke, Körperbewegungen, Gesten)

Inhalt des Interviews (z. B. Benutzung von Schlüsselworten, Themen, persönliche Gesichtspunkte, genauer Wortlaut oder Redewendungen, die ungewöhnlich sind)

Eindrücke der Wissenschaftlerin (z. B. Nervosität des Befragten bei bestimmten Themen, emotionale Reaktionen auf Personen, Ereignisse oder Objekte)

Analyse (z. B. Fragen der Forscherin, erste Vermutungen, Tendenz in den Informationen, sich andeutende Strukturen)

Technische Probleme (z. B. 5 Minuten nicht aufgezeichnet, weil Tonband gewechselt)

5.6 Skizzen

Skizzen, aus denen die Anordnung der Möbel oder der Personen hervorgeht, könnten ebenfalls in die Feldaufzeichnungen eingehen. Dazu gehören Pläne, die zeigen, wie Gegenstände verteilt waren oder arrangiert wurden, die materiellen Strukturen des Umfelds und die Aufzählung wichtiger Objekte in ihm. Diese Informationen über die Bedeutung von Objekten am Ort der Studie werden möglicherweise durch Beobachtungen oder durch die Befragung von Anwesenden erlangt.

Besonders sinnvoll ist die Verwendung von Skizzen in der Forschung, wenn die Bewegungen der Personen in einem sozialen Raum in Beziehung stehen zum Standort und den Bewegungen der gleichen Personen im physischen Raum (Melbin 1960). Diagramm (wie Soziogramme), Skizzen von Etagen, Fließdiagramme und Luftaufnahmen können ebenfalls im Sinne von Karten für Forschungszwecke geeignet sein.

In der Untersuchung von Toohey (Toohey und Field, 1985) über eine Notaufnahme konnte die Wissenschaftlerin nachweisen, daß die Station so eingerichtet war, daß sie dem Pflegepersonal ermöglichte, die Szene so zu arrangieren, daß die Pflegekräfte auch zu den Zeiten sehr beschäftigt zu sein schienen, an denen tatsächlich in der Notaufnahme wenig zu tun war. Die Anordnung der Gegenstände erlaubte es den Pflegekräften auch, längeren Kontakten mit den Patienten aus dem Weg zu gehen, die von ihnen nicht als wirkliche Notfälle betrachtet wurden. Entscheidend dabei war, in einer frühen Phase der Studie Skizzen anzufertigen, um die Relation zwischen physischem und sozialem Raum zu erkennen.

5.7 Zusätzliche Methoden der Datenerhebung

Lebensgeschichten, Tagebücher, die Analyse privater Sammlungen und das Studium öffentlicher Dokumente können allein oder im Zusammenspiel mit der teilnehmenden Beobachtung ebenfalls eingesetzt werden. Bei Lebensgeschichten werden Interviewtechniken verwendet; sie können also als eine spezialisierte Form dieser Methode angesehen werden. Offizielle Dokumente oder „harte" Daten wie die aus der staatlichen Statistik werden gelegentlich herangezogen, um die von den Teilnehmern stammenden Informationen zu verifizieren; sie können auch bei einem Vergleich zwischen drei Datenquellen benutzt werden.

5.7.1 Lebensgeschichte

Eine Lebensgeschichte wird benutzt, wenn die Forscherin die Geschichte einer Person (Mikro-Geschichte) im Rahmen ihrer Zeit (Makro-Geschichte) untersuchen möchte. Sie ermöglicht der Wissenschaftlerin, die gegenwärtigen Einstellungen und Verhaltensweisen einer Person vor dem Hintergrund der Entscheidungen zu analysieren, die zu einem früheren Zeitpunkt gemacht wurden und vielleicht auch an einem anderen Ort. Lebensgeschichten können Erzählungen in der Ich-Form sein, die auf der Basis der zeitlichen Abfolge strukturiert sind.

Lebensgeschichten und Biographien unterscheiden sich insofern, als Biographien den Zweck haben, Einzelheiten über das Leben einer Persönlichkeit zu erfahren, üblicherweise von jemandem, der in einer Gesellschaft oder Kultur gut bekannt ist. Bogdan und Taylor (1975) empfehlen, für eine Lebensgeschichte eine Interviewzeit von 50 bis 60 Stunden vorzusehen, in wöchentlichen Interviews verteilt über 5 Monate. Im Unterschied dazu können mündliche Lebensberichte mit relativ geringem Interviewaufwand erzielt werden, z. B. in 3 oder 4 Stunden, die in zwei Sitzungen aufgeteilt werden (Safier, 1977).

Sowohl Lebensgeschichten als auch mündliche Lebensberichte versuchen, die Einstellungen und Verhaltensweisen von Individuen im Verlauf der Zeit nachzuzeichnen. Die Lebensgeschichte eines einzelnen sollte jedoch in ihrer Darstellung eingebettet werden in den Kontext der gesamten Lebenserfahrungen, was möglicherweise mehr Zeit erfordert als sich einen chronologischen mündlichen Lebensbericht geben zu lassen. Letzteres hat mehr Ähnlichkeit mit einer Biographie als mit einer Lebensgeschichte. Es muß allerdings zugestanden werden, daß in der Literatur die Begriffe Lebensgeschichte, mündlicher Lebensbericht und Biographie synonym verwendet werden (Hagermaster, 1992). Entscheidend ist jedoch, daß die, die für sich in Anspruch nehmen, „Lebensgeschichten" zu verwenden, Zielsetzung und Methode kennen.

Entscheidet man sich über eine Stichprobe für die Methode „Lebensgeschichten", ist es ganz wichtig, daran zu denken, daß nicht alles, was die Informanten zu erzählen wissen, sich als Lebensgeschichte eignet. Entscheidend ist dabei, daß die Gesprächspartner die Zeit haben, sich bei diesem Projekt zu engagieren, und bereit sind, über ihr Leben so zu berichten, daß dies der Perspektive des Forschers gerecht wird. Eine maßgebende Voraussetzung dafür ist die Intimität des Kontakts, der sich zwischen Wissenschaftlerin und Teilnehmern herausbildet. Der Erfolg hängt von einer vertrauensvollen Beziehung ab.

In der Forschung, die sich der Lebensgeschichten bedient, treten auch moralische Probleme auf. Das erste ist der Schutz der Anonymität, wenn der Gesprächspartner über sehr persönliche Dinge berichtet. Es ist schwierig, einen detaillierten Bericht zu verfassen, ohne die Person des Informanten preiszugeben. Andererseits kann der Forscher sich zu stark mit dem Leben seines Gesprächspartners identifizieren, weil damit eine langdauernde Beziehung verbunden ist, und er eher als Berater denn als Wissenschaftler fungiert. Geht es in der Studie um gefährdete Personen (wie z. B. mißhandelte Frauen), kann sich ein Konflikt zwischen therapeutischen und wissenschaftlichen Bedürfnissen ergeben.

Die Lebensgeschichte ist möglicherweise eine valide Form der Datenerhebung. Werden Informationen über eine lange Zeitspanne hinweg gesammelt, können Fragen umformuliert, Antworten nochmals diskutiert und die Reaktionen über eine längere Zeit hinweg miteinander verglichen werden.

Sowohl die Technik des Tonband-Interviews als auch die der Feldaufzeichnungen werden bei der Lebensgeschichte benutzt. Zu Informationen kommt man sowohl durch direkte als auch durch indirekte Fragen. Beschreibende, strukturelle wie kontrastierende Fragen zur Datengewinnung werden während der gesamten Laufzeit des Projekts eingesetzt. Herausragende Ereignisse im Leben einer Person werden möglicherweise dazu benutzt, um die Dinge chronologisch zu ordnen. Bei diesem Vorgang können das Alter der Person wie besondere Daten herangezogen werden. Hat man die wesentlichen Wendepunkte im Leben eines Individuums erkannt, kann das die Basis für weitere Fragen sein.

Die Datenanalyse besteht aus der Kodierung, der Kategorisierung und der Verknüpfung von Themen, so wie man das aus der Ethnographie kennt (Miles und Huberman, 1994). Die Wissenschaftlerin wird Strukturen der Lebenserfahrungen bei einzelnen Teilnehmern miteinander vergleichen. Konzeptionelle Bezugsrahmen sind möglicherweise nützlich für die Organisation von Daten; so könnten Darstellungen der beruflichen Karriere benutzt werden, um die Karrierestrukturen von Pflegekräften in gehobenen Positionen zu erklären. Es sollte allerdings darauf geachtet werden, daß dieser Bezugsrahmen nicht dazu verwendet wird, um die Richtung der Datenerhebung zu beeinflussen.

Lebensgeschichten sind vielleicht hilfreich für das Verständnis allgemeiner Verhaltensstrukturen und Ansichten innerhalb einer Kultur und zwischen denselben. Durch die Verwendung von Lebensgeschichten kann man möglicherweise die Entstehung von Karriereabläufen zeigen oder erklären, wie Patienten im Laufe der Zeit lernen, mit einer chronischen Krankheit fertig zu werden. Möchte eine Forscherin Lebensgeschichten als eine Methode der Datengewinnung benutzen, sollte sie sich vor Augen führen, daß dieser Vorgang zeitaufwendig ist und die Gefahr eines emotionalen Involvments mit dem Gesprächspartner beinhaltet. Die Rekonstruktion der frühen Jahre kann schwierig werden. Fotografien und andere Familiendokumente können helfen, die Erinnerung der Auskunftspersonen zu schärfen. Diese Art der Forschung erfordert einen erheblichen Zeitaufwand und eine gute Mitarbeit seitens der Teilnehmer.

Gibt man eine Lebensgeschichte wieder, ist es entscheidend, die eigenen Worte des Informanten zu benutzen. Deshalb ist eine Tonbandaufzeichnung normalerweise erforderlich. Ist dies jedoch nicht möglich, haben Pflegekräfte meist viel Erfahrung mit dem Prozeß der Wiedergabe von Interaktionen, und es ist sinnvoll, diese Fähigkeiten jetzt einzusetzen. Ein Beispiel dafür ist der Fall einer Person, die durch ihre Aussage gefährdet sein könnte. Dies würde vor allem dann zutreffen, wenn man die Person aufgrund ihrer Stimme erkennen könnte. Languess (1965) hat sich intensiv mit den moralischen Aspekten der Aufzeichnung von Lebensgeschichten beschäftigt und macht auf Sicherheiten für die Wissenschaftlerin wie für die Gesprächspartner aufmerksam; hier liegt eine wertvolle Quelle vor für alle die, die weitere Informationen suchen.

Bei Immigranten würden Lebensgeschichten eine Hilfe bei den Prozessen der Eingliederung sein, weil man die Probleme bei der Einwanderung und die des Kulturschocks besser verstehen könnte. Die Lebensgeschichten von einigen frühen Pionierinnen der Krankenpflege würden dem Verständnis der Evolution der Pflege in den letzten 100 Jahren eine neue Dimension hinzufügen. Auch der Einfluß einer schweren oder zur Behinderung führenden Krankheit auf das Leben eines Individuums kann durch die Technik der Lebensgeschichte untersucht werden.

5.7.2 Tagebücher

Tagebücher können eine wertvolle Datenquelle darstellen und eine sehr persönliche, beschreibende Kommentierung des Alltagslebens einer Person sein. Eine Wissenschaftlerin kann möglicherweise ein persönliches Tagebuch verwenden, das von jemand täglich geführt wurde. Diese Ressource ist schon von Historikern wie von Biographen benutzt worden, um das Leben einer Persönlichkeit wiederaufleben zu lassen und besser zu verstehen.

Diese Technik wurde ebenfalls schon von Sozialwissenschaftlern bei einer Vielzahl von Forschungsarbeiten benutzt. In den letzten Jahren wurde bereits in einigen Forschungsberichten über diese Vorgehensweise als der primären Methode der Datenerhebung berichtet (Ross, Rideout und Carson, 1994).

Tagebücher können sowohl als unstrukturierte wie als halbstrukturierte Methode der Datenerhebung verwendet werden. Am häufigsten erhält der Forscher eine gewisse Struktur dadurch, daß er die Gesprächspartner auffordert, genauere Informationen in bezug auf einen bestimmten Aspekt oder ein besonderes Erlebnis oder Ereignis zur Verfügung zu stellen. Im Umkreis des Gesundheitswesens ist diese Technik mit einigem Erfolg eingesetzt worden (Freer, 1080; Hickey, Akingama und Radowski, 1991); Tagebücher sind sowohl als primäre Datenquelle verwendet worden (Ross, Rideout und Carson, 1994), aber auch zur Verifizierung von Informationen (O"Hare, 1991). Die Kooperation der Informanten wie ihre Qualität sind als sehr zufriedenstellend beurteilt worden (Verbrugge, 1980).

Die Qualität der Daten in den Tagebüchern sollte nicht durch die Erinnerung beeinflußt werden, wenn die Ereignisse in zeitlich unmittelbarem Zusammenhang notiert worden sind. Andererseits erfordert diese Methode die andauernde Kooperation des Informanten. Mit dieser Technik wurde vor allem in Untersuchungen bei Familien mit mittlerem Einkommen gearbeitet, bei denen die Gesprächspartner eine höhere Schulbildung besaßen. Dies kann zu dem hohem Grad an Kooperation und der Güte der Informationen beigetragen haben. Tagebücher scheinen ein sinnvoller Weg der Datenerhebung zu sein; da diese Methode aber relativ neu ist, ist eine kontinuierliche Kontrolle der Qualität der Informationen und der Kooperation der Informanten wesentlich.

5.7.3 Fotografien

Fotografien können eine visuelle Vorstellung vom Umfeld eines Untersuchungsorts vermitteln. Sie können außerdem dazu verwendet werden, um visuelle Einsichten in die Bedingungen menschlichen Lebens zu gewinnen.

Fotografien können die Erinnerung eines Informanten an ein Ereignis stimulieren und so zu reichhaltigeren Informationen und einem besseren Verständnis seitens des Wissenschaftlers führen. Ereignisse können festgehalten und später überdacht und interpretiert werden, um sich der Bedeutung des Vorgangs für den Informanten zu vergewissern. Dies erweitert und vertieft die Kommunikation zwischen Forscher und Informant über das Ereignis. Werden Fotografien in dieser Weise verwendet, kann der Gesprächspartner eine Geschichte spontan erzählen, vor allem dann, wenn im Vordergrund der Exploration die gefühlsmäßige Seite der menschlichen Erfahrung steht, so wie dies bei Highley (1989) in ihrer Arbeit über das Fürsorgeverhalten in der Familie der Fall war. Auch Hagedorn (1990) beschreibt die Verwendung von Fotografien in der Pflegeforschung.

5.7.4 Briefe und persönliche Dokumente

Persönliche Briefe stellen eine fruchtbare Datenquelle über die Beziehungen zwischen Menschen dar, die miteinander korrespondieren. Briefe von Patienten an ihre Familien können ebenfalls Einblicke in die Erfahrung „Krankenhaus" eröffnen. In der Geschichtsschreibung stützen sich viele der veröffentlichten Biographien von Florence Nightingale insbesondere auf ihre privaten und an öffentliche Persönlichkeiten gerichteten Briefe als einer Datenquelle für die Beschreibung ihres Lebens und ihrer Karriere (Woodham-Smith, 1983). Vertrauliche Briefe von vielen Leuten könnten kombiniert und analysiert werden, um ein Ereignis oder Phänomen zu verstehen. Die Untersuchung von Briefen von Selbstmördern (Lester und Reeve, 1982) ist ein Beispiel für diese Art der Forschung.

5.7.5 Offizielle Dokumente

In der Pflegeforschung sind Sterbetafeln, Statistiken über den Gesundheitszustand, Krankenhausstatistiken sowie Patientenakten die am häufigsten verwendeten Arten von Statistiken. Krankenhäuser und Institutionen des Gesundheitswesens generieren eine außerordentliche Fülle von qualitativen und quantitativen Daten und bewahren diese auf. Quantitative Daten wie Patientenstatistiken können insofern nützlich sein, als sie Trends aufzeigen. Statistiken können auch dazu benutzt werden, um die Repräsentanz von Teilnehmern einer qualitativen Studie zu untermauern in Relation zu der untersuchten Gruppe, sofern diese Information nützlich ist. Statistische Daten können ebenfalls dazu verwendet werden, um Eindrücke zu überprüfen. Wenn z. B. ein Beobachter in einer Ambulanz nur wenige Kinder antrifft, kann dieser Eindruck mit der entsprechenden Statistik verglichen werden, um den Eindruck zu verifizieren. Die Wissenschaftlerin kann dann nach einer Erklärung für ihren Befund suchen, der da lautet: „Warum suchen so wenige Kinder die Ambulanz auf, um Hilfe zu erhalten?"

In der qualitativen Forschung können auch Patientenakten herangezogen werden, um Informationen zu überprüfen, die von Patienten stammen oder von Pflegekräften über eine Behandlung oder medizinische Intervention oder über eine bestimmte Station. Patientenakten sind möglicherweise ebenfalls die primäre Quelle für die Analyse für qualitativ arbeitende Wissenschaftler, die bestimmte Trends untersuchen möchten. Ein Beispiel wäre die Auswertung des Kardex, um die „Etiketten" zu untersuchen, die bestimmten Patienten vom Pflegepersonal gegeben werden.

Andere offizielle Dokumente könnten die Aufnahme- und Entlassungsinterviews sein. Cohen (1981) untersuchte Studenten, die ein Ausbildungsprogramm in der Pflege ohne Abschluß abbrachen. Sie verglich die Noten bei der Aufnahme und während der Ausbildung mit Interviews, die fünf Jahre später geführt worden waren, und fand heraus, daß beruflicher Mißerfolg mit emotionalen Problemen und der Unfähigkeit verknüpft war, die Rolle einer Pflegekraft zu akzeptieren, nicht aber mit dem Fehlen eines intellektuellen Potentials.

5.8 Prinzipien

- Man sollte es den Teilnehmern überlassen, Zeit und Ort des Interviews auszuwählen.
- Versichern Sie sich vor dem Beginn des Interviews eines guten Kontakts.
- Wenn Sie ein interaktives, unstrukturiertes Interview durchführen, sollten die Gesprächspartner die Freiheit haben, ihre Geschichte zu erzählen; der Wissenschaftlerin fällt die Rolle der Zuhörerin zu.
- Überlassen Sie es den Informanten zu entscheiden, wo sie anfangen und in welcher Reihenfolge sie ihre Geschichte erzählen wollen.
- Der Forscher ist kein Berater; hören Sie aufmerksam zu, aber intervenieren Sie nicht.
- Halbstrukturierte Interviews werden verwendet, wenn man die Fragen, aber nicht die Antworten kennt.
- Fragebögen mit Fragen in Form von Satzergänzungen können zur Datenerhebung eingesetzt werden, wenn einige Dimensionen des Phänomens bekannt sind.
- Die Beobachtung ergänzt das Interview und liefert Antworten zu Fragen des Umfelds, die durch eine Befragung allein nicht beantwortet werden können.
- Der Ort der Untersuchung sollte nicht mit dem eigenen Arbeitsplatz identisch sein.
- Die Anwesenheit eines Beobachters kann das Verhalten beeinflussen, aber nach einer angemessenen Zeitspanne wird diese Gefahr geringer.

- In der qualitativen Forschung sind Feldaufzeichnungen entscheidend und sollten gemacht werden, sobald der beobachtete Vorgang abgeschlossen ist.
- Andere Techniken der Datensammlung wie Skizzen, Lebensgeschichten, Fotografien, Briefe, Tagebücher, private und öffentliche Dokumente können das Forschungsmaterial bereichern.

Literatur

Bogdan, R. and Biklen, S.K. (1982) Qualitative Research for Education: An Introduction to Theory and Methods, Allyn and Bacon, Toronto.

Bogdan, R.C. and Taylor, S.J. (1975) Introduction to Qualitative Research Methods: A Phenomenological Approach to the Social Sciences, John Wiley and Sons, New York.

Campbell, I.E. Larrivee, L.Field, P.A. et al. (1994) Learning to nurse in the clinical setting. Advanced Journal of Nursing, 20, pp. 1125–31.

Cohen, H.A. (1981) The Nurse's Quest for a Professional Identity, Addison–Wesley, Menlo Park, CA.

Davis, D.L. (1986/92) The meaning of menopause in a Newfoundland fishing village, in Qualitative Health Research, (ed. J.M. Morse), Sage, Newbury Park, CA, pp. 145–69.

Doan, H. and Morse, J.M. (1985) The last taboo: roadblocks for researching menarche. Health Care for Women International, 6(5–6), 277–83.

Freer, C.B. (1980) Self care: a health care study, Medical Care, 18, 835–61.

Golander, H. (1987/92) Under the guise of passivity, in Qualitative Health Research, (ed. J.M. Morse), Sage, Newbury Park, CA, pp. 192–201.

Gold, R.L. (1958) Roles in sociological observation. Social Forces, 36, 217–23.

Hagedorn, M. (1990) Using photography with families of chronically ill children, in The Caring Imperative in Education, (eds M. Leininger and J. Watson), The National League for Nursing, New York, pp. 227–34.

Hagermaster, J.N. (1992) Life history: a qualitative method of research. Journal of Advanced Nursing, 17, 1122–8.

Hickey, T., Akingama, H. and Rakowski, W. (1991) The illness characteristics and health care decisions of older people. Journal of Applied Gerontology, 10, 169–83.

Highley, B. (1989) The camera in nursing research and practice, in Toward a Science of Family Nursing, (eds C. Gilliss, B. Highly, B. Roberts and I.M. Martinson), Addison Wesley, Menlo Park, CA, pp. xxi–xxvii.

Languess, L.C. (1965) The Life History in Anthropological Science, Holt, Rinehart and Winston, New York.

Leininger, M. (1985) Nature, rationale and importance of qualitative research methods in nursing, in Qualitative Research Methods in Nursing, (ed. M. Leininger), Grune and Stratton, London, pp. 1–26.

Lester, D. and Reeve, C. (1982) The suicide notes of young and old people. Psychological Reports, 50, 334.

Melbin, M. (1960) Mapping uses and methods, in Human Organization Research: Field Relations and Techniques (eds R.N. Adams and J.J. Preiss), Dorsey Press, Homewood, IL, pp. 255–66.

Miles, N.B. and Hubermann, A.B. (1994) Qualitative Data Analysis, 2nd edn, Sage, Thousand Oaks, CA.

Morse, J.M. (1984) Cultural context of infant feeding in Fiji. Ecology of Food and Nutrition, 14, 287–96.

Morse, J.M. and Bottorff, J.L. (1988/92) The emotional experience of breast expression, in Qualitative Health Research, (ed. J.M. Morse), Sage, Menlo Park, CA, pp. 319–32.

Morse, J.M. and Bottorff, J.L. (1989a) Intending to breastfeed and work. Journal of Obstetrical, Gynecological and Neonatal Nursing, 18(6), 493–500.

Morse, J.M. and Bottorff, J.L. (1989b) Managing breastfeeding: the problem of leaking, Journal of Nurse Midwifery, 34(1), 15–20.

Norris, J. (1991) Mothers' involvement in their adolescent daughters' abortions, in The Illness Experience, (eds J.M. Morse and J.L. Johnson), Sage, Newbury Park, CA, pp. 201–36.

Nystrom, A.E.M. and Segesten, K.M. (1994) On source of powerlessness in nursing home life. Journal of Advanced Nursing, 19, 124–33.

O'Hare, T. (1991) Measuring alcohol consumption: a comparison of the retrospective diary and the quantity - frequency methods in a college drinking survey. Journal of Studies on Alcohol, 52, 500–2.

Paterson, B.L. (1994) A framework to identify reactivity in qualitative research. Western Journal of Nursing Research, 16, 301–16.

Pearsall, M. (1965) Participant observation as a role and method in behavioral research. Nursing Research, 14(1), 37–42.

Rosenhahn, D.L. (1973/92) On being sane in insane places, in Qualitative Health Research, (ed. J.M. Morse), Sage, Menlo Park, CA, pp. 202–24.

Ross, M.M., Rideout, E.M. and Carson, M.M. (1994) The use of the diary as a data collection technique. Western Journal of Nursing Research, 16, 414–25.
Safier, G. (1977) Contemporary American Leaders in Nursing: An Oral History, McGraw–Hill, New York.
Soares, C.A. (1978) Low verbal use and status maintenance amongst intensive care nurses, in The Nursing Profession: Views Through the Mist, (ed. N.L. Chaska), McGraw-Hill, New York, pp. 198–204.
Toohey, S. and Field, P.A. (1985) Parent's descriptions of care. Nursing Mirror, 161(19), 38–40.
Verbrugge, L. (1980) Health diaries, Medical Care, 18, 73–95.
Wax, R. (1971) Doing Fieldwork: Warnings and Advice, University of Chicago Press, Chicago.
Weinholz, D. (1991) The study of physicians during attending rounds: a study of team learning among medical students. Qualitative Health Research, 1, 152–77.
Woodham-Smith, C. (1983) Florence Nightingale 1820–1910, Atheneum, New York.

Weiterführende Literatur

Adler, P.A. and Adler, P. (1987) Membership Roles in Field Research, Sage, Newbury Park, CA.
Basch, C.E. (1987) Focus group interview: an under-utilized research technique for improving theory and practice in health education. Health Education Quarterly, 14, 411–48.
Bauer, P.F. (1984) Personal reflections on participant observation as a methodology in the social sciences. Pastoral Psychology, 32, 140–5.
Denzin, N.K. (1989) Interpretive Biography, Sage, Newbury Park, CA.
Fine, G.A. and Sandstrom, K.L. (1988) Knowing Children: Participant Observation with Minors, Sage, Newbury Park, CA.
Harel, I. (1991) The silent observer and holistic note-taker: using video for documenting a research project, in Constructionism, (eds I. Harel and S. Papert), Ablex, Norwood, pp. 449–64.
Ives, E.D. (1974) The Tape-Recorded Interview: A Manual for Field Workers and Oral History, The University of Tennessee Press, Knoxville.
Krueger, R.A. (1994) Focus Groups: A Practical Guide for Applied Research, 2nd edn, Sage, Thousand Oaks, CA.
McCracken, G. (1988) The Long Interview, Sage, Newbury Park, CA.
Nyamathi, A. and Shuler, P. (1990) Focus group interview: a research technique for informed nursing practice. Journal of Advanced Nursing, 15, 1281–8.
Richardson, A. (1994) The health diary: an examination of its use as a data collection method. Jorunal of Advanced Nursing, 19, 782–91.
Rogers, A.E. Caruso, C.C. and Aldruch, M.S. (1993) Reliability of sleep diaries for assessment of sleep/wake patterns. Nursing Research, 42, 368–72.
Schein, E.H. (1987) The Clinical Perspective in Fieldwork, Sage, Newbury Park, CA.
Schwartzman, H.B. (1993) Ethnography in Organizations, Sage, Newbury Park CA.
Stafford, M.R. and Stafford, T.F. (1993) Participant observation and the pursuit of truth: methodological and ethical considerations. Journal of the Market Research Society, 35, 63–76.
Thomas, J. (1993) Doing Critical Ethnography, Sage, Newbury Park, CA.

6 Prinzipien der Datenanalyse

Zwei Komponenten des Forschungsprozesses ergänzen sich um sicherzustellen, daß das Endergebnis eine wirklich exzellente wissenschaftliche Arbeit ist. Die erste ist die Sammlung ausreichender und angemessener Daten, die zweite die Kreativität bei der Datenanalyse. In diesem Kapitel wollen wir uns mit der kreativen Datenanalyse beschäftigen. Danach soll die Aufbereitung und das Handling der Daten beschrieben werden, die eine Hilfe bei der Datenanalyse darstellen, und schließlich werden wir uns den Verfahrensweisen zur Verifizierung der Analyse zuwenden (d. h. den Prüfrecherchen) und den übrigen Techniken, mit denen die sich herausbildende Theorie getestet wird.

6.1 Prozeß der Analyse

Für den Forscher ist die qualitative Untersuchung ein aktiver Prozeß (Morse, 1994). Eine Theorie „entsteht nicht aus den Informationen" ohne etwas hinzu zu tun und ohne völlige Vertrautheit mit ihnen, also nicht ohne aktive intellektuelle Tätigkeit. Ist die Wissenschaftlerin in der glücklichen Lage, daß sich die Einsichten „von selbst" einstellen, dann geschieht dies, weil sie den angemessenen Arbeitsaufwand investiert hat, um die Daten so aufzubereiten, daß die Erkenntnis von Strukturen erleichtert wird, und sie sich Mühe gegeben hat, „ihren Kopf einzustimmen". Auf der Seite der Forscherin erfordert eine kreative und fundierte Datenanalyse kluge Fragestellungen, eine unermüdliche Suche nach Antworten, genaue Beobachtungen und eine präzise Erinnerung. Bei diesem Prozeß müssen die Einzelteile richtig zusammengefügt werden, das Unsichtbare sichtbar gemacht und die Auswirkungen mit ihren Voraussetzungen in den richtigen Zusammenhang gebracht und miteinander verknüpft werden. Die zutreffende Kombination und Verifizierung zählen bei diesem Vorgang, Korrigieren und Modifizieren, Hypothesenbildung und Beweisführung.

Vier intellektuelle Prozesse scheinen konstitutiv zu sein für alle qualitativen Methoden: die des Verstehens, der Synthese (Dinge aus ihrem Kontext herauslösen), die Theoriebildung und die Wiedereinbettung in einen Kontext. Diese Vorgänge erfolgen mehr oder weniger sequentiell, weil der Wissenschaftler eine ausreichende Verständnisebene erreicht haben muß, bevor er mit der Synthese beginnen kann (d. h. um allgemeine Aussagen über die Teilnehmer zu machen), und bevor er dies nicht tun kann, ist eine Theoriebildung nicht möglich. Die Wiedereinbettung in einen Kontext ist erst möglich, wenn die Konzepte oder Modelle in der Studie voll entwickelt sind. Erfahrene Forscher sind in der Lage, die Datenbasis so zu formulieren, daß die Übergänge von einer Methode zur anderen ohne Schwierigkeiten durchgeführt werden können. Insgesamt ist es aber gelegentlich notwendig, hin- und herzuspringen, wenn z. B. ein paar Lücken im Verständnis entdeckt werden, einige Bereiche im Datenmaterial unausgewogen erscheinen oder mehr Informationen benötigt werden, um ein befriedigendes Niveau der Saturierung zu erzielen. In diesen Fällen müßte man vielleicht nochmals in den Prozeß der Datenerhebung einsteigen. In späteren Stadien der Untersuchung ist es dann möglich, gleichzeitig an verschiedenen Kategorien oder Untersuchungsproblemen zu arbeiten.

6.1.1 Verständnis

Bei der Datenerhebung ist es entscheidend, die Literatur nur „in der Hinterhand" zu haben und sie ständig von den Daten getrennt zu halten, um eine „Kontamination" zu vermeiden. Die Kategorien der Informanten sind möglicherweise nicht die gleichen wie die Literatur die anerkannten Konzepte beschreibt; deshalb sollten die „Etiketten" sorgfältig gewählt werden. Entscheidet sich die Wissenschaftlerin für ein bereits verwendetes Etikett, muß die Definition des Begriffs vollständig sein und auch eine vergleichende Analyse enthalten, an welchen Punkten dieser Begriff mit dem von anderen Autoren identisch und wann er unterschiedlich verwendet wird. Die aus der Literatur übernommene Theorie wird als Vergleichsbasis verwendet, so daß die Forscherin erkennt, was neu und faszinierend an den erhaltenen Informationen ist und andererseits sofort ins Auge springt, was bereits bekannt ist.

Sobald die Datenerhebung beginnt, beginnt für die Wissenschaftlerin auch die Vorbereitung der Datenanalyse. Die Interviews werden transskribiert, überprüft, korrigiert und vercodet. Nach und nach macht sich die Forscherin einen Reim auf die Situation und begreift die Vorgänge; die Datenanalyse als der Prozeß der Sinndeutung der Informationen beginnt. Die Phase des Verständnisses ist erreicht, wenn die Projektleiterin über genug Informationen verfügt, um eine umfassende, detaillierte, kohärente und reichhaltige Beschreibung zu verfassen.

Der Prozeß der Analyse der Daten erleichtert das Verständnis. Die Vercodung als ein zentraler Prozeß unterstützt nicht nur den Wissenschaftler bei der Sortierung der Daten; er erleichtert auch das Aufspüren der verborgenen Bedeutung im Text und der metaphorischen Bezüge und er lenkt die Aufmerksamkeit auf die zentralen wie peripheren Indikatoren. Die auf den Informanten bezogene Analyse oder die Untersuchung eines Interview-Transskripts Zeile für Zeile (manchmal sogar Wort für Wort) einer bestimmten Referenzperson ist die primäre Verfahrensweise, mit der dieses Ziel erreicht wird. Wenn Zeile für Zeile codiert wird, sind die von Pierce zuerst so genannten „Zeichen" (das ist der „Index", das „Ikon" und das „Symbol") von Nutzen (1931, zitiert nach Atkinson, 1990, S. 84). Diese dienen der Unterscheidung der Beziehungen zwischen dem Zeichen und dem, was es bezeichnet, in folgender Weise: das „Ikon" ist abhängig von den Beziehungen zwischen dem Zeichen und dem, was es bezeichnet, bei einer „ikonografischen" Beziehung, die auf den Qualitäten der beiden Komponenten basiert; der „Index" verweist auf etwas anderes und impliziert Kausalität, während ein „Symbol" für eine willkürliche Beziehung zwischen dem Zeichen und dem Dargestellten steht. Auf diese Weise wird die etablierte Theorie als „Hintergrund" verwendet, um für die Daten zu sensibilisieren oder sie verständlich zu machen oder die Verständnisfähigkeit des Forschers zu erhöhen.

Wenn die Verständnisebene erreicht ist, dann ist die Wissenschaftlerin in der Lage, Äußerungen zu erkennen, die zu ihrem Thema gehören, Erfahrungsstrukturen zu erkennen und das Ergebnis vorherzusehen. Ist indes der Zugewinn an Kenntnissen gering, wenn der Interviewer „alles" schon einmal gehört hat und sich langweilt, dann ist Datensättigung erreicht und das Verstehen hat sein Ziel erreicht.

6.1.2 Synthese

Mit „Synthese" ist bei der Analyse das „Aussieben" gemeint, das beginnt, wenn der Projektleiter ein „Gefühl" für die Situation zu entwickeln beginnt. Das ist das Stadium, in dem er mühelos die Normen beschreiben kann (etwa: „Diese Leute machen das so oder so"), wenn er schon eine gewisse Vorstellung von der Spannweite des Verhaltens und der darin vorkommenden Varianten hat. Wissenschaftler haben diese Phase in der Datenerhebung erreicht, wenn sie komprimierte Geschichten erzählen können, wie sich die Zielgruppe üblicherweise verhält. Tripp-Reimer und Cohen (1991) beschreiben diese Tätigkeit eher so, als ob es sich um eine Art Durchschnittsbildung handeln würde. Anzeichen für das Erreichen des Stadiums der Synthese sind die Fähigkeit, mit einem Gefühl der Sicherheit eine zusammenfassende Beschreibung des Verhaltens der Informanten zu geben, oder die Fähigkeit, wenn „Not am Mann ist" ohne Rückgriff auf Aufzeichnungen zu reagieren und etwas zu ergänzen oder spezifische Erzählungen zur Hand zu haben, die eine Verallgemeinerung illustrieren.

Bei der Synthese lassen bestimmte „Weggabelungen" oder kritische Faktoren erkennen, daß sie bedeutsam sind, und ermöglichen die Erklärungen von Varianten in den Daten. Dabei ist wichtig, daß diese Faktoren begründet in das Datenmaterial aufgenommen werden und nicht aufgrund einer unsachgemäßen Reaktion wie etwa durch einen demografischen Faktor. Deshalb sind kritische Faktoren normalerweise Variable, die bisher in der Literatur nicht als solche beschrieben wurden und schwierig zu erkennen sind. Es kann sich dabei um ein Ereignis handeln, eine Einstellung, einen Zwischenfall oder einen Vorgang, der sich über einen langen Zeitraum erstreckt.

In der qualitativen Forschung erleichtert die Analyse die Synthese unabhängig davon, ob der Wissenschaftler ein Computerprogramm für die Datenanalyse benutzt oder „mit der Hand schneidet und formt". Formal kann man bei der Datenanalyse zwei Arten unterscheiden: (1) die Analyse mehrerer Informanten, also der Vergleich der Transskripte verschiedener Teilnehmer, und (2) die Analyse von Kategorien, die durch Übereinstimmungen definiert sind und die aus Teilen von Transkriptionen oder Aufzeichnungen unterschiedlicher Teilnehmer bestehen. Jede Form der Analyse erleichtert die kognitiven Prozesse, die die Wissenschaftlerin in die Lage versetzen zu synthetisieren und im weiteren Verlauf der Studie zu interpretieren, zu verknüpfen (sowohl Informationen wie Konzepte), Beziehungen zu sehen, Hypothesen zu formulieren und die Ergebnisse zu verifizieren.

6.1.3 Theoriebildung

Die Theorie ist ein maßgebliches Werkzeug (Morse, 1992) für alle Verfahrensweisen einer Untersuchung, und die Tatsache, daß die Theoriebildung eine entscheidende Komponente einer qualitativen Studie ist, wird selten erwähnt. Ohne Theorie wären aber die qualitativen Resultate ohne Struktur, ohne Verwendungsmöglichkeiten und wären von unserem Wissensfundus isoliert.

Die Theoriebildung könnte als die Phase des „Sortierens" in der Analyse betrachtet werden. Kurz gesagt handelt es sich dabei um die systematische Auswahl und „Anpassung" unterschiedlicher Modelle an die Daten. Es geht dabei also um den Vorgang der Konstruktion alternativer Erklärungen und dem Vergleich dieser mit den vorliegenden Informationen, bis man die am besten geeignete Erklärung, die also die Daten am einfachsten erklärt, gefunden hat.

Leider wird die theoretische Organisation der Informationen nicht passiv im Augenblicke „blinder" Einsicht erzielt; es geht vielmehr um einen aktiven, kontinuierlichen und rigorosen Prozeß, die Daten wie ein Puzzle zu sehen. Theoriebildung ist die permanente Entwicklung und Veränderung eines Verständnisses der Daten in eine formbare theoretische Vorstellung, bis man beim „besten" Modell angekommen ist. Dieser Prozeß setzt sich aus Spekulation und Verknüpfungen, aus Verifikation und Falsifikation, aus Selektion, Überarbeitung und Aussonderung von Informationen zusammen. Sollte man je dorthin gelangen, dann besteht die „endgültige" Lösung in einer Theorie, die das vollständigste, kohärenteste und einfachste Modell darstellt, mit dem die unterschiedlichsten und disparatesten Fakten in einer nützlichen und pragmatischen Weise miteinander verbunden werden können. In dieser

Weise wird die Nebensächlichkeit des Bedeutsamen und die Bedeutsamkeit des Unwichtigen entdeckt.

Ein Beispiel für eine Untersuchung, in der die Theoriebildung in dieser Weise eingesetzt wurde, ist die Studie von Morse (1991/92) über „Ausgleichsbemühungen und Engagement in den Pflegekraft-Patient-Beziehungen", ein Modell, in dem der unterschiedliche Zeitaufwand für einen Patienten, die Art der Interaktion, die Bedürfnisse der Patienten sowie die Form des Vertrauensverhältnisses für vier Typen von Pflegekraft-Patient-Beziehungen dargestellt werden, die von der Art der Engagements der Pflegekraft für den Patienten ablesbar sind.

Der Vorgang der Datenerhebung und Analyse kann nicht beschleunigt werden (Glaser, 1979). Solange die Forscherin nicht durch Komprimierung und Synthese ein ausgereiftes Ergebnis erzielt hat, sollte sie sich offen halten für alternative Arten der Kategorisierung der Daten – also für alternative Theorien – und darauf bedacht sein, nicht zu schnell auf eine bestimmte Erklärung fixiert zu werden, weil dies zu einer verfrühten Beendigung ihrer Arbeit führt. Passiert dies dennoch, dann wird die entsprechende Theorie möglicherweise Lücken aufweisen, oberflächlich, schlecht begründet oder sogar falsch sein.

Der erste Schritt bei der Theoriebildung ist es, Fragen an die Daten zu stellen, die diese mit der etablierten Theorie verbinden. Dabei können verschiedene Techniken benutzt werden. Zunächst einmal könnten die Werte und Überzeugungen in den Informationen identifiziert werden. Diese Strategie begründet vielleicht Verbindungen der emisch – etischen oder der Makro- bzw. Mikro-Art zwischen Daten und Theorien, oder auch von der Sichtweise der Teilnehmer zu einer ausformulierten Weltsicht. Treffen sie zu, beschleunigen derartige Verknüpfungen die Datenanalyse erheblich. Das zweite Verfahren beinhaltet das laterale Denken, bei dem ähnliche Konzepte in anderen Kontexten untersucht werden oder nach ergänzenden Informationsquellen gefahndet wird. Die dritte Methode besteht in der systematischen und induktiven Erweiterung von Inhalt oder Form der Theorie durch die Daten. Bei dieser Verfahrensweise kommen Ableitung und Falsifikation zum Einsatz, bei denen systematisch nach kausalen Verknüpfungen oder nach Merkmalen gesucht wird, die bestimmten Verhaltensweisen oder Erfahrungen zugeschrieben werden. Kern dieses Verfahrens ist die Technik des theoretischen Samplings, wobei Eigenschaften, die vermutlich eine Erfahrung konstituieren, bestimmten Teilnehmern zugeordnet werden, die dann definiert und interviewt werden, um diese Vermutung zu bestätigen oder zu widerlegen.

6.1.4 Wiedereinbettung in einen Kontext

Im Prozeß der Wiedereinbettung in einen Kontext wird die ganze Potenz der qualitativen Forschung sichtbar. In der Wiedereinbettung in einen Kontext vollzieht sich die Ausbildung einer Theorie, so daß diese auf andere Kontexte und andere Zielgruppen anwendbar wird. In der qualitativen Forschung ist die Theorie das wichtigste Ergebnis: deshalb ist es die Theorie, die verallgemeinert und rekontextualisiert auf andere Zusammenhänge bezogen wird. Außerdem hängt die Fähigkeit zur Verallgemeinerung von der Eleganz der Theorie ab und verleiht ihr die Fähigkeit zur Wiedereinbettung in andere Kontexte.

Bei diesem Vorgang spielen die Veröffentlichungen anderer Wissenschaftler und die anerkannten Theorien eine entscheidende Rolle. Eine anerkannte Theorie bildet möglicherweise den Hintergrund, vor dem die Forscherin ihre neuen Resultate in einem Modell mit denen der Literatur verknüpft. Eine anerkannte Theorie rekontextualisiert die neuen Ergebnisse, indem sie einen Kontext bietet, in den diese eingepaßt werden können; auf diese Weise macht die Disziplin einen Schritt nach vorn. Schließlich bietet die Literatur einen Mechanismus, mit dem die Nützlichkeit wie die Implikationen der Resultate demonstriert werden können. Denn das Ziel ist das Vermögen, die Ergebnisse in den Zusammenhang des etablierten Wissens einzuordnen und präzise zwischen den Resultaten zu unterscheiden, die von den vorhandenen Arbeiten gestützt werden und denen, die einen neuen Beitrag darstellen.

6.2 Aufbereitung der Daten

Es gibt viele Arten der qualitativen Forschung und viele unterschiedliche Einstellungen zum Handling der Daten, aber immer sind ähnliche Techniken involviert, wenn es darum geht, daß die Datenanalyse in geordneten Bahnen verläuft. In der qualitativen Analyse liegen die Informationen normalerweise in Form von Erzähltexten vor (abgeleitet von transskribierten Interviews; außerdem gibt es Beschreibungen von Beobachtungen (als Feldaufzeichnungen), Überlegungen, Einfälle und Schlußfolgerungen, die im Tagebuch der Forscherin aufgezeichnet wurden. Dieses Material ist normalerweise sehr umfangreich. Ein aufgezeichnetes Interview von 45 Minuten Dauer bedeuten z. B. etwa 25 Seiten Text, der überprüft, vercodet, sortiert und so archiviert werden muß, daß er leicht zugänglich ist und bearbeitet werden kann.

6.2.1 Transskription von Interviews

Die erste wichtige Aufgabe bei der Datenanalyse besteht darin, sehr vertraut mit den Daten zu werden. Möglichst schnell nach der Beendigung des auf Tonband aufgezeichneten Interviews sollte die Wissenschaftlerin das Band noch einmal abhören und sorgfältig auf den Inhalt wie auf die gestellten Fragen sowie auf die Reaktionsweise der Gesprächspartner achten. Zu diesem Zeitpunkt werden auch die Feldaufzeichnungen fixiert, um den Kontext festzuhalten, wie dies in Kapitel 5 beschrieben wurde. Ziehen Sie eine Kopie, so daß Ersatz verfügbar ist, wenn das Band beschädigt wird oder beim Transskribieren zufällig gelöscht wird.

Dann wird der Inhalt des Tonbands direkt in den PC eingegeben in einer Form, die ihn gut in der Analyse verwertbar macht. Es ist entscheidend, daß das Band Wort für Wort übertragen und auf Zusammenfassungen verzichtet wird. Ausnahmen sollte es nur dann geben, wenn durch die Informationen wie Namen bekannter Personen, die die Teilnehmer verwendet haben, diese identifiziert werden könnten. Fordern Sie die Schreibkraft auf, durch eine Linie kenntlich zu machen, daß derartige Informationen verwendet wurden, und lassen Sie die Beziehung dieser Person zum Informanten vermerken (z. B. ____ [Mutter]). Mit Gedankenstrichen sollten Pausen angedeutet werden, mit Ellipsen Lücken oder längere Pausen. Alle Äußerungen einschließlich Ausrufen, Gelächter, Weinen und Füllworte müssen im Text enthalten sein und von diesem durch eckige Klammern getrennt werden. Schreiben Sie den Text mit einer Leerzeile zwischen jeder Zeile. Lassen Sie auf jeder Seite des Textes reichlich Platz und benutzen Sie den linken Rand für das Codieren und die Bewertung des Interview-Stils, den rechten Rand für Kommentare zum Inhalt des Interviews. Transkribieren ist eine zeitaufwendige Tätigkeit, die aber der Wissenschaftlerin erlaubt, mit den Daten völlig vertraut zu werden.

Die Transkription wird dann in Hinblick auf die Genauigkeit mit dem Tonband verglichen. Veränderungen der Lautstärke wie der Stimmfärbung, wichtige Pausen und andere Veränderungen, die darauf hinweisen könnten, daß das Thema außerordentlich wichtig oder emotional stark aufgeladen ist, gehen bei der Übertragung allerdings verloren. Notieren Sie Ihre Kommentare direkt in das Transskript und benutzen Sie einen dicken Längsstrich, um sie vom Interview-Text zu trennen. Stellen Sie sicher, daß alle Seiten durchnumeriert sind und daß jede Seite sowohl mit der Interview-Nummer als auch mit der Nummer des Teilnehmers versehen ist. Schließlich und – sehr wichtig! – drucken Sie das Ergebnis und machen Sie im PC eine Kopie.

Mit einer derartigen Materialmenge fertig zu werden ist eine beachtliche Aufgabe und kann zu Frustrationen führen, wenn man nach der Bedeutung der Informationen sucht und gleichzeitig bemüht ist, eine Beschreibung zu finden, um ein bestimmtes Konzept oder einen Vorgang zu erläutern. Die Aufgabe der Datenanalyse ist deshalb eine zweifache. Einmal sollten die Informationen so codiert werden, daß die Kategorien wiedergefunden und analysiert sowie Verhalten festgehalten werden kann; auf der anderen Seite ist ein Ablagesystem zu entwickeln, mit dem sich flexibel archivieren läßt und in dem man die Daten leicht wiederfindet. Nach unseren Erfahrungen waren einige Wissenschaftler unzufrieden mit „Lehrbuchanweisungen" für die Datenanalyse und haben ihre eigenen Verfahrensweisen ausgearbeitet. Wir wollen deshalb allgemeine Prinzipien darstellen, aber keine verbindlichen Vorschriften formulieren.

6.3 Methoden der Codierung

Hat die Forscherin die Interviews durchgeführt, die Tonbandprotokolle abgehört und die Transskripte überprüft, dann wird sie in der Lage sein, die relevanten Wörter, Redewendungen oder Themen in den Daten zu erkennen. Die Aufgabe des Vercodens besteht darin, diese Wörter, Phrasen oder Passagen für eine spätere Speicherung und Selektion zu bestimmen.

Vor der Einführung des Computers gab es eine Reihe von Verfahren, mit einem System der Vercodung umzugehen. Am häufigsten wurden die wichtigsten Themen in einem Absatz gekennzeichnet, indem man sie am Rand notierte; dann wurden die Daten sortiert, indem man jeden markierten Abschnitt ausschnitt und auf ein großes Blatt Papier oder eine Karteikarte klebte oder kopierte, um sie dann per Hand zu sortieren. Die farbige Markierung der wichtigen Passagen half, in der nächsten Phase der Analyse diese Textteile größeren Gruppen zuzuordnen.

Anfänglich sollte man die Kategorien so allgemein wie möglich formulieren, ohne daß sie sich überlappen. Deshalb beschränkt man sich zu Beginn auf wenige. Nimmt die Menge des Materials zu, werden die allgemeinen Kategorien in weniger umfangreiche aufgeteilt. Diese Regel der (intellektuellen) Ökonomie erhält die Hantierbarkeit der Informationen und erlaubt die Bildung von Unterkategorien. Die Erfahrung hat gezeigt, daß es schwierig ist, in den ersten Stadien der Datencodierung mit mehr als 10 Kategorien zu arbeiten und gleichzeitig die Abgrenzungen zu beachten.

Wie leitet man von den Daten Codekategorien ab? Wird eine Informationseinheit untersucht, so richtet sich die Aufmerksamkeit der Wissenschaftlerin auf bestimmte Wörter oder Passagen. So fragten Morse und Bottorff (1989) z. B. Mütter, wie lange sie ihren Säugling stillen wollten, als die Autorinnen untersuchten, wie Mütter ihre Berufstätigkeit mit dem Stillen vereinbaren wollten. Die Befragten gaben keine direkte Antwort, sondern reagierten eher ausweichend und führten die Erfahrungen anderer sowie ihre eignen früheren Erlebnisse ins Feld, weil sie wußten, daß derartige Entscheidungen tatsächlich davon abhingen, „wie lange das Kind das wolle".

Mutter: „So lange wie mein Kind das möchte. So genau weiß ich das nicht. Schwer zu sagen. Das hängt ganz von ihm ab. Ich habe mich hier mit ein paar anderen Müttern unterhalten und eine sagte mir, daß es für sie leichter gewesen wäre, sobald sie mit der Flasche angefangen habe, weil das Kind sehr kräftig hatte saugen müssen, damit die Milch austrat. Ich habe immer gemeint, daß das bei meiner Brust leichter geht. Aber meine Tochter ...".

Zunächst einmal würden Zitate wie das obige einer Kategorie namens „Beendigung des Stillens" zugeordnet werden. Als dann die Äußerungen der übrigen Teilnehmer hinzugekommen waren und viel Material für die Kategorie vorhanden war, wurde deutlich, daß die unentschiedene Reaktion dieser Mutter typisch war. Keine der Mütter konnte wirklich sagen, wie lange sie während ihrer Berufstätigkeit das Stillen fortsetzen wollte. Sie benutzen Formulierungen wie: „Ich will versuchen, es daran zu gewöhnen", „vielleicht versuchsweise im September", „so lange wie es geht", „will mal sehen, wie es geht, wenn ich wieder arbeite", „so lange wie sich das irgendwie einrichten läßt", „mal sehen, was sich ergibt", „Weiß nicht genau, aber ich glaube, so lange wie es möchte" oder „kommt auf die Umstände an". Die obigen Zitate machen deutlich, daß die Mütter – trotz ihrer eigenen Erfahrungen und der anderer Mütter – den Zeitpunkt des Abstillens ihren Kindern überlassen möchten. Die Äußerung einer Befragten, „es den Umständen zu überlassen", schien die Essenz dieser Erfahrung zu enthalten, wobei die Vor- und Nachteile sorgfältig gegeneinander abgewogen werden, mögliche Probleme berücksichtigt sowie Lösungen antizipiert werden, sollte es wirklich zu Problemen kommen. Deshalb wurde das Etikett „Abhängig von den Umständen" gewählt und sodann die Merkmale definiert, die konstitutiv für diesen Vorgang waren.

6.4 Techniken des Datenmanagements

Die Planung der technischen Aspekte des Datenmanagements erfordert einige Überlegung und Planung. In den letzten fünf Jahren wurden eine Reihe von Programmen angeboten, die für die computerunterstützte Textanalyse erarbeitet worden sind, und regelmäßig erscheinen neue. Wir ziehen es deshalb vor, die angemessenen Überlegungen für die Auswahl einer Methode zu erörtern, anstatt diese Programme zu bewerten und ihre Eigenschaften miteinander zu vergleichen (Zur Bewertung von Computerprogrammen siehe Weitzmann und Miles, 1995). Die wichtigsten Kriterien für die Wahl eines Programms sind: (1) was man damit machen will, (2) der individuelle Arbeitsstil der Projektleiterin, (3) Menge und Art der zu bearbeitenden Daten, (4) die von diesem Programm zu leistenden Aufgaben, und (5) der zu Verfügung stehende Computer.

Die erste Überlegung, was man erreichen will, ist untrennbar verknüpft mit der Methode. Wollen Sie z. B. Kategorie für Kategorie untersuchen, dann ist es notwendig, sich für ein Programm zu entscheiden, mit dem man einen Textteil ausschneiden und unter einem Titel speichern kann, und später diesen Text von einer Datei in eine andere kopieren, die erst später benannt wird. Verwendet der Wissenschaftler halbstrukturierte Interviews, muß über die Ziffer einer Kategorie und dann mit mindestens einer Ebene unterhalb der Hauptkategorie gearbeitet werden. Arbeitet der Wissenschaftler phänomenologisch, dann muß sich mit der Software das Material nach Themen und auch nach Teilnehmern sortieren lassen. Bei einer ethnografischen Analyse muß es möglich sein, unterschiedliche Arten von Daten nach Kategorien zu ordnen. Bei der Grounded Theory ist es hingegen erforderlich, theoretische Anmerkungen zusammen mit Diagrammen zu bearbeiten, die die Verknüpfungen zwischen diesen darstellen und die mit relevanten Teilen des Materials verknüpft sind. Je umfangreicher die Daten, um so größter muß die Kapazität des Computers sein.

6.4.1 Computersoftware

Denkt der Forscher an die Verwendung eines Computers zur Erleichterung der Datenanalyse, ist es wichtig, sich bewußt zu sein, daß Computerprogramme nur den Prozeß der Datenselektion vereinfachen können. Diese Programme erleichtern das Codieren: die meisten ermöglichen mindestens, einen Code in den Text zu integrieren, der mit einem bestimmten Teil der Informationen verknüpft wird. Noch einmal:

der Computer vercodet nicht die Daten – der Forscher muß die Daten lokalisieren, ihre Bedeutung erkennen und einen entsprechenden Code eingeben. Der Computer verknüpft nur die Daten mit dem gleichen Code und ordnet sie der gleichen Datei zu. Die Datenanalyse ist nicht mit einem Knopfdruck zu erledigen – sie erfordert außerdem vom Wissenschaftler Zeit, Anstrengung und Kompetenz.

Welches Programm sollte man verwenden? Es sind jetzt zahlreiche Programme verfügbar und ständig werden neue entwickelt. Viele Arbeiten vergleichen die Merkmale der einzelnen Programme miteinander (Einen Überblick über die Software für die Textanalyse bieten Weitzmann und Miles (1995)). Vorrangig dabei ist sicherlich der dem Benutzer gebotene Komfort, einmal in Hinblick auf die Benutzung des Computers und dann bezüglich der Einfachheit der Programme. Das Programm darf nicht so komplex sein, daß es die Aufmerksamkeit der Wissenschaftlerin völlig in Anspruch nimmt, so daß sie ganz von der Technik der Benutzung des Programms in Beschlag genommen wird, anstatt sich auf das Codieren selbst konzentrieren zu können. Bei mittleren Datenmengen kann das Codieren bequem mit einem Textverarbeitungsprogramm wie Microsoft Word© durchgeführt werden (Morse, 1991). Um aber den Prozeß des Vercodens zu verstehen, sollte der Anfänger zunächst einmal einige Fälle „mit der Hand" codieren.

6.4.2 Manuelle Methoden

Die einfachste Verfahrensweise bei der Datenanalyse ist die Verwendung eines Farb-Markers, der die abgetippte Seite nicht zerstört. Diese Methode eignet sich allerdings für eine größere Datenmenge nicht, weil es nicht möglich ist, den gesamten Text entsprechend zu codieren und die Teile sachgemäß zu speichern, weil dieser Text bei zahlreichen Interviews sehr umfangreich wird. Die Analyse von Kategorien innerhalb der Modellsegmente mit dieser Methode ist außerordentlich schwierig, wenn nicht unmöglich. Deshalb kann man diese Technik nicht für größere Studien empfehlen und sie dürfte selbst bei bescheidenen Datenmengen problematisch sein.

Die zweite Methode wird seit Generationen von Anthropologen „vor Ort" benutzt. Konzepte oder Zitate werden auf Karteikarten notiert und diese unter einer Kategorie abgelegt. McBee-Karten (mit einer Lochmarkierung am oberen Rand) lassen sich leicht wiederfinden und können wenn nötig unter mehreren Kategorien archiviert werden. Die Lochkombination auf der Karte entspricht einer Kategorie und bleibt intakt, und die nicht benutzten Kategorien werden abgedeckt. Das Wiederfinden geht mit einem Spezialgerät vonstatten und alle Karten der gewünschten Kategorie werden so aus dem Material „herausgefischt".

Die Fama behauptet, daß Goffmann ein ähnliches System benutzt habe. Er soll seine Feldaufzeichnungen auf Karteikarten übertragen haben und sie in große braune Umschläge gesteckt haben; diese Umschläge wurden mit einer Kategorie beschriftet und an die Wände seines Büros gepinnt. Wurde ein Umschlag so schwer, daß er von der Wand fiel, gab es offensichtlich für diese Kategorie soviel Material, daß es in Unterkategorien aufgeteilt werden konnte.

Eine dritte Methode, die derzeit von den meisten Wissenschaftlern verwendet wird, ist die farbige Markierung jeder Seite eines Interviews am rechten Rand. Man sollte für jeden Befragten eine Farbe und für jedes Interview eine Zahl verwenden. Bei der Datenanalyse wird dann die relevante Stelle aus dem Text ausgeschnitten, auf eine normale Seite geklebt und an dem entsprechenden Platz für diese Kategorie abgelegt. Die Methode der Farbmarkierung ist eine schnelle Verfahrensweise, alle Informationen zuzuordnen und das vercodete Material zum Ausgangspunkt zurückzuverfolgen. Durch das Zerschnipseln des Transskripts können die Informationen schnell sortiert werden, ohne daß man den Text noch einmal auf die Karteikarte schreiben muß. Paßt indes ein Textteil zu zwei oder mehreren Kategorien, dann müssen mehrere Kopien hergestellt werden. Füllen sich die Behältnisse, dann müssen sie nach weiteren Unterkategorien sortiert werden.

6.5 Arten der Analyse

In den vergangenen Jahren haben die unterschiedlichen Verfahrensweisen der Analyse stark zugenommen. Phänomenologen formulieren eine thematische Analyse (Analyse der Themen), Linguisten semantische Analysen (Sprachanalysen) und andere Inhaltsanalysen, die an Kategorien, Konstrukten, Bereichen etc. orientiert sind. Lofland (1971) macht die nützliche Unterscheidung zwischen der Analyse eines Zustands und einer Entwicklung. Die Analyse eines Zustands beschreibt ein Ereignis im Augenblick seines Geschehens, während die Analyse einer Entwicklung ein Phänomen im Zeitverlauf darstellt. Wichtig für die Forscherin ist die Verwendung beider Formen und beide Prozesse voneinander zu unterscheiden, wenn sie über ihre Ergebnisse berichtet. Weiter ist es wichtig, statische Vorgänge miteinander zu verbinden und die Beziehungen zwischen ihnen – sofern solche vorhanden sind – herauszuarbeiten.

Fox (1982, S. 391–409) und Babbie (1979, S. 279) unterscheiden zwischen latenten und manifesten Inhalten bei der Inhaltsanalyse. Erstere ist die Form, die in der qualitativen Forschung am häufigsten angetroffen wird. Kürzere oder längere Abschnitte werden im Kontext des gesamten Interviews untersucht, um das Anliegen oder die Intention dieser Passage und die relevanten Bedeutungen zu erkennen und zu vercoden. Auf diese Weise können die ausgesprochenen Absichten der Informanten ebenso erfaßt werden wie die unausgesprochenen Bedeutungen der Kommunikation. Diese Methode hat eine hohe Validität, ist aber wegen der subjektiven Natur der Codierung weniger zuverlässig.

Verwendet die Wissenschaftlerin eine Analyse des manifesten Textinhalts, dann untersucht sie die Transskripte auf Wörter, Phrasen, Beschreibungen und Begriffe, die wichtig für die Studie sind. Diese werden in einer Tabelle zusammengefaßt und möglicherweise mittels der deskriptiven Statistik analysiert. Die numerische Objektivität der Analyse erhöht die Verläßlichkeit der Verfahrensweise; andererseits verliert sie dabei an Validität, weil die Vielfalt des Forschungsumfelds teilweise verloren geht.

Wissenschaftler benutzen regelmäßig beide Methoden einander ergänzend. Vielleicht beginnen sie mit einer voluminösen Beschreibung sowie einer Analyse des latenten Inhalts, um Kategorien zu etablieren und zu beschreiben, um dann zu Tabellen und einer deskriptiven Statistik zu kommen, um die genaue Anzahl der Fälle festzuhalten, in denen ein Konzept erörtert oder ein Verhalten beobachtet wurde. Wird diese Technik eingesetzt, sollte dies sehr sorgfältig geschehen, weil Faktoren wie der Zeitpunkt, verbaler Ausdruck oder Wiederholungen die Zahl der Fälle beeinflussen können, in denen ein Phänomen beobachtet wurde, und in der qualitativen Forschung diese Variablen nicht für alle Teilnehmer gleich sind.

6.6 Klassifikationssysteme

Im Anfangsstadium der Datenanalyse versucht die Wissenschaftlerin die charakteristischen Merkmale der beobachteten Phänomene zu bestimmen. Macht sie sich dabei Notizen, dann sollte sie festhalten: (I) welche Dinge sich im untersuchten Kontext ereignen, (II) die Form, die die Phänomene aufweisen, und (III) die Varianten, die die Phänomene haben können.

Ziel der Analyse ist die Ableitung von Formen, Arten und Klassen von sozialen Phänomenen und die Dokumentation ihrer Existenz. Dieser Vorgang der Bezeichnung mündet in die Entwicklung eines Klassifikationssystems. Ein Beispiel dafür ist die Taxonomie von Linne, die zur Ordnung von Lebewesen benutzt worden ist. Jede Kategorie einer Lebensform hat eine Reihe von Eigenschaften, die es den Wissenschaftlern erlaubt, jedes Lebewesen in dieses System einzuordnen. Eine Taxonomie beinhaltet allerdings keine Prozesse; ihre Funktion besteht allein darin, den Objekten einen Namen zuzuordnen und damit einen systematischen Bezugsrahmen für die Datenanalyse zu schaffen. In einem bestimmten Kontext können Handlungen (punktuelle Ereignisse), Aktivitäten (dauerhafte Vorgänge), verbale Äußerungen, die Tätigkeiten nach sich ziehen, Beteiligung der Handelnden, Beziehungen zwischen Aktivitäten sowie der Ort der Untersuchung die Bezugspunkte für den Entwurf eines Klassifikationssystems sein.

In der anthropologischen Tradition können die Geschichte, die soziale Struktur, wiederkehrende Ereignisse, die Wirtschaft, Autoritäten, Glaubensüberzeugungen und Werte einer Gemeinschaft die erste Auflistung allgemeiner Kategorien bilden, mit denen die Daten organisiert werden. Andererseits können sich die Kategorien sozusagen wie von selbst aus den Daten ergeben. Wenn z. B. in einer Untersuchung der Patientenzufriedenheit mit der Pflege ein Befragter meinte: „Die Schwestern waren prima, aber die Stationsärzte – das ist ein anderes Thema", dann hat man bereits zwei Kategorien, Krankenschwestern und Ärzte. Das Verhalten wird einerseits als „prima", andererseits als „eine andere Geschichte" dargestellt, ein Hinweis darauf, welche Bereiche die Forscherin genauer untersuchen sollte, um den Sinn dieser Äußerungen für die Gesprächspartner zu verstehen. Von Anfang an wird die Wissenschaftlerin in der Lage sein, Bezeichnungen für Kategorien zu verwenden, die von den Teilnehmern stammen. Taucht die Kategorie „Ärzte" auf, dann wird „Stationsärzte" eine Abspaltung oder Untergruppe dieser Kategorie.

6.6.1 Erstellung einer Matrix

Bei der Untersuchung allgemeiner Kategorien kann es nützlich sein, für die Beziehungen zwischen Kategorien eine Matrix zu entwickeln (Miles und Huberman, 1994). Dies kann z. B. hilfreich bei der Aufdeckung der Beziehungen zwischen den Eltern und dem kranken Kind sein, der Rollen, die Pflegekraft und Arzt in diesen Beziehungen spielen (Autorität, Entscheidungen treffen) sowie der Bedeutung, die durch verdeckte Regeln transportiert wird. Wir möchten darauf hinweisen, daß die definierten Kategorien so eingesetzt werden können, daß sie theoretische Konzepte wie Verwandtschaft, Gruppenrituale und Autorität ergeben, aber auch „Etiketten", die den Daten so genau wie möglich entsprechen. Derartige Beziehungen zu erfassen kann wertvoll sein bei der Formulierung erster Annahmen und bei der Interpretation der Informationen. Spradley (1980, S. 82f.) gibt ein ausgezeichnetes Beispiel für Fragen, die für die Beschreibung eines Phänomens geeignet sind. In diesem Beispiel werden alle möglichen Beziehungen in den Dimensionen Raum, materielle Welt, Handlungen, Tätigkeiten, Ereignisse, Zeit, Handelnde, Ziele und Gefühle dargestellt, so daß ein umfassendes Bild aller möglichen Beziehungen entsteht.

6.6.2 Formulierung erster Annahmen

Wird die vom Forscher gesammelte Datenmenge größer, beginnen die Beziehungen zwischen den Verhaltensweisen, Teilnehmern, Tätigkeiten etc. deutlich zu werden. Versuchsweise formuliert er Vermutungen über die Beziehungen in den Daten und erste Annahmen über die entsprechenden Beziehungen. In einigen wissenschaftlichen Arbeiten wird der Begriff „Annahme" verwendet, in anderen „Forschungshypothese". Eine Annahme ist ein zu erörternder Sachverhalt oder eine zu argumentierende Behauptung; es handelt sich um etwas, das man als gegeben annimmt, um über diese Behauptung zu argumentieren. Eine Hypothese wiederum ist definiert als Annahme oder Prinzip, das man als gegeben versteht, um daraus eine Schlußfolgerung abzuleiten: Es handelt sich um eine theoretische Beziehung zwischen Variablen, die man um ihrer Erörterung willen als gegeben annimmt. Welchen Begriff man bevorzugt, hängt eher von der Ausbildung als von einem Unterschied in der Sache ab.

Annahmen werden so formuliert, daß sie mögliche Beziehungen im Datenmaterial darstellen. Sie können die Form einer kausalen Beziehung annehmen. In einer Untersuchung z. B. über Klienten in einem von Pflegekräften geführten Krankenhaus, dessen Zielsetzung die Gesundheitsförderung war, ergaben sich die folgenden Annahmen (Field, 1984):

- Klienten, die meinen, sie hätten während ihres Klinikaufenthalts die Kontrolle über die Alltagsroutine, erwarten Orientierung und Unterstützung von der Krankenschwester, wenn sie sie darum bitten; und
- Klienten, die meinen, sie hätten ihre Alltagsroutine nicht im Griff, erwarten von der Krankenschwester, daß sie autoritär auftritt und alles kontrolliert.

An diesen Annahmen war dann die weitere Datensammlung orientiert. Die Wissenschaftlerin hält Ausschau nach Beweismitteln, die die Annahmen oder Hypothesen entweder bestätigen oder widerlegen. Erste Annahmen könnten gestützt werden, die im weiteren Verlauf der Untersuchung verbessert oder ganz aufgegeben werden müssen. Hypothesen sind ein notwendiger Teil des Forschungsprozesses, wenn qualitative Daten für die Analyse in quantitative Daten umgeformt werden oder wenn neue theoretische Ideen formuliert werden sollen.

6.7 Untypische Fälle

Die Forscherin muß zwischen typischen und anekdotischen Fällen unterscheiden. Erstere kommen regelmäßig vor und umfassen die gesamte Bandbreite, die von einer Kategorie beschrieben wird. Ein anekdotischer Fall kommt hingegen nur selten vor und gibt nur einen schmalen Ausschnitt der Vorgänge wieder, die für die Gruppe typisch sind.

In der bereits zitierten Untersuchung (Field, 1984) waren die Klienten, die die von den Pflegenden geleitete Klinik besuchten und meinten, sie hätten während ihres Klinikaufenthalts die Kontrolle über die Alltagsroutine, die Modellgruppe für die Patienten dieses Hauses. Die Klienten, denen die innere Sicherheit fehlte, waren hingegen anekdotische Fälle; ihr gesamtes Verhalten wie ihre Eigenschaften glichen denen der Gesamtbevölkerung, aber in der analysierten Hinsicht waren sie atypisch für die größere Gruppe.

Negative Beispiele finden sich in den Episoden, die unvereinbar sind mit einer sich bildenden Theorie oder Annahme. Sie sind insofern wichtig, als sie dabei helfen, zusätzliche kausale Merkmale zu klären, die das untersuchte Phänomen beeinflussen (Denzin, 1978).

6.7.1 Thematische Analyse

Thematische Analyse bedeutet kurz gesagt die Suche und Definition allgemeiner Themen, die charakteristisch sind für ein Interview oder eine Gruppe von Interviews. Themen sind normalerweise ziemlich abstrakt und deshalb schwierig zu erkennen. Oft springt ein Thema der Wissenschaftlerin nicht sofort „in die Augen" und wird erst dann sichtbar, wenn sie sozusagen einen Schritt zurücktritt und überlegt: „Was wollen diese Leute mir eigentlich sagen?" Das Thema liegt möglicherweise unter der Oberfläche der Interviews, erscheint aber fast selbstverständlich zu sein, wenn man einmal darauf gestoßen ist. Regelmäßig werden diese Themen durch die Daten nur indiziert; es sind also keine konkreten Sachverhalte, die von den Teilnehmern direkt angesprochen werden. Die Äußerungen von Müttern z. B. über ihre Gefühle, die sie während des Krankenhausaufenthalts ihres Kindes hatten, umfassen möglicherweise viele Geschichten über ihren Wunsch, dem kranken Kind zu helfen, aber auch über das Gefühl, daß über die Pflege durch das Pflegepersonal entschieden wurde; über den Wunsch, zuhause bei ihren gesunden Kindern zu sein, obschon sie gleichzeitig glaubten, ihre Verantwortung läge bei ihrem kranken Kind; über Müdigkeit und Erschöpfung dadurch, daß sie den ganzen Tag lang im Krankenhaus „nichts" getan hatten; von angestrengter Arbeit am Abend, nachdem ihr Ehemann sie im Krankenhaus abgelöst hat und sie endlich zu ihren Kindern nach Hause gehen kann. Die daraus abgeleiteten Themen können sich auf Machtlosigkeit und fehlende Einflußmöglichkeit beziehen, Schutz des kranken Kindes, Rollenkonflikte, Überarbeitung und Streß. Beachten Sie, daß die Mütter dieser so umschriebenen Themen selbst in den Interviews nicht verwendeten, andererseits aber dazu passende Geschichten immer wieder erzählten.

Wie legt ein Wissenschaftler ein Thema fest? Die erste Aufgabe besteht darin, das Interview immer und immer wieder als Einheit zu lesen. Versuchen Sie etwas Abstand zu gewinnen und denken Sie über das ganze Interview nach. Notieren Sie Überlegungen allgemeiner Natur, fassen Sie das gesamte Interview zusammen und denken Sie daran, daß in einem Interview mehr als ein Thema enthalten sein kann. Sobald die Themen einmal herauspräpariert sind, leuchten sie als wichtige Konzepte ein, die wesentliche Teile der Interviews miteinander verbinden.

6.7.2 Inhaltsanalyse

Die Inhaltsanalyse ist an thematischen Gesichtspunkten orientiert und jedes Interview wird auf diese Weise bestimmten Kategorien zugeordnet. Ein Segment eines Interviews, das auf diese Art herausgelöst worden ist, kann aus einigen Zeilen, aber auch aus mehreren Abschnitten bestehen. Codezahlen lassen den Inhalt schnell erkennen und Kategorie-Namen fungieren als beschreibende Bezeichnungen für jede Datengruppe.

Führt ein Wissenschaftler eine Inhaltsanalyse durch, dann liest er das ganze Interview durch und bestimmt die relevanten Themen. Aus diesen Themen werden die Primär-Kategorien oder Kategorie-Bezeichnungen. Denken Sie daran, daß diese Kategorien zunächst sehr umfassend definiert sind, so daß viele Informationen wenigen Gruppen zugeordnet werden, normalerweise 10 bis 15 Kategorien in einer Studie. Eine größere Zahl von Kategorien ist erforderlich, um mit der Analyse zu beginnen, und die Forscherin wird schnell realisieren, daß viele Kategorien nur aus einer oder zwei Informationen bestehen, so daß gegebenenfalls mehrere Kategorien fusioniert werden müssen, denn bei zu wenig Informationen wird eine Datensättigung nur langsam erreicht. Das größte Problem besteht allerdings darin, daß der Wissenschaftler eine größere Anzahl von Kategorien nicht im Gedächtnis behalten, die Daten also nicht genau und zuverlässig zuordnen kann.

Sind die Kategorien mit einer ausreichenden Datenmenge „unterfüttert", könnte sich die Forscherin entscheiden, eine oder zwei Unterkategorien festzulegen. Auf diese Weise würde ein „Entscheidungsbaum" entstehen mit einer Typologie der Hauptkriterien. Ist jede Kategorie mit einer ausreichenden Menge von Informationen belegt, also eine Sättigung erreicht (d. h. keine neuen Informationen ergeben sich), dann kann die Wissenschaftlerin damit beginnen, eine beschreibende Charakteristik der Kategorien zu entwickeln und nach Beziehungen zwischen ihnen zu suchen. Diese Beziehungen können solche der Parallelität, der Voraussetzung oder der Folgen einer ursprünglichen Kategorie sein.

6.7.3 Analyse von Fragen

Erinnern wir uns daran, daß es sich bei halbstrukturierten Interviews um solche handelt, in denen den Gesprächspartner in der gesamten Untersuchung die gleichen Fragen gestellt worden sind. Deshalb ähnelt die Analyse der Fragen der des Inhalts, wenn auch die erste Sortierung der Interviews sich nach den Themen richtet. Z. B. werden alle Antworten zur ersten Frage einer Kategorie zugeordnet. Anhand dieser ersten Zuordnung sieht sich die Wissenschaftlerin die Äußerungen zu dieser Frage an und führt dann vielleicht eine Inhaltsanalyse durch. Erscheint es sinnvoll und reicht die Samplegröße aus, können die Antworten numerisch codiert und eine statistische Analyse durchgeführt werden, um Beziehungen zwischen Sachverhalten oder Variablen festzustellen.

6.8 Probleme in der qualitativen Forschung

Bei jeder Form der Forschung muß sich der Wissenschaftler mit den Problemen der Subjektivität und Objektivität, der Validität und Zuverlässigkeit auseinandersetzen. Im letzen Abschnitt dieses Kapitels werden wir uns deshalb mit den Fragen beschäftigen, die sich bei der Anwendung qualitativer Methoden ergeben.

6.8.1 Subjektivität

Die qualitative Forschung ist wegen der subjektiven Natur ihrer Methoden heftig kritisiert worden. Diese Subjektivität könnte man einmal davon ableiten, daß der Wissenschaftler sozusagen als Erhebungsinstrument fungiert und zum zweiten von der Art der Beweisführung oder der subjektiven Natur der Forschungsthemen.

Wissenschaftler als Erhebungsinstrument
In der qualitativen Forschung sind sowohl Qualität und Menge der Daten wie die Gründlichkeit der Analyse von den entsprechenden Fähigkeiten der Wissenschaftler abhängig. So wird z. B. die Information, die durch ein Interview gewonnen werden kann, bestimmt von der Fähigkeit des Forschers, einen engen Kontakt herzustellen

und das Vertrauen des Informanten zu gewinnen sowie von seiner Fragetechnik. Bei der teilnehmenden Beobachtung hängt der Umfang der erhaltenen Informationen ebenfalls von der Geschicklichkeit der Forscherin ab wie von dem Vertrauen, das sie generieren kann. Kommt dieser enge Kontakt nicht zustande, wird sich die Situation durch die Anwesenheit der Wissenschaftlerin verändern und die Teilnehmer werden Sachverhalte für sich behalten. Schließlich hängt auch die Genauigkeit der Analyse von der Sensibilität der Wissenschaftler, ihrer Wahrnehmungsfähigkeit, ihrem begründeten Urteil über Werte, ihrem Verständnis und ihren Kenntnissen ab.

Qualität der Beweisführung

In der qualitativen Forschung werden menschliche Wahrnehmungen und Berichte oder Erzählungen über Situationen oder Ereignisse untersucht. Insofern können diese Berichte „unzuverlässig", „nicht objektiv" sein oder anderen Berichten widersprechen. Diese Phänomene sind als „Rashomon-Effekt" (Heider, 1983, S. 10) bekannt und vergleichbar mit dem Problem vor Gericht, wenn sechs Zeugen eine jeweils andere „Version der Realität" zu Gehör bringen. In der qualitativen Forschung gelten jedoch derartige unterschiedliche und widersprüchliche Perspektiven als ein Teil des Kontextes, also als ein Teil des Problems. So kann sich z. B. die Sicht eines Patienten und seine Darstellung einer Arztvisite sehr unterscheiden von der des Arztes, und beide wiederum sind nicht identisch mit dem Bericht eines objektiven Beobachters. Ziel der qualitativen Forschung ist indes nicht zu entscheiden, was objektiv passiert ist (so wie dies vor Gericht der Fall ist), sondern die Sichtweise aller an einer Situation Beteiligten objektiv darzustellen.

6.9 Verfahren der Verifikation

Verfahren der theoretischen Verifikation umfassen die Begründung der sich herausbildenden Theorie bei der Analyse von Teilnehmern wie gegebenenfalls auch die Ergebnisdarstellung anderer. Da die Theorie nicht isoliert existiert, bedeutet die zweite Methode, in der Literatur nach entsprechenden Resultaten zu forschen und zu vergleichen. Diese Suche läuft einerseits darauf hinaus, die Einzigartigkeit der Forschungsergebnisse zu demonstrieren, andererseits aber auch zu zeigen, wie die Resultate zu dem passen, was man in diesem Bereich bereits weiß.

6.9.1 Theoretische Verifikation

Zunächst einmal ist die Verifikation bei den Teilnehmern der Untersuchung ein wichtiger Schritt im Forschungsprozeß. Wenn es um die Bestätigung der Ergebnisse geht, sollte der Projektleiter sich davor hüten, die Resultate so zu präsentieren, daß dabei Fragen gestellt werden, die die Antworten nahe legen, so daß die Bestätigung quasi erzwungen wird. Eine sinnvolle Strategie, dies zu vermeiden, ist, das ganze Modell oder die gesamte Theorie den Teilnehmern der Untersuchung vorzustellen und sie um eine Reaktion zu bitten. Werden hingegen zur Verifikation simple Fragen mit Antwortvorgaben verwendet, die die richtige, also die erwünschte Antwort enthalten, dann wird das Verfahren der Verifikation beeinträchtigt.

Zum zweiten ist eine Bestätigung durch Forschungsergebnisse in benachbarten Gebieten wichtig. Keine Untersuchung existiert isoliert, unabhängig von den Arbeiten anderer. Die Resultate müssen vielmehr in die vorhandenen konzeptuellen Vorstellungen eingebettet werden wie in den Kontext der Forschung. Deshalb sollte die Wissenschaftlerin im Zuge der theoretischen Evaluierung auf benachbarte Konzepte in ähnlichen Kontexten zurückgreifen. Untersucht sie z. B. Fürsorge, dann sollten die Ergebnisse zumindest teilweise deckungsgleich sein mit denen anderer Wissenschaftler, die sich mit ähnlichen Fragestellungen beschäftigt haben.

6.10 Probleme der methodischen Stringenz

Stringenz ist bei allen Forschungen erforderlich, um konstante oder intermittierende Fehler auszuschließen. Zunächst wurden qualitative Forschungsarbeiten kritisiert, weil empirisch arbeitende Forscher meinten, daß dabei die Validität und Reliabilität der Resultate nicht ausreichend kontrolliert würden. Seitdem wurde mehr dem Bedürfnis Aufmerksamkeit geschenkt, die Vertrauenswürdigkeit der qualitativen Forschung zu verankern.

Eine der ersten, die sich mit diesem Problem beschäftigten, waren Lincoln und Guba (1985), die vier allgemeine Kriterien für die Bewertung der qualitativen Forschungen beschrieben. In ihrem Modell sprechen die Autorinnen vier Aspekte der Vertrauenswürdigkeit an, von denen sie glauben, daß sie sowohl für qualitative wie für quantitative Untersuchungen relevant seien. Sie nannten Wahrheitswert, Anwendbarkeit, Konsistenz und Neutralität.

Wahrheitswert oder Glaubwürdigkeit. Der Wahrheitswert ist subjektiv, d. h. von den Informanten definiert und nicht a priori durch den Wissenschaftler. Manche benutzten den Begriff Glaubwürdigkeit, den sie mit der inneren Validität in der empirischen Forschung in bezug setzten. Dort geht man von der Annahme aus, daß man nur eine greifbare Realität messen kann. In der qualitativen Forschung wird hingegen anerkannt, daß es unterschiedliche Realitäten gibt, so daß es die Aufgabe der Wissenschaftler ist, über die Sichtweisen der Informanten so genau wie möglich zu berichten.

Anwendbarkeit – Anwendbarkeit ist das Kriterium, anhand dessen entschieden wird, ob die Resultate auch in anderen Situationen, Kontexten oder bei anderen Gruppen anwendbar sind. Lincoln und Guba (1985) weisen darauf hin, daß aus der Sicht der qualitativen Forschung Anwendbarkeit bedeutet, wie gut man die Bedrohung der externen Validität gemeistert hat.

Konsistenz – Konsistenz ist das dritte Kriterium, um die Zuverlässigkeit zu bewerten. Hierbei geht es vor allem darum, ob die Ergebnisse sich als konsistent erweisen, wenn die Studie mit den gleichen Testpersonen oder in einem ähnlichen Umfeld wiederholt würde. Während in der quantitativen Forschung vor allem das Maß interessiert, ob ein Meßinstrument im Laufe der Zeit immer wieder zu den gleichen Ergebnissen führt, geht man bei Felduntersuchungen von unterschiedlichen Wirklichkeiten aus, so daß der Gesichtspunkt der Genauigkeit nicht mehr relevant ist. Die qualitative Forschung unterstreicht die Einzigartigkeit der menschlichen Situation, so daß dann eher eine veränderte Erfahrung als ein exakte Wiederholung erwartet wird.

Neutralität oder Begründbarkeit – Ein weiteres Kriterium, das methodische Stringenz sichern soll, ist die Freiheit von Einflüssen auf die Verfahrensweisen und die Ergebnisse der Forschung. In der empirischen Forschung ist die Objektivität der Maßstab für die Neutralität und wird erreicht durch eine exakte Methodologie, durch die Zuverlässigkeit und Validität gewährleistet werden. Qualitativ arbeitende Wissenschaftler bemühen sich um ein Höchstmaß an Vertrauenswürdigkeit durch längeren Kontakt mit den Informanten oder durch lange Beobachtungsperioden. Sie versuchen darüber hinaus ihre Voreingenommenheiten zu erkennen, indem sie Aufzeichnungen verwenden und sich mit Kollegen beraten.

6.10.1 Entscheidungspfad

In jüngster Zeit wurde intensiv an der Entwicklung eines „Entscheidungspfads" gearbeitet, um die Entscheidungen des Studienleiters, Alternativen und Ideen eindeutig zu dokumentieren. Ein derartiger „Pfad" ist von Rodgers und Cowles (1993) exakt beschrieben worden, wobei auf die Bereiche hingewiesen wurde, die unbedingt dokumentiert werden sollten. Die Autorinnen unterstreichen die Bedeutung datierter und geordneter Feldaufzeichnungen, um die Interviews ihrem Kontext zuordnen zu können. Weint z. B. eine Informantin, so ließe sich dies als Hinweis auf einen emotionalen Teil des Interviews deuten, aber Tränen sind vielleicht schon sichtbar, bevor sie auf dem Tonband zu hören sind. Änderungen der methodologischen Vorgehensweise mit der entsprechenden Begründung sollten in einem Memo oder Tagebuch festgehalten werden. So könnten sich z. B. der Fokus der Fragestellungen im Interview verschieben, wenn thematische Schwerpunkte oder Konzepte sich aus den Daten herauszukristallisieren beginnen. Es ist wichtig, daß man belegen kann, zu welchem Zeitpunkt und aus welchem Grund diese Veränderungen vorgenommen wurden.

Wesentlich ist, daß die Wissenschaftlerin ein System der Berichterstattung wählt, das ihr persönlich gemäß ist. Verfassen Sie einen Bericht, dann beschreiben Sie; notieren Sie zunächst das Erlebte und erörtern Sie es erst dann mit Bekannten oder Kollegen; achten Sie immer auf die zeitliche Verknüpfung Ihrer Daten mit anderen Informationen. Halten Sie auch Ihre persönliche Interpretation von Ereignissen fest, um sich sensibel zu machen für Bereiche, in denen Sie voreingenommen sein könnten.

6.10.2 Wichtige Bereiche der Reliabilität und Validität

LeCompte und Goetz (1982) haben sich mit den Fragen der Reliabilität und Validität in der ethnografischen Forschung beschäftigt und einige kritische, fehleranfällige Bereiche umschrieben. Sie definierten fünf Felder, in denen die externe Validität gefährdet sein kann: durch den Status des Forschers, durch die Wahl der Informanten, den sozialen Kontext, aus dem die Informationen stammen, die Definitionen und Ableitungen der Konstrukte und deren Beziehungen untereinander sowie durch die Methoden der Datenerhebung und Datenanalyse. LeCompte und Goetz (1982) argumentieren, daß die Stärke der qualitativen Forschung in ihrer hohen Validität liegt. Dies war nicht immer der Fall; Arbeiten, die nur auf einem einzigen Interview basieren und in dem Informationen infolge eines Mangels an Glaubwürdigkeit des Forschers von Seiten des Informanten zurückgehalten wurden, können nicht als valide gelten. Die teilnehmende Beobachtung kann die Validität erhöhen, aber es besteht auch die Gefahr, daß der Wissenschaftler den Standpunkt der Informanten übernimmt und seine Objektivität verliert. Innere Validität hat es im Kern mit der Frage zu tun, ob konzeptuelle Kategorien für die Teilnehmer wie für die Forscher eine gemeinsame Bedeutung haben. Die Phänomene können sich im Lauf der Zeit ändern. Zu den Faktoren, die eine Veränderung bewirken können, gehören die Vorgeschichte und der Reifeprozeß der Gruppe, die Auswahl der Informanten, die Ausfälle bei den Teilnehmern sowie unzureichend belegte Schlußfolgerungen.

6.10.3 Äußere Validität

Die äußere oder auch externe Validität wird durch Faktoren bedingt, die die Vergleichbarkeit der Ergebnisse behindern oder einengen. Von LeCompte und Goetz (1982) wurden vier Faktoren benannt, die möglicherweise die Glaubwürdigkeit von Zielgruppen unabhängig von der Situation beeinflussen können: Effekte der Auswahl, des Umfelds, der Vorgeschichte und der Konstrukte.

Auch Leininger (1994) beschäftigt sich mit der Frage der Glaubwürdigkeit (Vertrauenswürdigkeit, Wahrheitsgehalt). Sie argumentiert, daß die größte Bedrohung der Glaubwürdigkeit aus dem zu knapp bemessenen Zeitrahmen bei der Feldarbeit resultiert, um die erlebten Erfahrungen der untersuchten Personen zu verstehen. Um eine Bestätigung zu erhalten, sollte die Forscherin eine Bestätigung von den Informanten für ihre Ergebnisse oder Interpretationen erhalten, also wieder mit den Informanten Kontakt aufnehmen, sobald sich die Umrisse einer Theorie abzeichnen. Leininger empfiehlt auch die Benutzung eines „Entscheidungspfads" und den Dreiecksvergleich der Datenquellen. Die Autorin weist ebenfalls darauf hin, daß die Informationen in einem holistischen Kontext gesehen werden sollten, der Tätigkeiten, Ereignisse, Kommunikation sowie andere kontextuelle oder umfeldbezogene Faktoren umfaßt. Entscheidend sei, sich auf die Strukturen der Ereignisse zu konzentrieren oder immer wiederkehrende Erfahrungen, aber nicht auf einmalige, wenn auch spektakuläre Vorkommnisse. Im Verständnis von Leininger bezieht sich die Datensättigung auf die Notwendigkeit, das untersuchte Phänomen umfassend und intensiv zu durchdringen. Das maßgebliche Kriterium ist für sie die Übertragbarkeit, d. h. ob es generelle Übereinstimmungen gibt, die bei ähnlichen Bedingungen, Kontexten oder Umständen vorkommen.

Äußere Validität wird durch die Synthetisierung von Studien vergrößert, die das gleiche Phänomen in unterschiedlichen Kontexten untersuchen und dann die Ergebnisse einander gegenüber stellen und vergleichen. Ein Beispiel dafür ist das „Illness-Constellation Model" (Morse und Johnson, 1991, S. 315–342). In dem entsprechenden Abschnitt werden die Ergebnisse von fünf Untersuchungen synthetisiert, die in verschiedenen Situationen durchgeführt wurden, in denen bei bestimmten Personen eine Krankheit festgestellt und sie deswegen behandelt wurden, und auf diese Weise der allgemeine Prozeß der Reaktion auf eine Krankheit herausgearbeitet wird. In dieser Form tragen qualitative Forschungen wesentlich zur Entwicklung von Theorien mittlerer Reichweite bei (vgl. Zusammenfassung der Forschungsergebnisse in Kapitel 7).

6.10.4 Weitere Probleme

1986 beschrieb Sandelowski das Problem der Stringenz in der qualitativen Forschung und die Verwendung der Kriterien von Lincoln und Guba (1985) anstelle der nicht zutreffenden Begriffe Reliabilität und Validität. Kürzlich ist Sandelowski von ihrer ursprünglichen Position abgerückt mit dem Hinweis, daß mit dem Begriff der Stringenz ein zu hohes Maß an Inflexibilität und kompromißloser Einseitigkeit verbunden sei, der uns zu weit „von der Kunstfertigkeit, der Vielseitigkeit und Sensibilität entfernt, mit der wir mit Bedeutung und Kontext umgehen und die ein Kennzeichen herausragender Arbeiten der qualitativen Forschung sind" (S.1). Des weiteren sieht die Autorin die Konstruktion von Validität (die Sichtweite der Informanten) vor allem durch die Auffassung gefährdet, daß die Validität von der Reliabilität abhänge. Sie tritt auch dafür ein, daß Wiederholbarkeit kein konstitutives Merkmal der qualitativen Forschung oder der entsprechenden Interviews sei. Sandelowski`s Kommentar skizziert die Schwierigkeit, sich auf eine Liste von Kriterien für die qualitative Forschung zu einigen, weil sie in Wirklichkeit eine große Bandbreite von Methoden und Verfahrensweisen umfaßt. Während Sandelowski meint, daß die Validierung der Resultate durch die Informanten eher eine Gefahr denn eine Absicherung darstelle, wenn sowohl die Wissenschaftler als auch die Teilnehmer etwas dabei zu verlieren haben, sind da andere Wissenschaftler anderer Ansicht. Darüber hinaus spricht sie ähnliche Probleme in bezug auf die Maßnahmen zur Validierung an wie die Diskussion mit Kollegen oder den Vergleich dreier Datenquellen, weil man dort fälschlicherweise nach Übereinstimmung suchen könnte. Sie weist darauf hin, daß die Maßnahmen zur Sicherung der Vertrauenswürdigkeit komplex seien und die Forscherin sie sorgfältig unter die Lupe nehmen muß, bevor sie sich für die entscheidet, die für das jeweilige Projekt angemessen ist.

6.11 Prinzipien

- Die qualitative Forschung ist ein aktiver Prozeß, der vom Wissenschaftler verlangt, sich in die Daten hineinzuknien und völlig mit ihnen vertraut zu werden.
- Vier kognitive Prozesse sind integraler Bestandteil jeder qualitativen Analyse: Verstehen, Synthetisieren (aus dem jeweiligen Kontext lösen), Theorie und Wiedereinfügen in einen Kontext.
- Datenerhebung und Datenanalyse geschehen gleichzeitig. Sobald ein Interview transskribiert, überprüft und korrigiert worden ist, beginnt das Codieren.
- Feldaufzeichnungen werden notiert (oder auf Tonband gesprochen), in den PC eingegeben und analysiert parallel zur Durchführung der Interviews.
- Das Codieren kann per Hand erfolgen oder mit einem Textprogramm; die Methode der Wahl ist abhängig von den Vorlieben der Wissenschaftler sowie vom Umfang der Informationen.
- Die Vorgehensweise bei der Inhaltsanalyse ist abhängig von der gewählten Methode: latente oder manifeste Inhaltsanalyse oder in zeitlichen oder inhaltlichen Schritten.
- Kategorien und Themen ergeben sich normalerweise aus den Daten und werden benannt, sobald sie in den Interviews deutlich werden.
- Erste Annahmen (Hypothesen) über Beziehungen innerhalb der Daten entwickeln sich, wenn die Beziehungen zwischen Verhaltensweisen, die Tätigkeiten der Teilnehmer usw. in Umrissen erkennbar werden.
- Methodische Fragen in der qualitativen Forschung beziehen sich auf die Subjektivität, die Qualität der Beweise, über die der Wissenschaftler verfügt und darauf, ob die Interpretationen von den Teilnehmern der Untersuchung bestätigt wurden oder nicht.
- Fragen der Stringenz umfassen den Wahrheitsgehalt, Anwendbarkeit, Konsistenz und Neutralität.
- Ein „Entscheidungspfad" sollte etabliert werden, um die Entscheidungen der Wissenschaftler zu dokumentieren, ihre Auswahl der Informanten und ihre Einsichten, um eine Hilfe bei der Demonstration der theoretischen Stringenz zu sein.

Literatur

Atkinson, P. (1990) The Ethnographic Imagination: Textual Constructions of Reality, Routledge, New York.
Babbie, E. (1979) The Practice of Social Research, 3rd edn, Wadsworth, Belmont, CA.
Denzin, N.K. (1978) Sociological Methods: A Sourcebook, 2nd edn, McGraw-Hill, New York.
Field, P.A. (1984) Behaviour and nursing care, in Care: The Essence of Nursing and Health, (ed. M. Leininger), J.B. Slack, New Jersey, pp. 249–62.
Fox, D.J. (1982) Fundamentals of Research in Nursing, 4th edn, Appleton-Century-Crofts, Norwalk, CT.
Glaser, B.G. (1979) Theoretical Sensitivity, The Sociology Press, Mill Valley, CA.
Heider, K. (1983) The Rashomon effect. Association for Social Anthropology in Oceania Newsletter, Spring issues, pp. 10–11.
LeCompte, M.D. and Goetz, J.P. (1982) Problems of reliability and validity in ethnographic research. Review of Educational Research, 52, 31–60.
Leininger, M. (1994) Evaluation criteria and critique of qualitative research studies, in Critical Issues in Qualitative Health Research Methods, (ed. J.M. Morse), Sage, Thousand Oaks, CA, pp. 95–115.
Lincoln, Y.S. and Guba, E. (1985) Naturalistic Inquiry, Beverly Hills, Sage.
Lofland, J. (1971) Analyzing Social Settings: A Guide to Qualitative Observation and Analysis, Wadsworth, Belmont, CA.
Miles, M.B. and Humberman, A.M. (1994) Qualitative Data Analysis, Sage, Thousand Oaks, CA.
Morse, J.M. (1991) Analyzing unstructured, interactive interviews using the Macintosh™ computer. Qualitative Health Research, 1(1), 117–22.
Morse, J.M. (1991/92) Negotiating commitment and involvement in the patient - nurse relationship, in Qualitative Health Research, (ed. J.M. Morse), Sage, Newbury Park, pp. 333–59.
Morse, J.M. (1992) If you believe in theories... (editorial). Qualitative Health Research, 2(3), 259–61.
Morse, J.M. (1994) 'Emerging from the data': the cognitive processes of analysis in qualitative inquiry, in Critical Issues in Qualitative Research Methods, (ed. J.M. Morse), Sage, Menlo Park, CA, pp. 23–43.
Morse, J.M. and Bottorff, J.L. (1989) Intending to breast feed and work. Journal of Obstetrical, Gynecological and Neonatal Nursing, 18(6), 493–500.
Morse, J.M. and Johnson, J.L. (eds) (1991) The Illness Experience: Dimensions of Suffering, Sage, Newbury Park, CA.
Rodgers, B.L. and Cowles, K.V. (1993) The qualitative research audit trail: a complex collection of documentation. Research in Nursing and Health, 16, 219–26.
Sandelowski, M. (1993) Rigor or rigor mortis: the problem of rigor in qualitative research revisited. Advances in Nursing Science, 16, 1–8.
Spradley, J.P. (1980) Participant Observation, Holt, Rinehart and Winston, New York.
Tripp-Reimer, T. and Cohen, M.Z. (1991) Funding strategies for qualitative research, in Qualitative Nursing Research: A Contemporary Dialogue, rev. edn (ed. J.M. Morse), Sage, Newbury Park, CA, pp. 243–57.
Weitzman, E. and Miles, M.B. (1995) Computer Programs for Qualitative Analysis, Sage, Newbury Park, CA.

Weiterführende Literatur

Atkinson, P. (1992) Understanding Ethnographic Texts, Sage, Newbury Park, CA.
Ball, M.S. and Smith, G.W.H. (1992) Analyzing Visual Data, Sage, Newbury Park, CA.
Denzin, N.K. (1989) Interpretive Interactionism, Sage, Newbury Park, CA.
DeWalt, B.R. and Pelto, P.J. (eds) (1985) Micro and Macro Levels of Analysis in Anthropology, Westview, Boulder, CO.
Feldman, M.S. (1995) Strategies for Interpreteing Qualitative Data, Sage, Thousand Oaks, CA.
Fielding, N.G. and Fielding, J.L. (1986) Linking Data, Sage, Beverly Hills, CA.
Fielding, N.G. and Lee, R.M. (1991) Using Computers in Qualitative Research, Sage, London.
Gubrium, J. (1988) Analyzing Field Reality, Sage, Newbury Park, CA.
Kirk, J. and Miller, M.L. (1986) Reliability and Validity in Qualitative Research, Sage, Beverly Hills, CA.
Miles, M.B. and Huberman, A.M. (1994) Qualitative Data Analysis, 2nd edn, Sage, Newbury Park, CA.
Pfaffenberger, B. (1988) Microcomputer Applications in Qualitative Research, Sage, Newbury Park, CA.
Psathas, G. (1995) Conversation Analysis: The Study of Talk-in-Interaction, Sage, Thousand Oaks, CA.
Riessman, C.K. (1993) Narrative Analysis, Sage, Newbury Park, CA.
Rosengren, K.E. (1981) Advances in Content Analysis, Sage, Berverly Hills, CA.
Silverman, D. (1993) Interpreting Qualitative Data, Sage, London.

7 Qualitative Verfahrensweisen

In diesem Kapitel wollen wir einige ausgewählte qualitative Methoden, die bereits im zweiten Kapitel vorgestellt wurden, näher erläutern. Zu diesen Methoden gehören die Phänomenologie, die Grounded Theory, die Ethnographie sowie die Ethnowissenschaft. Im Anschluß daran werden wir auf Fragen bei der qualitativen Studie eingehen wie z. B. Stringenz, Reliabilität und Validität. Schließlich sollen die Methoden der Triangulation beschrieben werden sowie Verhaltensweisen bei der Synthetisierung qualitativer Untersuchungen.

7.1 Phänomenologie

Die Phänomenologie ist nicht nur eine Untersuchungsmethode, sondern auch eine Philosophie und eine Einstellung. In der Phänomenologie versucht der Forscher die Bedeutung der Erfahrung der Informanten bezüglich eines bestimmten Phänomens in einem tieferen und umfassenderen Sinn zu verstehen. Die Phänomenologie bietet eine beschreibende, reflexive, interpretierende und engagierte Art der Untersuchung (van Manen, 1990). Wilson und Hutchinson (1991) weisen darauf hin, daß in dieser Denkrichtung die Wissenschaftler nicht von einer Methode als Selbstzweck sprechen, sondern eher „die Vorgeschichte, das Literaturstudium, die Überlegungen und den Prozeß des Formulierens" erörtern, die den Forscher in die Lage versetzt,

„die erlebte Erfahrung in einen sprachlichen Ausdruck ihrer Essenz zu übersetzen" (van Manen, 1990). Phänomenologen versuchen die Erfahrung als solche zu beschreiben und dies direkt zu tun, d. h. ohne den Rückgriff auf kausale Erklärungen. Wenn man z. B. Clarke's „Erinnerung an das Atmen: ein phänomenologischer Dialog: Asthma als ein Weg zur Ich-werdung" liest, kann sich der Leser damit identifizieren, wie Mutter und Tochter mit dem Asthma fertig wurden. Der Leser muß nicht selbst asthmakrank sein, um das Wesen der Atemnot zu erspüren, die Besorgnis der Mutter wie die Versuche der Tochter, „nicht in Panik zu geraten" (d. h. sich den Anschein der Normalität zu geben) und Verfahrensweisen zu ersinnen, im Beisein ihrer Altersgenossinnen ihren Inhalator unauffällig zu gebrauchen.

Die Phänomenologie geht auf das Werk des deutschen Philosophen Husserl zurück. Seine Arbeit wurde von Heidegger fortgeführt, der die fundamentale Struktur der erlebten Welt beschrieb und dabei die „erlebte Erfahrung" in den Mittelpunkt stellt. Unter Erfahrung wird die Wahrnehmung der eigenen Gegenwart in der Welt in dem Moment verstanden, in dem sich Dinge, Wahrheiten oder Werte konstituieren. Die vier Wesenheiten, die die phänomenologische Reflexion leiten, sind der erlebte Raum (Räumlichkeit), der erlebte Körper (Körperlichkeit), die erlebte Zeit (Zeitlichkeit) und die erlebte Beziehung zu anderen (Kommunalität) (van Manen, 1990). Wahrnehmungen beweisen uns die Existenz der Welt, nicht durch Gedanken, sondern durch das Erleben. Befaßt man sich z. B. mit dem „erlebten Raum", dann sagt eine Mutter, die auf den Küchenschrank sieht, zu sich: „Er ist zwei Meter hoch, ich brauche eine Leiter". In der Wahrnehmung der Katze ist der gleiche Gegenstand jedoch ein Spülbecken und ein Kühlschrank entfernt. Unsere Wahrnehmung des Raums ist unterschiedlich, weil unsere Erfahrungen verschieden sind.

Andere Annahmen der Phänomenologie beinhalten, daß die menschliche Existenz sinnvoll ist und von Interesse nur in dem Sinne, daß wir ständig uns etwas bewußt sind. Existenz heißt „in der Welt sein", eine Ausdrucksweise der Phänomenologie, die die Tatsache anerkennt, daß die Menschen auf ihre Welt fixiert sind (darin verkörpert) und nur aus ihrem Kontext heraus verständlich sind. Menschliches Verhalten geschieht im Kontext von Beziehungen zu Dingen, Personen, Ereignissen und Situationen.

Ein Phänomenologiker könnte behaupten, daß wir die Welt als einen bereits interpretierten Sachverhalt wahrnehmen, daß sie das Ergebnis einer früheren wissenschaftlichen Untersuchung sei. So sind wir z. B. begrenzt in dem, was wir wahrnehmen können. In der Phänomenologie wollen wir verstehen, wie Menschen sich mit jeweils ihrer Welt auseinandersetzen und dabei bedenken, daß in jeder subjektiven Beschreibung auch Interpretation enthalten ist (Boyd, 1993; van Manen, 1990).

Im Selbstverständnis der Phänomenologie ist das Interview voraussetzungslos. Ray (1994) wies darauf hin, daß die Forschungsfragen nicht vorab fixiert sind, sondern „sich aus der Reaktion auf Hinweise (während des Interviews) ergeben" (S. 129). Um das Wesen eines Sachverhalts zu erfassen, werden konkrete Erlebnisse betrachtet und der Forscher versucht sich dann diese Erfahrung vorzustellen, wobei er es modifiziert, indem er es von allen Seiten aus untersucht. Ziel dieser Reflexion ist herauszufinden, was für das zur Diskussion stehende Phänomen wesentlich ist.

Um dies zu erreichen, setzen die Phänomenologiker eine große Vielfalt von Ressourcen ein, um die Essenz der Bedeutung zu erfassen. Sie führen intensive Gespräche, entnehmen der Literatur und der Poesie Beschreibungen, sehen sich Filme an und setzen sich mit der phänomenologischen Forschung auseinander.

Spielberg beschreibt 7 Schritte, um sich dem Kern einer Sache zu nähern (zitiert nach Boyd, 1993). Der erste ist intuitiv, wobei das eigne Bewußtsein durch Zusehen und Zuhören geschärft wird. Darauf folgt die Analyse, die die Aufdeckung der Struktur des untersuchten Gegenstands beinhaltet und in einem dialektischen Prozeß erfolgt (der Unterhaltung zwischen Wissenschaftler und Informanten). Dieses Wissen wird durch eine gemeinsame Unternehmung geschaffen, in der sowohl der Wissenschaftler wie der Informant gemeinsam engagiert sind, um das untersuchte Phänomen zu beschreiben. Die dritte Phase besteht in der Beschreibung des Phänomens; andererseits ist aber die verfrühte Beschreibung eine der möglichen Gefahren in der Phänomenologie. Beschreibungen veranlassen den Zuhörer, sich mit seinen eigenen Erfahrungen mit diesem Sachverhalt zu beschäftigen. Die Einsichten werden durch Beschreibungen kommuniziert. Die beiden nächsten Schritte beinhalten die Beobachtung von Erscheinungsformen und die Untersuchung des Abbilds des Phänomens im Bewußtsein. In dieser Phase denkt der Forscher über die Beziehungen (oder strukturellen Affinitäten) des Phänomens nach. Denken Sie z. B. einmal an die Beziehung zwischen Verletzung und Schmerz. Der Wissenschaftler wird sich damit beschäftigen, unter welchen Bedingungen Schmerz erfahren wird (Erscheinungsweisen) sowie mit der Natur und dem Wesen des Schmerzes. Die beiden letzten Stadien sind die vorläufige Suspendierung der Einschätzung (phänomenologische Reduktion) und die Interpretation verdeckter Bedeutungen. Der letzte Schritt wird in der hermeneutischen Phänomenologie dazu benutzt, die erlebte Erfahrung auf eine Art und Weise zu beschreiben, die für unsere Praxis wie für die Wissenschaft wertvoll sein kann.

Mit Hilfe einer Reihe von Techniken gewinnt man Einsichten in ein Phänomen: Nutzung ethymologischer Quellen, die Untersuchung sprachlicher Ausdrucksformen, experimentelle Beschreibungen von einem Informanten sowie die fortdauernde Beschäftigung mit der phänomenologischen Literatur, die Auseinandersetzung mit ihr, Schreiben und die Korrektur des Geschriebenen (van Manen, 1990; Ray, 1994). In dieser Analyse werden die Worte oder Äußerungen, die Aspekte der erlebten Erfahrung beschreiben, im einzelnen aufgelistet. Ähnliche Ausdrücke werden in Kategorien zusammengefaßt, irrelevante Äußerungen eliminiert. Dann werden einander ähnliche Beschreibungen in Gruppen zusammengefaßt und benannt. Der umschriebene Kern einer Gruppe identischer Elemente wird mit einer Auswahl ursprünglicher Beschreibungen verglichen, die in den Gesprächen mit den Informanten gewonnen wurden. Die dabei deutlich werdenden Diskrepanzen veranlassen den Wissenschaftler zu Korrekturen.

Unterschiedliche Denkschulen benutzen verschiedene Terminologien und Verhaltensweisen bei der Analyse. Van Manen (1990) und Benner (1994) sind stärker auf die Ordnung von Themen ausgerichtet und darauf, ein intuitives Verständnis der textlichen Informationen zu gewinnen. Während diese Unterschiede in Beziehung zu der Tatsache gesehen werden kann, daß die phänomenologische Methode sich in mehr als einer Richtung entwickelt hat, ist allen Phänomenologen die Überzeugung gemeinsam, daß „die menschliche Existenz insofern einzigartig ist, als die menschliche Erfahrung und das Verhalten aus der Selbstinterpretation resultieren" (Benner, 1994, S. IX).

Die beste Art, die Phänomenologie schätzen zu lernen, ist sie zu lesen. Zusätzlich zu der Arbeit von Clarke (1990/92) „Erinnerung an das Atmen" sind weitere Beispiele für phänomenologische Untersuchungen die Arbeit von Kelpin (1984/92) „Der Geburtsschmerz" und die von Smith (1989/92) „Operation am Herz eines Kindes". In der Fachzeitschrift „Phenomenology + Pedagogy" finden sich viele ausgezeichnete Beispiele.

7.2 Ethnographie

Bei ethnografischen Studien versucht der Wissenschaftler die kulturelle Perspektive einer Gruppe zu verstehen, indem er teilnehmende Beobachtung einsetzt, Interviews und Feldaufzeichnungen. Boyle (1994) stellt fest, daß die Ethnographie immer holistisch ist, auf den Kontext bezogen, reflexiv und aus der emischen Perspektive dargestellt wird. Um eine Kultur zu studieren, muß sich der Forscher eine Zeitlang in ihr aufhalten (Fetterman, 1989).

Eine klassische ethnografische Untersuchung muß sowohl eine Beschreibung des Verhaltens enthalten als auch darlegen, warum und unter welchen Umständen dieses Verhalten realisiert wurde. Die Feldarbeit ist bei ethnografischen Studien entscheidend und beinhaltet, über längere Zeit hinweg mit den Menschen in ihrer natürlichen Umgebung zu arbeiten. Der Wissenschaftler ist sowohl Teilnehmer als auch Beobachter der untersuchten Gruppe. Nur mit einem oder zwei Interviews läßt sich kein Verständnis der Kultur erzielen oder eine emische Perspektive gewinnen; ein längerer Aufenthalt in der Kultur ist entscheidend, wenn man einen holistischen Standpunkt einnehmen möchte.

In den Gesundheitswissenschaften hat sich eine genauer strukturierte (aber noch an den Kontext gebundene) Ethnographie herausgebildet, die unter dem Namen fokussierte Ethnographie bekannt ist (Morse, 1987; Muecke, 1994). Muecke stellte fest, daß die fokussierte Ethnographie vornehmlich dazu benutzt wird, um die Praxis zu verbessern, und daß sie sich in wichtigen Punkten von der klassischen Ethnographie unterscheidet. So wird z. B. das Thema ausgewählt, bevor mit der Datenerhebung begonnen wurde; das Thema ergibt sich also nicht bei der Sammlung und Analyse der Informationen. Während sonst die Teilnehmer an der gleichen Stelle leben, kann hier der Ort der Erhebung der Ort der Behandlung (z. B. ein Krankenhaus) sein und nicht der Wohnort. Die Teilnehmer haben nicht eine gemeinsame Kultur (im weitesten Sinn), aber gemeinsame Verhaltensnormen und eine gemeinsame Sprache, die aus der Erfahrung einer gemeinsamen Krankheit resultiert. Die teilnehmende Beobachtung ist auf bestimmte Zeiten oder Ereignisse beschränkt, die

Interviews beziehen sich normalerweise auf bestimmte Dinge und Ereignisse im Umfeld.

Zu den Techniken der Datenerhebung (sowohl in der klassischen wie in der fokussierten Ethnographie) zählen Interviews und Beobachtungen, dokumentiert als Feldaufzeichnungen, die die Ereignisse des Alltags festhalten. Ausgewählt werden sowohl Angehörige der Kultur wie auch Ereignisse, die in der Gruppe passieren und die zum Verständnis der Werte und Normen seitens des Wissenschaftlers beitragen. Die Beschreibung des Kontextes, in dem das Verhalten sich ereignet, ist eine maßgebliche Dimension der ethnografischen Untersuchung.

Beispiele für Studien der fokussierten Ethnographie sind die Arbeit von Cassell (1987/92) über Chirurgen, Golanders (1987/92) Beschreibung der Klienten eines Altenpflegeheimes und die Studie von Rosenham (1973/92) über psychiatrische Patienten. Hinzuzurechnen wäre auch die Beschreibung von Gemeindeschwestern durch Field (1984). Boyle (1994) weist darauf hin, daß es viele Varianten der Ethnographie gibt, und empfiehlt, diesen Begriff auch für das Endprodukt und nicht nur für die Methode zu verwenden.

Die vorausgegangene Diskussion über die Wichtigkeit, Zugang zur Gruppe und zu „Schlüssel-Informanten" zu finden, gilt ganz besonders für die Ethnographie. Man muß einen guten Kontakt aufbauen, im Umfeld heimisch werden und mit den Gewohnheiten und den Sprachnuancen der jeweiligen Gruppe vertraut sein. Glaubwürdigkeit und vertrauen gewinnen sind entscheidende Voraussetzungen, wenn die Forscherin relevante und adäquate Daten erhalten will. Noch einmal: Die Teilnehmer sollten in Hinblick auf ihre Kenntnis der Kultur und ihre Bereitschaft, sich zu dem interessierenden Sachverhalt zu äußern, ausgewählt werden.

Datenerhebung und Analyse laufen parallel. Die Wissenschaftlerin sieht sich veranlaßt, etwas über die Vergangenheit der Gruppe zu erfahren, über ihre Religion, Politik, Wirtschaft, Umgebung und die besonderen Untergruppen in dieser Kultur. Diese Daten zu erhalten ist zeitaufwendig, weil es längere direkte Kontakte mit der Gruppe erforderlich macht.

In der ersten Phase der Analyse ist es erforderlich, die essentiellen kulturellen Strukturen zu verstehen (Agar, 1986). Versucht der Ethnograph, eine Kultur zu verstehen, entwirft er ein Modell, wie das Verhalten strukturiert ist. Entspricht das tatsächliche Verhalten nicht dem erwarteten, dann ist der Vorstellung der Boden entzogen und sie muß abgeändert werden. Dieser Prozeß beinhaltet die wiederholte Anwendung dieses Vorgangs, indem das Schema immer wieder modifiziert und angepaßt wird, bis man zu einer kohärenten Erklärung gekommen ist (Agar, 1986). Die Autorin weist außerdem darauf hin, daß die sequentielle Entwicklung eines Schemas die Analyse auf eine höhere Abstraktionsebene führt, bis die kulturellen Strukturen sichtbar werden.

Die meisten Ethnographen stützen sich auf wörtliche Zitate der Informanten, die ein Konzept oder ein Untersuchungsthema zusammenfassen oder es illustrieren. Zur Analyse gehört, jedes Interview zu lesen oder die Feldaufzeichnungen, die sich auf ein bestimmtes Thema beziehen sowie die Beziehungen zwischen den Themen zu durchleuchten. Wissenschaftler definieren die Werte und Regeln, die das Verhalten in einer Gruppe steuern, und untersuchen deren Einfluß auf die Normen der Gruppe und ihren Zusammenhalt. Im Verlauf der Studie werden aus umfassend formulierten Fragen wie: „Sagen Sie mir doch bitte, ..." kontrastierende Fragen wie: „Wie unterscheidet sich die Gesundheitsförderung von Präventionsmaßnahmen?" oder Fragen, die auf Ähnlichkeiten oder Unterschiede der Eigenschaften und Merkmale eines Konzepts abstellen.

Die deskriptive Ethnographie läßt die soziale Komplexität erkennen, die den Untergrund einer Gesellschaft bildet. Die meisten ethnografischen Studien dringen indes weiter in den Untergrund vor, wenn die Wissenschaftler soziale Strukturen erklären oder Verhalten beobachten, das nicht einmal den Mitgliedern der jeweiligen kulturellen Gruppe bewußt ist. Deshalb erlaubt eine umfangreiche Beschreibung (Gertz, 1973) die Ausformung einer interpretativen oder analytischen Ethnographie (Turner und Brunner, 1986). Ethnographer halten die Oberfläche der Daten nicht für die ganze Wahrheit, sondern behandeln sie wie Interferenzen, anhand derer kulturelle Strukturen erkannt und überprüft werden können (Boyle, 1994). Das Endergebnis sollte den Leser über die normativen Verhaltensstrukturen der untersuchten Gruppe informieren.

7.3 Grounded Theory

Der Begriff „Grounded Theory" bezieht sich auf eine bestimmte Form der Datenerhebung und Datenanalyse. Er wurde von zwei Soziologen, Glaser und Strauss, geschaffen, die zum damaligen Zeitpunkt Angehörige der „Chicago School of Sociology" waren. Beide entwickelten eine neue philosophische Vorgehensweise und Methode, um grundlegende soziale Prozesse zu erkennen in dem Kontext, in dem diese Prozesse abliefen.

Die tragenden Prinzipien der Grounded Theory stammen aus der soziologischen „Schule von Chicago" (Strauss) und der Universität von Columbia (Glaser). Strauss war von den Schriften der sozialen Interaktionisten wie Everett Hughes und Herbert Blumer sowie den „Pragmatikern" beeinflußt, zu denen Robert Park und John Dewey gehörten. Glaser verdankt Paul Lazarsfeld viel, der früh qualitative Methoden in der Soziologie einsetzte. Die Zielsetzung sowohl von Strauss als auch von Glaser war, Forschungen durchzuführen, die sowohl für Wissenschaftler als auch für Laien wertvoll waren, und eine solide Theorie zu entwickeln, die der Realität entsprach.

Die wichtigste Aufgabe der Grounded Theory ist die Schaffung von erklärenden Modellen menschlichen Verhaltens, die aus Daten abgeleitet sind. Datenerhebung und Datenanalyse laufen parallel. Die Ausformung der Theorie stützt sich auf eine vergleichende Analyse innerhalb einer oder zwischen mehreren Gruppen in einem relevanten Bereich, wobei Techniken der Feldarbeit bei der Datenerhebung eingesetzt werden. Verwendet ein Wissenschaftler die Grounded Theory, dann ist es, um die Identifizierung von Strukturen und Beziehungen zwischen diesen Strukturen zu erforschen (Glaser, 1978; 1992). Da z. B. das Fürsorgeverhalten von Müttern zu Frühgeborenen noch nicht untersucht war, wurde die Grounded Theory eingesetzt, um diese spezielle Gruppe von Müttern zu analysieren (Brady-Fryer, 1994) und eine Theorie über „Wie man sich in die Rolle der Mutter eines Frühgeborenen hineinfindet" entwickelte sich. Die gewonnenen Informationen aus Interviews und Beobachtungen in der natürlichen Umgebung erlaubten die Darstellung eines ersten theoretischen Ansatzes.

Die Grounded Theory ist ihrem Wesen nach nicht-linear und deshalb schwierig zu beschreiben. Der damit verbundene Prozeß ist sowohl hierarchisch als auch rekursiv, weil die Forscher die Daten systematisch kategorisieren und das Theoretisieren beschränken müssen, bis sich in den Informationen Strukturen durch die Kategorisierung herausbilden. Diese Methode erfordert also die Sammlung von Daten, eine flexible Kategorisierung, Aufzeichnungen, die Festlegung einer Kernkategorie, die Umwandlung früherer Kategorien in Hinblick auf die Kernkategorie, das Sortieren der Aufzeichnungen sowie die schriftliche Ausarbeitung der Theorie.

Datenerhebung und Datenanalyse sind in jeder Phase dieses Prozesses miteinander verzahnt. Um den vier zentralen Kriterien der Angemessenheit, der Funktionsfähigkeit, der Bedeutung und der Flexibilität zu genügen, wird auch das theoretische Sampling benutzt. Dies beinhaltet das Auffinden von Informanten oder Ereignissen, um die Stellen im Material zu verstärken, an denen die Informationen ungenügend sind, wenn sich die Theorie herausbildet. Diese Auswahl liegt vorher nicht fest, sondern entwickelt sich abhängig von den Bedürfnissen der sich herausbildenden Theorie. Ist die Grounded Theory gut gearbeitet, dann findet der Leser Erklärungen des beobachteten Verhaltens, die umfassend und induktiv von den Daten abgeleitet sind sowie sich herausbildende Hypothesen, die sowohl angemessen als auch plausibel sind.

Verwendet man die Verfahrensweise der Grounded Theory, dann sind verschiedene Faktoren zu berücksichtigen. Das Umfeld zusammen mit der Gruppe selbst beeinflußt die Art und Weise, wie Verhalten belegt werden kann, und muß deshalb in der Datenanalyse berücksichtigt werden. Die Teilnehmer müssen ausreichend unterschiedlich sein, um den gesamten Umfang der Varianten des Phänomens zu repräsentieren, so daß Definitionen und Bedeutungen von den Daten abgeleitet sind (Sind die Teilnehmer auf eine homogene Gruppe beschränkt, so muß dies deutlich gemacht werden). Die Beschreibungen des sozialen Verhaltens sollte so sein, wie es in der natürlichen Umgebung passiert, was bedeutet, daß in Interviews auch Fragen gestellt werden sollten, die das „was" und das „wo" jeder untersuchten Situation identifizieren. Jedes Verhalten muß vom Standpunkt des Informanten aus verstanden werden. Dies erfordert viele Fähigkeiten, weil der Wissenschaftler Teilnehmer und Beobachter in einer Person sein muß, um dieses Niveau des Verstehens zu erreichen.

Es ist schwierig, ein Problem ziemlich genau zu beschreiben, bis die Datenerhebung begonnen hat. Die Forscherin fängt mit der Feldarbeit an, um Beobachtungen zu machen, die für die Kategorisierung oder Erklärung eines Phänomens nützlich sein könnten und auf diese Weise zu einer Theorie oder zu mit ihr verbundenen Konzepten zu gelangen.

Die Wissenschaftlerin sollte sich ganz bewußt bemühen, vorgefaßte Meinungen über das untersuchte Phänomen auszublenden, denn Ziel der Studie ist es, den Daten die Definition der Konzepte, der Verknüpfungen und schließlich der Grounded Theory zu überlassen, die nicht beeinflußt sein sollte von ihren persönlichen Einseitigkeiten und Vorurteilen. So begann z. B. Brady-Fryer (1994) mit der Feldarbeit zu einer Untersuchung über die Zuwendung von Müttern zu Frühgeborenen, nur um herauszufinden, daß die fundamentale Besorgnis darin bestand, wie man eine gute Mutter für einen Säugling sein könne, der auf der Station für Frühgeborene liegt. In Reaktion darauf werden möglicherweise die Forschungsfragen verändert, wenn die Untersuchung voranschreitet und sie beeinflußt wird durch die Datenerhebung und die Analyse. Die Wissenschaftlerin sollte mit einem genauen Bild ihrer Zielsetzung vor Augen mit der Feldarbeit beginnen und in der Lage sein, die Wichtigkeit der Studie zu begründen, aber andererseits offen und sensibel sein für die Informationen, die zur Erkennung eines grundlegenden sozialen Problems führen.

7.3.1 An der Entwicklung der Studie orientiertes Auswahlverfahren

In der Grounded Theory ist das an der Entwicklung der Studie orientierte Auswahlverfahren der Prozeß der Datenerhebung für die Entwicklung der Theorie, in dem die Analytikerin gleichzeitig die Informationen sammelt, codiert, analysiert und dabei entscheidet, welche Art von Daten im nächsten Schritt gesammelt werden, um in diesem Prozeß zu einer Formulierung der Theorie zu kommen (Glaser, 1978). Auf diese Weise wird der Prozeß der Datenerhebung durch die Ergebnisse der vor sich gehenden Analyse beeinflußt. Dieser Prozeß durchläuft mehrere Phasen, die durch die Veränderungen der Kategorien für die Auswahl der Befragten bestimmt werden entsprechend dem, was man durch die vorliegenden Informationen erfahren hat. Die Teilnehmer werden also entsprechend dem aktuellen Bedürfnis ausgesucht und nicht bereits vor dem Beginn der Untersuchung.

7.3.2 Datenanalyse

Die Methode des permanenten Abgleichs zwischen Datenerhebung und Datenanalyse wird in der Grounded Theory realisiert, d. h. jedes Element der Informationen wird mit jedem anderen relevanten Element verglichen. Informationen aus den Interviews und den Beobachtungen können von der Wissenschaftlerin aus Feldaufzeichnungen und Transskriptionen der Tonbandmitschnitte zusammengefaßt werden. Die relevanten Konzepte werden bestimmt und für jede Informationseinheit ein Code festgelegt.

Glaser und Strauss (1967) nennen diesen Vorgang in diesem Stadium der Analyse „permanente Abgleichung". Dies bedeutet, daß die Daten in Hinblick auf alle Aspekte der Phänomene sorgfältig untersucht werden müssen um herauszufinden, welche ähnlich sind und ob sie zu den sich herausbildenden Kategorien passen. Bei drei Interviews mit einem Informanten müssen z. B. die Daten aller Interviews miteinander verglichen werden, um alle Beispiele für die auf diese Person bezogenen Kategorien zu entdecken sowie auf Verhalten oder Ereignisse, die eingegrenzt oder bereits saturiert sind. Auch ein Vergleich zwischen Interviews von mehreren Befragten sollte durchgeführt werden. Man sagt, daß eine Kategorie dann saturiert ist, wenn keine neue Informationen mehr zu den Merkmalen einer Kategorie auftauchen.

7.3.3 Primäre Codierung

Während dieses Vorgangs werden alle transskribierten Interviews Zeile für Zeile analysiert und an den rechten Rand der Seite beschreibende Codenamen notiert. Diese Codepunkte beziehen sich auf Äußerungen, Sätze oder Gruppen von Sätzen, die gemeinsame Konzepte repräsentieren. In dieser Phase werden beschreibende Bezeichnungen jedem Konzept zugeordnet, das von einem Informanten beschrieben wurde. Jede Informationseinheit wird so vielen Codes wie möglich zugeordnet, um ihr volle theoretische Tragweite einzufangen, so daß die sich herausbildende Theorie den Informationen entspricht und die Varianten der Verhaltensweisen erklären kann. Es ist deshalb möglich, daß ein Satz mehr als einem Code zugeordnet wird oder manchmal auch zwei oder drei Sätze kombiniert werden, um einen Codepunkt zu konstituieren.

Dieses primäre Codieren trägt auch die Bezeichnung substantielles oder offenes Codieren (Glaser, 1978). Tätigkeitsworte, die auf „en" enden wie weinen, singen oder lachen, werden dabei benutzt. Der Wissenschaftler rekonstruiert die Tatsachen so exakt wie möglich entsprechend der Worte des Befragten oder dokumentiert die Merkmale der teilnehmenden Beobachtung. „Offene" Codes werden zu Gruppen zusammengefaßt (geclustert) entsprechend der inhaltlichen Übereinstimmungen oder Diskrepanzen. Die primäre Zielsetzung ist dabei, die theoretischen Eigenschaften jeder Kategorie zu verdeutlichen. „Offenes" Codieren hört auf, wenn eine Kernkategorie definiert worden ist. Da diese Art des Codierens sich auf die Fakten bezieht, schränkt sie die Wirkung der Voreingenommenheiten des Forschers ein.

Beim Vercoden werden die Informationen, Ideen, Einsichten, Überlegungen und Gefühle über die Beziehungen in der sich herausbildenden Theorie dokumentiert in der Form von Notizen, die folgenden Zwecken dienen:

- die Wissenschaftlerin dabei zu unterstützen, Einsichten in unausgesprochene, aber richtungsweisende Annahmen zu erhalten;
- das konzeptionelle Niveau der Forschung zu erhöhen, indem die Forscherin ermutigt wird, über einzelne Vorkommnisse hinauszudenken und nach thematischen Einheiten und Strukturen im Material Ausschau zu halten;
- Überlegungen über die Merkmale der Kategorien oder der Beziehungen zwischen den Kategorien festzuhalten oder mögliche Maßstäbe für die Auswahl zusätzlicher Informanten zu finden, die das Datenmaterial bereichern könnten;

- der Wissenschaftlerin zu ermöglichen, Gedanken aufzubewahren und weiter zu verfolgen, die im weiteren Verlauf der Studie sich als wertvoll erweisen könnten, was aber zum augenblicklichen Zeitpunkt verfrüht wäre;
- wichtig für Überlegungen sind, Ähnlichkeiten der sich bildenden Theorie mit den vorhandenen Theorien und Konzepten festzuhalten.

Es sei daran erinnert, daß Notizen auch über vorhandene Notizen verfaßt werden. Diese Notizen werden sortiert und miteinander verglichen, wenn die Theorie deutlichere Züge erhält. Sind die Wissenschaftler sich nicht sicher, – zu jedem beliebigen Zeitpunkt der Studie – ob ihre Voreingenommenheiten die Wahrnehmung der Phänomene beeinträchtigen, dann sollten die Beobachtungen erweitert werden durch unstrukturierte oder halbstrukturierte Interviews, um die Wahrnehmungen und die Ableitung der Daten zu klären.

7.3.4 Selektives Codieren

Der zweite Schritt im Prozeß des Codierens besteht in der Kategorisierung, Rekategorisierung und Kondensierung der Codes aus der primären Kategorisierung, um sicherzustellen, daß alle Konzepte unverändert bleiben, bis sie möglicherweise irrelevant werden, wenn weitere Daten interpretiert und analysiert werden. Ziel ist, die Beziehungen zwischen den Dimensionen oder Eigenschaften der Kategorien zu bestimmen. Die Kategorisierung hebt den Prozeß des Codierens auf ein höheres Abstraktionsniveau. Die Basis des Codierungsverfahrens wird laufend überprüft, um Validität und Reliabilität zu gewährleisten.

Sind erst einmal Konzepte definiert, die einige Berührungspunkte untereinander aufweisen, hilft ein Blick in die Literatur, um weitere Fragen und Forschungsprobleme zu entdecken. Geht dieser kreisförmige Prozeß weiter, scheinen einige Probleme wichtiger zu sein als andere. Zusammenhänge zwischen den Kategorien beginnen sich herauszubilden, wenn bestimmte Strukturen und Verbindungen erfaßt werden. Einige fundamentale Merkmale fangen an, deutlicher zu werden, sobald „bestimmte Unterschiede zwischen Ereignissen Abgrenzungen und Beziehungen zwischen Kategorien definieren, die geklärt sind" (Hutchinson, 1986, S. 118). Diese Art der Codierung wird axial genannt (Corbin und Strauss, 1990).

Die nächste Aufgabe besteht in der analytischen Dokumentation und der Sortierung der Notizen, um die theoretischen Erläuterungen zusammenzufassen. Der Wissenschaftler sucht inhaltliche Kategorien zu saturieren, wenn nur einige Beispiele nötig sind, um eine zusätzliche Dimension des Problems aufzuzeigen. In dieser Phase führen alle Ebenen der Codierung nicht mehr zu neuen Informationen, alle Variablen und Verhaltensweisen sind hinreichend erklärt und beim Wissenschaftler stellt sich das Gefühl der Vollständigkeit ein. Die Datensättigung ist erreicht, wenn keine weitere Information mehr gefunden werden kann, die darauf hindeutet, daß zusätzliche Kategorien notwendig sind oder vorhandene Codepunkte erweitert werden sollten.

Nachdem Datensättigung erreicht und weitere Abgleichungen mit der vorliegenden Literatur durchgeführt wurden, werden die theoretischen Erklärungen vom Forscher zusammengefaßt. Man wendet sich jetzt der Frage zu, was für das zugrunde liegende soziale Problem konstitutiv ist. Unmittelbar darauf folgt die zweite Fragestellung, die auf den fundamentalen sozialen Prozeß zielt (FSP), der die Teilnehmer bei der Bewältigung mit dem Problem unterstützt (Hutchinson, 1986). Bei der Auffindung des FSP läßt man sich von der Kernkategorie leiten. Der FSP muß alle Varianten des untersuchten Problems erklären, Verhaltensweisen vorhersagen und zeigen, wie sich diese Vorgänge im Zeitverlauf entwickeln. Wenn die Theorie „fixiert" werden kann, ist es an der Zeit, den Abschlußbericht zu schreiben.

Zeichnen sich hypothetische Beziehungen ab, dann beginnt sich die Theorie zu entfalten. Werden die Relationen deutlicher, gewinnen die Kernkategorien an Kontur und andere Kategorien lassen sich verknüpfen und verändern ihre Position in der sich herausbildenden Struktur. Sobald die Kernkategorie festliegt, kann man sich an den Kernvariablen in bezug auf die weitere Datenerhebung und das theoretische Sampling orientieren. Codepunkte, Notizen und deren Kombinationen beginnen ihre Beziehung zur Kernvariable deutlich werden zu lassen (Glaser, 1978). Im analytischen Prozeß der Ableitung der Phasen und deren Merkmale tragen Diagramme und Zeichnungen der Beziehungen zwischen Variablen zur Klarheit bei und führen zu einem höheren Abstraktionsniveau.

Eine Strategie bei der Anfertigung von Diagrammen ist die Konstruktion von Typologien (Glaser, 1978). Zunächst identifiziert die Wissenschaftlerin zwei Variablen oder sich andeutende Konzepte, die anscheinend zur Varianz des Phänomens beitragen; mit Hilfe einer Vier-Felder-Matrix wird der Effekt des Vorhandenseins jeder Variablen in jedem Feld dieser Matrix analysiert. Schließlich unterstützen Diagramme oder Modelle des Prozesses oder dieser Abfolge bei der Verdeutlichung der Beziehungen zwischen den verschiedenen Konzepten oder dem Vorgang der Bewältigung der verschiedenen Abschnitte oder Phasen dieses Unternehmens.

Es sei darauf hingewiesen, daß theoretische Sensibilität – als die Fähigkeit der Wissenschaftlerin, in den Daten Wichtiges zu erkennen und ihnen Bedeutung zuzuordnen – in der Grounded Theory absolut fundamental ist. Sie hilft bei der Formulierung einer Theorie, die der Realität des untersuchten Phänomens gerecht wird. Die theoretische Sensibilität resultiert aus der permanenten Beschäftigung mit den Daten bei deren Sammlung und Analyse sowie aus der völligen Vertrautheit mit der Literatur über methodische Verfahrensweisen. Bewahrt die Forscherin sich eine skeptische Haltung und vergleicht ständig, dann läßt sich die „Verunreinigung" der Informationen vermeiden und Sensibilität für die theoretische Bedeutung ist gewährleistet.

Zusätzliche Beispiele für Arbeiten der Grounded Theory sind „Die emotionale Erfahrung des Stillens" von Morse und Bottorff (1988/92), „Die Erfahrung der Krankheit: Dimensionen des Leidens" von Morse und Johnson (1991) sowie „Unsichere Mutterschaft: Risikoabwägung in den empfängnisfähigen Jahren" von Field und Marck (1994).

7.4 Ethnowissenschaft

In der Ethnowissenschaft geht die Datenerhebung in Form einer Serie von auf Tonband aufgezeichneten Interviews vor sich. Um eine angemessene Verständnistiefe zu erreichen, sind mindestens drei Interviews von jedem Informanten erforderlich. Die Daten werden transskribiert und zwischen den einzelnen Interviews analysiert.

7.4.1 Definition des Untersuchungsbereichs

Im ersten Interview werden allgemeine Fragen gestellt, die den Untersuchungsbereich klar definieren. Wenn z. B. das Thema „Schwierige Patienten" ist, könnten allgemeine Fragen sein: „Haben Sie jemals schwierige Patienten betreut?", „Welche Sorten von schwierigen Patienten gibt es Ihres Erachtens?" und „Welche verschiedene Arten gibt es, mit denen Pflegekräfte mit schwierigen Patienten umgehen?" Achten Sie sehr sorgfältig auf sprachliche Bedeutungseinheiten und Bezeichnungen, die von der Gruppe verwendet werden, in diesem Fall also die Wörter, die die Krankenschwestern zur Beschreibung der Patienten verwenden. So könnten z. B. die Schwestern die Ausdrücke „bösartig", „laut" oder „bestimmend", „Zuwendung fordernd" oder „unruhig" verwenden. Bilden diese Arten von schwierigen Patienten die Basis für jede spezifische Gruppe in der Analyse, dann ist es wichtig, diese sprachlichen Bedeutungseinheiten zu transskribieren und zusammenzustellen.

7.4.2 Satzrahmen

Im zweiten Interview werden die Eigenschaften von jedem Typ der schwierigen Patienten eruiert, wobei Alternativ-Fragen eingesetzt werden, die jeweils zwei Typen einander gegenüberstellen. Die Wissenschaftlerin fragt möglicherweise: „Welche Unterschiede gibt es Ihres Erachtens zwischen einem „Aufmerksamkeit suchenden" und einem „fordernden" Patienten?" Zum zweiten bestätigen Satzrahmen den besonderen Charakter jeder kontrastierenden Gruppe und sollten sowohl bei ein und dem gleichen Informanten benutzt werden wie auch bei mehreren. Satzrahmen sind im Prinzip Aussagen, die den Befragten auffordern, die offenen Stellen in einem Statement auszufüllen, z. B.:

Ein ……. Patient ……………
(Typ)   (Tätigkeit)

Der Befragte könnte den Satz wie folgt ergänzen:
Ein fordernder Patient schellt zu oft.

7.4.3 Kartenvorlage

Der Interviewer schreibt alle Eigenschaften einer Komponente auf eine Karte und fordert den Befragten auf, diese zwei Stapeln zuzuordnen (dyadische Sortierung). Nach dieser Aufgabe wird der Informant gebeten, jeden der beiden Stapel zu benennen und die Unterschiede zu beschreiben. Der Informant hat z. B. die Merkmale von Patienten zwei Häufchen zugeordnet und eins davon „herrisch", das andere „fordernd" getauft. Dann wird der Informant aufgefordert, die Karten auf drei Häufchen zu verteilen und jedes zu beschreiben und ihm einen Namen zu geben. Dieses Verfahren erhöht die erhaltene Informationsmenge. Einige Verhaltensweisen bleiben in dem Stapel, der „herrisch" genannt wurde, andere in dem als „fordernd" bezeichneten. Merkmale, die beiden Arten von Patienten gemeinsam sind, werden vielleicht einem dritten Stapel zugeordnet.

Bei der Sortierung nach beliebig vielen Kategorien entscheidet der Informant über die Zahl der Häufchen. Auch hier wird der Befragte nach Abschluß der Aufgabe gebeten, sich zu Unterschieden und Gemeinsamkeiten der gebildeten Stapel zu äußern.

7.4.4 Vorbereitung eines Kategoriensystems (Taxonomie)

Anhand der Aufteilungen und der nachgeordneten Unterteilungen ist es möglich, aus den Kategorien eine Taxonomie zu konstruieren. Auch wenn es unterschiedliche Arten oder Methoden der Darstellung gibt, sind die Prinzipien doch immer die gleichen. Aufgabe des Wissenschaftlers ist es jetzt, genau zu untersuchen, um zu entscheiden, welche der Eigenschaften spezifisch für eine Kategorie sind und welche weiteren Merkmale in Relation zu jeder Klassifikation der Kategorie zugeordnet werden können.

Es können auch Kategoriensysteme entwickelt werden, die sich nicht auf Personen, sondern auf Ereignisse beziehen. Ein weiteres Beispiel dazu wäre eine Taxonomie, die sich auf das Treffen von Entscheidungen bei der Geburt bezieht. Der erste Teil dieser Taxonomie würde sich auf die Person des Entscheiders beziehen, während der zweite Teil die Art der Entscheidungen enthält, die von jeder der an diesem Prozeß beteiligten Personen getroffen wird. Um diesen zweiten Teil auszuarbeiten, muß die Forscherin strukturelle Fragen stellen. In diesem speziellen Fall würden Informationen darüber benötigt, welche Art von Entscheidungen die Beteiligten in dieser Situation glauben machen zu können. Man könnte z. B. fragen: „Welche verschiedenen Arten von Entscheidungen könnten Sie bezüglich der Wehen treffen?" und „In welcher Weise waren Sie am Entscheidungsprozeß beteiligt?" Bei diesen strukturellen Fragen kann man sowohl vom allgemeinen zum speziellen übergehen wie auch vom speziellen zum allgemeinen.

Dieser Taxonomie können einige Annahmen zugeordnet werden. Diese können sich darauf beziehen, welche der Teilnehmer während der Wehen welche Entscheidungen treffen in welchen Bereichen, in denen die Teilnehmer Einflußmöglichkeiten haben, um das Ergebnis zu beeinflussen.

Die Wissenschaftlerin möchte vielleicht auch etwas erfahren über die Eigenschaften einer bestimmten Kategorie. So ist z. B. „Arzt" eine Wahrnehmungs-Kategorie, aber sie enthält einige strukturelle Komponenten, die umschrieben werden können, um das abstrakte Konzept noch genauer zu bestimmen. Es gibt unterschiedliche Arten von Ärzten mit einem unterschiedlichen Maß an Kenntnissen und Erfahrung; deshalb könnte eine strukturelle Frage lauten: „Welche verschiedenen Arten von Ärzten haben Sie im Krankenhaus getroffen?" Eine Frage nach den Eigenschaften könnte folgendermaßen formuliert werden, um detailliertere Antworten zu erhalten: „Welcher Unterschied besteht zwischen einem niedergelassenen Arzt und einem im Krankenhaus tätigen Arzt?" (oder jeder anderen Alternative). Auf diese Weise können benannte Kategorien und ihnen zugeordnete Merkmale entwickelt werden.

Beispiele für Arbeiten der Ethnowissenschaft sind „Wie man sich einer Anklage wegen Trunkenheit am Steuer entzieht" von Spradley (1984/92) und „Die Struktur und Funktion der Geschenke im Verhältnis zwischen Patienten und Pflegekräften" (Morse, 1991b).

7.5 Methodologische Triangulation

Ist es möglich, sowohl qualitative als auch quantitative Methoden in der gleichen Untersuchung zu verwenden? Die Antwort ist ein entschiedenes „ja" und die überzeugendsten Forschungsergebnisse finden sich oft in Studien, die beiden Methoden verwenden. Unterschiedliche Methoden der Datenerhebung bereichern die Perspektiven der Wissenschaftler bei der Untersuchung eines Phänomens. Der Mix kann entweder gleichzeitig oder nacheinander erfolgen und man kann sowohl eine qualitative mit einer quantitativen Methode kombinieren als auch zwei qualitative. Das Design der Untersuchung ist dabei abhängig von der theoretischen Zielsetzung des Projekts (Morse, 1991b).

7.5.1 Sequentiell

Im Verlauf der Studie werden möglicherweise qualitative und quantitative Methoden nacheinander verwendet, wobei erstere zuerst eingesetzt werden, bis sich Hypothesen abzeichnen. In dieser Phase können dann diese Hypothesen auf der Basis einer größeren Stichprobe mit angemessenen quantitativen Methoden überprüft werden. Als z. B. Morse (1989) die Schmerzen bei der Geburt bei den Fidji-Frauen und den Fidji-Indianer-Mischlingsfrauen untersuchte, benutzte sie ethnographische Interviews, um den kulturellen Kontext der Geburt zu verstehen. Danach verwendete sie eine psychologische Skala, um die erwartete Schmerzintensität bei der Geburt zu messen und so die Hypothesen über die Unterschiede in der Schmerzintensität zu messen, die von jeder Kultur mit der Geburt verknüpft wird.

7.5.2 Simultan

Qualitative und quantitative Methoden können gleichzeitig eingesetzt werden, um das gleiche Problem anzugehen. Diese Technik ist auch als Triangulation bekannt (Jick, 1979). Qualitative Methoden werden möglicherweise dazu benutzt, um die affektiven Aspekte des Bereichs zu studieren, während quantitative Verfahrensweisen herangezogen werden, um andere Variablen zu bestimmen. Ein Fragebogen kann z. B. standardisierte psychologische Tests enthalten sowie zusätzliche „offene" Fragen, die qualitativ analysiert werden müssen und die den Befragten größere Freiheiten bei der Beantwortung lassen. Morse und Dohan benutzten diese Technik bei der Untersuchung der Reaktion von Heranwachsenden auf das Einsetzen der Periode. „Offene" Fragen wie Fragen mit kurzen Antwortvorgaben wurden benutzt, um von den Mädchen Informationen über ihre erste Periode zu erhalten. Das gleiche „Testpaket" enthielt aber auch eine Lickert-Skala, um die Einstellungen gegenüber der Menstruation zu ermitteln, und psychologische Testverfahren wie die Wahlmöglichkeit zwischen verschiedenen Persönlichkeitstypen.

Eine andere Art des gleichzeitigen Einsatzes von qualitativen und quantitativen Methoden kann vielleicht dann geschehen, wenn man bei einem quantitativen Forschungsdesign qualitative Techniken einsetzen will. Dies ist dann zweckmäßig, wenn sich einige Variablen nicht für die Quantifizierung eignen, so wenn z. B. eine Forscherin die Wirkung der Vorbereitung von Eltern auf die Operation ihrer Kinder untersuchen und dabei die Effektivität von deren Fürsorge messen will, indem sie die räumliche Distanz als unabhängige Variable benutzt. Die Hypothese könnte dabei sein, daß die Ermutigung der Eltern, sich trotz des Zustands des Kindes und dem Vorhandensein von Apparaten ihm zu nähern und es zu um sorgen, zu einer geringeren Angst des Kindes nach der Operation führt. Da Distanzverhalten als Variable schwierig zu messen ist, könnte ein qualitativer Maßstab für die räumliche Entfernung zwischen Eltern und Kind benutzt werden in Verbindung mit anderen quantitativen Techniken.

Wilson und Hutchinson (1991) beschreiben die Verwendung von zwei qualitativen Methoden, die das Verständnis der Wissenschaftler für bestimmte Phänomene vertiefen. Sie erläutern in ihrem Artikel das Verfahren durch die Triangulation der Hermeneutik von Heidegger und der Grounded Theory und argumentieren, daß die Triangulation der Ergebnisse dieser Studien „klinische Realitäten erhellen kann, die sich anderen Verfahrensweisen entziehen", wobei jede Methode ihre Integrität bewahrt und zu unterschiedlichen Resultaten führt. In unserem Vorschlag (Anhang A) werden drei qualitative Methoden miteinander verknüpft, um das Konzept des Wohlbefindens zu verstehen: Phänomenologie, Grounded Theory und Ethnowissenschaft. Phänomenologie wurde eingesetzt, um die Bedeutung von Wohlbefinden zu verstehen; Grounded Theory, um den Prozeß der Vermittlung von Wohlbefinden, und Ethnowissenschaft, um die Komponenten des Wohlbefindens zu definieren. Beachten Sie, daß die Interview-Techniken verschieden sind, daß jedes Datenmaterial und die Analyse bis zum Abschluß der Untersuchung getrennt gehalten wurde. Nicht die Daten, sondern die Ergebnisse wurden miteinander verknüpft.

7.6 Synthese

Nachdem Ergebnisse aus qualitativen Studien jetzt häufiger publiziert werden, ist es wichtig, daran zu denken, ihre Resultate auf Ähnlichkeiten und Unterschiede hin zu untersuchen. Es wurde angeregt, die Ergebnisse aus unabhängigen, aber ähnlichen Studien in einer zusammenfassenden Untersuchung zu verknüpfen (Estabrooks, Field und Morse, 1994). Die Analyse und Synthese der Ergebnisse aus mehreren Arbeiten werden das Abstraktionsniveau erhöhen und eine größere Generalisierbarkeit zur Folge haben.

In dem von uns favorisierten Verfahren beschäftigt sich allerdings die Person, die die Analyse und Synthese durchführt, nicht mehr mit den ursprünglichen Daten, sondern geht von den Resultaten aus so wie sie von den Autoren der Arbeiten vorgelegt wurden. Diese Art unterscheidet sich von der, die Thorne (1994) dargestellt hat, die analytisches Sampling, theoretische Interpolation, eine erweiterte Stichprobe und Überkreuz-Vergleiche umfaßt. Alle diese Verfahrensweisen erfordern entweder eine Erweiterung oder erneute Analyse der ursprünglichen Daten.

Erörtert man die Synthese von Forschungsarbeiten, dann sollte auch die Arbeit von Noblik und Hare (1988) herangezogen werden. Sie benutzen den Begriff Aggregat, um eine Tätigkeit zu beschreiben, die vom Kontext absieht, also keine interpretierende ist. In der Erörterung dieser Autorinnen war das Ziel der meta-ethnografischen Untersuchung Vergleich und Synthese und nicht die Entwicklung einer Theorie. Ein Beispiel für eine meta-ethnographische Untersuchung aus jüngster Zeit ist die von Jensen und Allen (1994), in der sie eine Synthese der qualitativen Forschungen durchführen, die sich mit der Krankheitserfahrung auseinandersetzen.

Bei der Synthetisierung von Ergebnissen ist es wichtig, Untersuchungen auszuwählen, die sich mit ähnlichen Zielgruppen und Themen auseinandersetzen. Ratsam ist außerdem, sich auf Studien zu konzentrieren, die sich ähnlicher Forschungsmethoden bedienen. Der dritte Gesichtspunkt ist, daß die Sachverhalte, über die die Wissenschaftler ursprünglich berichteten, präzise beschrieben und aus den Daten abgeleitet sind. Auch wenn den gleichen Kategorien im Verlauf einer Studie nicht immer die gleichen Bezeichnungen gegeben wurden, werden übereinstimmende Themen sichtbar, wenn die ursprünglichen Bezeichnungen genau von den Daten abgeleitet werden. Diese Art der Analyse sollte nicht von Anfängern durchgeführt werden, denn diese Tätigkeit ist in Hinblick auf die konzeptionelle Kompetenz anspruchsvoll und erfordert bei der Interpretation der aggregierten Ergebnisse beträchtliche Fähigkeiten.

7.7 Prinzipien

- Die üblichen qualitativen Verfahrensweisen umfassen Fallstudien, Untersuchungen mit einer oder mit zwei Zielgruppen und die Triangulation von qualitativen wie qualitativ-quantitativen Methoden.
- Die Art der verwendeten Triangulation hängt von der theoretischen Zielsetzung (qualitativ oder quantitativ) der Untersuchung ab.
- Phänomenologie ist die Methode der Wahl, wenn die Wissenschaftlerin das Wesen einer Erfahrung beschreiben möchte.
- Ethnographie wird für die Beschreibung von Phänomenen innerhalb eines kulturellen Kontextes benutzt.
- Die Grounded Theory ist am Platz, um einen Prozeß zu charakterisieren und eine erklärende Theorie mittlerer Reichweite zu entwickeln.
- Ziel der Ethnowissenschaft ist die Definition und Dokumentation des kognitiven Aspekts oder der Wahrnehmung eines Phänomens.
- Die Synthese von Ergebnissen von unabhängig voneinander durchgeführten qualitativen Forschungen, deren Fokus auf ein und das gleiche Thema gerichtet ist, führt zur Konzeptin einer genau durchdachten Theorie.

Literatur

Agar, M.H. (1986) Speaking of Ethnography, Sage, Beverly Hills, CA.

Benner, P. (ed.) (1994) Interpretive Phenomenology, Sage, Thousand Oaks, CA.

Boyd, C.O. (1993) Phenomenology: the method, in Nursing Research: A Qualitative Perspective, 2nd edn, (eds P.L. Munhall and C.O. Boyd), National League for Nursing, New York, pp. 99–132.

Boyle, J.S. (1994) Styles of ethnography, in Critical Issues in Qualitative Research Methods, (ed. J.M. Morse), Sage, Thousand Oaks, CA, pp. 159–85.

Brady-Fryer, B. (1994) Becoming the mother of a preterm baby, in Uncertain Motherhood, (eds P.A. Field and P.B. Marck), Sage, Thousand Oaks, CA, pp. 195–222.

Cassell, J. (1987/92) On control, certitude, and the ‚paranoia‘ of surgeons, in Qualitative Health Research, (ed. J.M. Morse), Sage, Newbury Park, CA, pp. 170–91.

Clarke, M. (1990/92) Memories of breathing: a phenomenological dialogue: asthma a way of becoming, in Qualitative Health Research, (ed. J.M. Morse), Sage, Newbury Park, CA, pp. 123–40.

Corbin, J. and Strauss, A.L. (1990) Basics of Qualitative Research: Grounded Theory Procedures and Techiques, Sage, Thousand Oaks, CA.

Estabrooks, C., Field, P.A. and Morse, J.M. (1994) Aggregating qualitative findings: an approach and theory development. Qualitative Health Research, 4, 503–11.

Fetterman, D. M. (1989) Ethnography: Step by Step, Sage, Newbury Park, CA.

Field, P. A, (1984) Behaviour and nursing care, in Care: The Essence of Nursing and Health, (ed. M. Leininger), J.B. Slack, New Jersey, pp. 249–62.

Field, P.A. and Marck, P.B. (1994) Uncertain Motherhood: Negotiating Risk in the Childbearing Years, Sage, Thousand Oaks, CA.

Gertz, C. (1973) The Interpretation of Cultures, Basic Books, New York.

Glaser, B.G. (1978) Theoretical Sensitivity: Advances in the Methodology of Grounded Theory, The Sociology Press, Mill Valley, CA.

Glaser, B.G. (1992) Emergence Versus Forcing: Basics of Grounded Theory Analysis, The Sociology Press, Mill Valley, CA.

Glaser, B.G. and Strauss, A.L. (1967) The Discovery of Grounded Theory: Strategies for Qualitative Research, Alden, Chicago.

Golander (1987/92) Under the guise of passivity, in Qualitative Health Research, (ed. J.Morse), Sage, Newbury Park, CA, pp. 192–201.

Hutchinson, M. (1986) Grounded theory: the method, in Nursing Research — A Qualitative Perspective, (eds P. Munhall and C. Oiler), Appleton-Century-Crofts, Norwalk, CT, pp, 111–30.

Jensen, L. and Allen, M. (1994) A synthesis of qualitative research on wellness - illness. Qualitative Health Resarch, 4, 349–69.

Jick, T.D. (1979) Mixing qualitative and quantitatve methods: triangulation in action. Administrative Sience Quarterly, 24, 602–11.

Kelpin, V. (1984/92) Birthing pain, in Qualitative Health Research, (ed. J.M. Morse), Sage, Newbury Park, CA, pp. 93–103.

Muecke, M.A. (1994) On the evaluation of ethnographies, in Critical Issues in Qualitative Research Methods, (ed. J.M. Morse), Sage, Thousand Oaks, CA, pp. 187–209.

Morse, J.M. (1987) Qualitative nursing research: a free-for-all? in Qualitative Nursing Research: A Contempory Dialogue, (ed. J.M. Morse), Sage, Newbury Park, CA, pp. 14–22.

Morse, J.M. (1989) Cultural responses to parturition: childbirth in Fiji. Medical Anthropology, 12(1), 35–44.

Morse, J.M. (1991a) the structure and function of gift-giving in the patient-nurse relationsship, in Quantitative Health Research, (ed. J.M. Morse), Sage, Newbury Park, CA, pp. 236–58.

Morse, J.M. (1991b) Approaches to qualitative - quantitative methodological triangulation. Nursing Research, 40(1), 120–3.

Morse, J.M. and Bottorff, J.L. (1988/92) The emotional experience of breast expression, in Qualitative Health Research, (ed. J.M. Morse), Sage, Thousand Oaks, CA,pp. 319–32).

Morse, J.M. and Doan, H.M. (1987) Adolescents' response to menarche. Journal of School Health, 57(9), 385–9.

Morse, J.M. and Johnson, J.L. (eds) (1991) The Illness Experience: Dimensions of Suffering, Sage, Newbury Park, CA.

Noblit, G.W. and Hare, R.D. (1988) Meta-ethnography: Synthesizing Qualitative Studies, Sage, Newbury Park, CA.

Ray, M.A. (1994) The richness of phenomenology: philosophic, theoretic, and methodologic concerns, in Critical Issiues in Qualitative Research Methods, (ed. J.M. Morse), Sage, Thousand Oaks, CA, pp. 117–33.

Rosenham, D. L. (1973/92) On being sane in insane places, in Qualitative Health Research, (ed. J.M. Morse), Sage, Newbury Park, CA, pp. 202–24.

Smith, S. (1989/92) Operating on a child's heart: a paedological view, in Qualitative Health Research, (ed. J.M. Morse), Sage, Newbury Park, CA pp. 104–22.

Spradley, J.P. (1984/92) Beating the drunk charge. Qualitative Health Research, (ed. J.M. Morse), Sage, Newbury park, CA, pp. 227–35.

Thorne, S. (1994) Secondary analysis in qualitative research: issues and implications, in Critical Issues in Qualitative Research Methods, (ed. J.M. Morse) , Sage, Thousand Oaks, CA, pp. 263–79.

Turner, V.W. and Bruner, E.M. (1986) The Anthropology of Experience, University of Illinois Press, Urbana, IL.

van Manen, M. (1990) Researching Lived Experience: Human Science for an Action Sensitive Pedagogy, Althouse, London, Ontario, p.10.

Wilson, H.S. and Hutchinson, S.A. (1991) Triangulation of qualitative methods: Heideggerian hermeneutics and grounded theory. Qualitative Health Research, 1,(2), 263–76.

Weiterführende Literatur

Bogdan, R.C. and Biklen, S.K. (1982) Qualitative Research for Education: An Introduction to Theory and Models, Allyn and Bacon, Boston.

Chenitz, W.C. and Swanson, J.M. (1986) From Practice to Grounded Theory, Addison-Wesley, Menlo Park, CA.

Clough, P.T. (1992) The End(s) of Ethnography: From Realism to Social Criticism, Sage, Newbury Park, CA.

Hammersley, M. and Atkinson, P. (1983) Ethnography: Principles in Practice, Tavistock, London.

Heritage, J. (1984) Garfinkel and Ethnomethodology, Polity Press, Cambridge.

Jorgensen, D.L. (1989) Participant Observation: A Methodology for Human Studies, Sage, Newbury Park CA.

Miles, M.B. and Huberman, A.M. (1984) Qualitative Data Analysis: A Sourcebook of New Methods, Sage, Beverly Hills, CA.

Moustakas, C. (1990) Heuristic Research: Design, Methodology, and Applications, Sage, Newbury Park, CA.

Moustakas, C. (1994) Phenomenological Research Methods, Sage, Thousand Oaks, CA.

Noblit, G.W. and Engel, J.D. (1991/92) The holistic injunction: an ideal and a moral imperative for qualitative research, in Qualitative Health Research, (ed. J.M. Morse), Sage, Newbury Park, CA, pp. 43–9.

Sandelowski, M. (1986) the problem of rigor in qualitative research. Advances in Nursing Science, 8, 27–37.

Sandelowski, M. (1993) Rigor or rigor mortis: the problem of rigor in qualitative research revisited. Advances in Nursing Science, 16, 1–8.

Shafer, R.J. (1980) A guide to Historical Method, 3rd edn, Wadsworth, Belmont, CA.

Spradley, J.P. (1980) Participant Observation, Holt, Rinehart and Winston, New York.

Sproull, L.E. and Sproull, R.F. (1982) Managing and analyzing behavioral records: explanation in non-numeric data analysis. Human Organization, 41, 283–90.

Stern, P.N. (1980) Grounded theory methodology: its uses and processes. Image, 12(11), 20–3.

Stern, P.N., Allen, L.M. and Moxley, P.A. (1984) Qualitative research: the nurse as grounded theorist. Health Care for Women International, 5, 371–85 (original work published 1982).

Turner, B. (1981) Some practical aspects of qualitative data analysis: one way of organizing the cognitive processes associated with the generation of grounded theory. Quality and Quantity, 15, 225–47.

Werner, O. and Schoepfle, G.M. (1987a) Systematic Fieldwork: Foundations of Ethnography and Interviewing, Vol. 1, Sage, Newbury Park, CA.

Werner, O. and Schoepfle, G.M. (1987b) Systematic Fieldwork: Ethnographic Analysis and Data Management, Vol. 2, Sage, Newbury Park, CA.

Wolcott, H. (1975) Criteria for an ethnographic approach to research in schools. Human Organization, 34, 111–28.

Zelditch, M. jr. (1969) Some methodological problems of field studies, in Issues in Participant Observation: A text and Reader, (eds B.J. McCall and J.L. Simmons), Addison-Wesley, Menlo Park, CA, pp. 5–19.

8 Die Darstellung qualitativer Forschung

Ziel jeder Forschung ist es, eine Frage zu beantworten. Die abgeschlossene Untersuchung soll die Kenntnisse erweitern und für die Wissenschaft von Interesse sein. Da in den angewandten Wissenschaften die zu beantwortenden Fragen oft aus der klinischen Situation abgeleitet sind, besteht die letzte Phase des Forschungsprozesses in der Bewertung und Anwendung der Forschungsresultate. Wenn also die Ergebnisse nicht beschrieben und veröffentlicht werden, können sie keinen nützlichen Zweck erfüllen und die durchgeführte Studie bleibt wirkungslos. Dieser Gesichtspunkt tritt deshalb zu dem persönlichen Gewinn hinzu, den die Forscherin als Studentin haben kann, also in der Erfüllung der Anforderungen für einen akademischen Grad oder einer persönlichen vertraglichen Verpflichtung gegenüber der finanzierenden Institution, die die Untersuchung unterstützt hat. Außerdem ist es aufregend, wenn auch in geringem Umfang seinen Beitrag zur Entwicklung unseres Wissens leisten zu können: Unterrichtskräften Informationen für ihren Unterricht zur Verfügung zu stellen, neue Ansatzpunkte für Wissenschaftler und für klinisch tätige KollegInnen zu finden, diese Informationen in der Pflege zu nutzen und diese dadurch zu verbessern.

In diesem Kapitel wollen wir uns deshalb mit dem Vorgang des Schreibens für eine Publikation beschäftigen und einige Hinweise geben, wie die üblichen Probleme und Fallstricke beim Schreiben vermieden werden können. Dann werden wir uns Methoden zuwenden, wie man als Leser qualitative Forschungen bewerten kann sowie als Wissenschaftler die Ergebnisse für eigene Arbeiten zu nutzen.

Schließlich werden wir Maßstäbe erläutern, wie ein qualitativer Bericht hinsichtlich einer möglichen Nutzung der Ergebnisse eingeschätzt werden kann.

8.1 Abfassen eines qualitativen Berichts

Ziel der Ausführung einer wissenschaftlichen Untersuchung ist die Erweiterung des Wissensfundus als der Basis einer Disziplin und vielleicht auch die Beeinflussung und Verbesserung der klinischen Praxis. Dies kann nur dann geschehen, wenn die Forschungsergebnisse veröffentlicht werden; geschieht dies nicht, sind alle Anstrengungen und Ausgaben für die Durchführung der Studie vergeudet. Es kann kein Zweifel daran bestehen, daß der Wissenschaftler seine Arbeit erst mit dem Endbericht, der Prüfungsarbeit oder der Dissertation abgeschlossen hat, also mit deren Publikation. In diesem Kontext wollen wir den Vorgang der Abfassung eines qualitativen Forschungsberichts untersuchen: wie man ihn abfaßt und an wen er sich wenden soll. Danach werden wir Empfehlungen für die Darstellung qualitativer Ergebnisse formulieren, einschließlich Charts und einer mündlichen Präsentation. Wir werden Maßstäbe für die Bewertung entsprechender Fachartikel vorstellen und schließlich auf die Frage eingehen, wie man qualitative Ergebnisse im klinischen Umfeld nutzen könnte.

8.1.1 Anfang

Will man einen Artikel schreiben, dann sollte man sich zunächst genau überlegen, was man mitteilen und wem man es sagen möchte. Die erste Aufgabe ist deshalb, sich über Inhalt und Zielsetzung des Textes klar zu werden. Entscheiden Sie sich für eine Leserschaft und wählen Sie eine Fachzeitschrift, in der Sie Ihren Artikel veröffentlichen wollen. Da Fachzeitschriften nicht nur ihre eigenen Vorstellungen von einer Bibliographie haben, sondern auch darüber, wie der Text sprachlich gestaltet und gegliedert ist, muß diese Entscheidung vor dem Beginn des Schreibens getroffen werden, wenn man umfangreiches Redigieren vermeiden möchte.

Auch andere Dinge sollten abgeschlossen sein, bevor man mit dem Schreiben beginnt. Die Analyse muß fertig sein. Selbst wenn der Wissenschaftler während des Vorgangs der Datenanalyse sich umfangreiche Notizen gemacht hat – und einige dieser Notizen sollten in den Text ohne größere Überarbeitung übernommen werden –, ist es notwendig, daß die theoretischen Überlegungen abgeschlossen sind. Wie kann der Wissenschaftler sonst wissen, was er in seinem Artikel kommunizieren will? Doch mit dem Abfassen des Manuskripts zu früh zu beginnen ist ein häufiger Fehler. Deshalb sollte man zunächst eine Gliederung anfertigen, die Zitate auswählen, die in den Text übernommen werden sollen, und alle erforderlichen Tabellen und Schaubilder vorbereiten.

Für wen möchte man schreiben? Jedes Schreiben ist grundsätzlich ein politischer Prozeß, ob man nun den gegenwärtigen Status quo als fehlerhaft hinstellen oder ihn modifizieren möchte, der Arbeit eines anderen etwas hinzufügen oder sie erweitern will, das derzeitige Wissen präzisieren oder synthetisieren oder eine methodologische oder klinische Innovation mitteilen. Jedem dieser speziellen Felder widmet sich eine spezialisierte Fachzeitschrift mit unterschiedlicher Bereitwilligkeit, qualitative Forschungsergebnisse zu akzeptieren. Aufgabe des Wissenschaftlers ist es nun, sich für die beste Fachzeitschrift zu entscheiden, um die richtige Leserschaft zu erreichen, und die Berichterstattung über die Studie sollte gut mit den übrigen Artikeln harmonieren, die in dieser Zeitschrift veröffentlicht werden. Ein weiterer Ratschlag geht dahin, daß ein kluger Wissenschaftler nicht erwartet, daß seine Arbeit auf Anhieb von der Fachzeitschrift akzeptiert wird, der er sie angeboten hat. Im Regelfall wird der Artikel abgelehnt; anderenfalls wird man Änderungen erbitten: Die Bitte um eine Überarbeitung ist allerdings eine positive Nachricht, weil Darstellungen nur selten ohne Veränderungen akzeptiert werden.

8.1.2 Qualitative Forschungsberichte abfassen

Das Wesen der qualitativen Forschung wie die Tatsache, daß die Daten beschreibender Natur sind, gespeichert und als Text wieder abgefragt werden, erweckt bei Forschern die falsche Erwartung, daß nach Monaten der Niederschrift die redaktionelle Überarbeitung der einfachste Teil des Forschungsprozesses sei. Es gibt aber Fallstricke, denen der unaufmerksame Projektleiter zum Opfer fallen kann, z. B. eine Schreibhemmung, die diesen Vorgang behindert, die Anstrengung, eine Zusammenfassung für Konferenzen zu erarbeiten, die alles andere als allgemein akzeptierte Methoden enthält, und die Schwierigkeiten, qualitative Ergebnisse zu publizieren, verursachen unerwartete Frustrationen und Verzögerungen. Die Verzögerungen und Probleme bei der Verbreitung qualitativer Resultate drohen oft die Ergebnisse monatelanger Arbeit zu vernichten.

8.1.3 Schreibhemmung

Vor einiger Zeit erhielt Morse eine Einladung, als Beraterin bei einem Programm für junge Promovierte zu fungieren. „Unsere qualitativ arbeitenden Forscher", so wurde ihr erklärt, „haben Schwierigkeiten, ihre Daten zusammenzustellen". Trotz der Tatsache, daß qualitativ arbeitende Forscher mitunter sich bewußt für einen bestimmten Abstraktionsgrad entscheiden, auf dem sie ihre Analyse abfassen wollen, und andere ihre Resultate mit Absicht auf der Ebene der Beschreibung belassen, stellt der qualitativ arbeitende Forscher keine Daten zusammen. Vielleicht wird diese Vorstellung dadurch begünstigt, daß die meisten beschreibenden Berichte anscheinend nur aus Zitaten bestehen, die durch minimale Kommentare verbunden sind. Sie trifft aber dennoch nicht zu: Berichtet wird über die Analyse, nicht über die Daten, und solange nicht die Analyse abgeschlossen ist, weiß die Wissenschaftlerin wohl kaum, was sie schreiben soll. Möglicherweise resultiert die wichtigste Schreibhemmung daraus, zu früh mit der Abfassung des Berichts zu beginnen, also bevor noch die Analyse beendet ist, die sich herausbildende Theorie „auf Hochglanz gebracht" und mit den Arbeiten anderer verknüpft oder sogar noch, bevor die Analytikerin sich überlegt hat, was sie überhaupt mitteilen will.

Neben dem Durchdenken eines Artikels – bevor man mit dem Schreiben beginnt – empfinden Wissenschaftler vielleicht die Präsentation oder Erläuterung des Inhalts gegenüber KollegInnen als große Hilfe. Irgendwie wird der Vorgang der schriftlichen Formulierung erleichtert, wenn man die Gedanken vorher in Worte gefaßt hat. Darüber hinaus helfen die Fragen, die in der Diskussion gestellt werden, alle Lücken und konzeptuellen Sprünge zu erkennen, die dadurch entstanden sind, daß der Gedankengang nicht ausreichend präzisiert wurde. Der Prozeß der Erläuterung der Resultate und der Beantwortung von Fragen unterstützt die Forscher, ihre Modellvorstellungen genau zu formulieren. Geht man überdies davon aus, daß „zwei (oder mehr) Köpfe besser sind als einer", dann stößt man durch die theoretischen Kenntnisse dieser KollegInnen auf weitere konzeptionelle Verknüpfungen, die die theoretische Generalisierbarkeit der Untersuchung verbessern, die Resultate weiter absichern und ihre Signifikanz in einem Maß erhöhen, das man zuvor nicht erwartet hatte. Mögen die KollegInnen nun Expertinnen in der qualitativen Methodologie sein oder nichts davon und von ihren Annahmen verstehen, ob sie mit dem Thema vertraut sind oder es ihnen fremd ist; ob sie klinische Expertinnen sind oder wenig über praktische Anwendungsmöglichkeiten wissen – für eine besonders fruchtbare Diskussion ist ein Seminar mit gemischten TeilnehmerInnen das Beste.

8.1.4 Feinheiten

Das übergeordnete Ziel bei der Darstellung von qualitativen Ergebnissen ist es, die Informationen in einer Form vorzustellen, die es dem Leser ermöglicht, die Erfahrungen der Teilnehmer nachzuvollziehen. Die Zitate dienen dazu, den Stimmen der Informanten selbst Gehör zu verschaffen, während lebhafte Beschreibungen zur Synthese führen und zusammen mit Daten aus dem Umfeld die theoretische Formulierung entstehen lassen.

Bei der Darstellung von qualitativen Ergebnissen gibt es jedoch viele Nuancen. Wissenschaftler, die sich dieser Methode bedienen, benutzen ständig Anführungszeichen, um die Aufmerksamkeit des Lesers auf den Umstand zu lenken, daß ein gebräuchliches Wort in ungewohnter Weise verwendet wird. Die Anführungszeichen können darauf hinweisen, daß dieses Wort bewußt benutzt wurde, weil es genau so von einem Informanten verwendet wurde, oder um die intendierte besondere Bedeutung deutlich zu machen. Den letzten Fall nannte Minnich (1990, S. XVI) „Vogelscheuchen-Zitate", um darauf hinzuweisen, daß die Worte bewußt verwendet wurden, und „selbstvergessen", wenn man die Sprache so verwendet, daß der Leser hört, „wie sie zwischen sprachlichen Ebenen und je nach Situation und Bedeutungsbereich oszilliert". Diese spezifische Verwendung von Zitaten ist allerdings in Hinblick auf die Verlagsredakteure problematisch, die mit qualitativen Arbeiten nicht vertraut sind und die jeweilige Bedeutung nicht erkennen.

8.1.5 Behandlung von Zitaten der Teilnehmer

Während des Transskriptionsprozesses werden alle Interviews wörtlich übertragen, die Pausen kenntlich gemacht und alle nicht-verbalen Äußerungen in den Text aufgenommen. Diese Richtlinien sind entscheidend, um die Integrität der Informationen während der Analyse zu bewahren (weil sie es der Wissenschaftlerin ermöglichen, weiterhin die Interviews zu „hören"), andererseits würde die Wirkung der Resultate auf den Leser nicht dadurch erhöht, daß Transskripte unrediert in das Abschlußdokument übernommen werden. Eher wäre das Gegenteil der Fall. Das nicht redigierte Zitat würde nicht einen bestimmten Punkt verdeutlichen und die Botschaft der Verfasserin verständlicher machen, sondern den Leser ablenken und die Mitteilung, die die Wissenschaftlerin zu übermitteln versucht, durch irrelevantes Material verdunkeln. Tatsächlich könnten die Zitate so schwierig zu verstehen sein, daß der Leser sie ganz übergehen könnte.

Die nächste Frage ist, wie man die Zitate zusammenstellen und dabei ihre Integrität bewahren kann. Die übliche Zeichensetzung reicht normalerweise aus, um den Leser darüber zu informieren, daß der Text in der üblichen Weise redigiert wurde (Field und Morse, 1985). Wird z. B. nur ein Teil des Zitates benötigt und der erste Teil weggelassen werden soll, dann sollte dieser durch drei Punkte ersetzt werden (d. h. ...). Wird ein irrelevanter Satz aus der Mitte eines Abschnitts entfernt, dann sollte dieser durch vier Punkte ersetzt werden, um den Leser zu informieren, daß der Text gekürzt wurde. Eine Pause wird durch einen Gedankenstrich dargestellt (–), während ein nachdenkliche, längere Pause durch eckige Klammern [lange Pause] angedeutet wird. Eine gefühlsmäßige Reaktion, die mitgeteilt werden muß, erscheint als Einschub ebenfalls in eckigen Klammern: [lacht] oder [weint]. Eckige Klammern können auch dazu verwendet werden, deutlich zu machen, auf wen sich etwas bezieht, wenn der Name des Betreffenden eliminiert wurde, wie: J – [Bruder]. Machen die Teilnehmer grammatikalische Fehler, dann sollten diese nicht verändert werden, aber kenntlich gemacht werden durch ein [sic]. Schwieriger sind Dialekte zu transponieren; man sollte dies mit Vorsicht tun, um dadurch nicht die ethnische Gruppe zu verletzen, deren Dialekt phonetisch wiedergegeben wird. Wie wir später noch unter dem Stichwort „Anonymität" erörtern werden: Wenn nur einer der Informanten Dialekt spricht, dann würde das die Identität des Befragten für jeden erkennen lassen, der mit dem Umfeld vertraut ist und die Veröffentlichung liest, wenn diese Dialektfärbung deutlich gemacht würde; auf diese Weise würde die Vereinbarung verletzt, die Identität der Teilnehmer zu schützen.

8.1.6 Anonymität schützen

Eine weitere wichtige Aufgabe bei der Abfassung qualitativer Forschungsberichte ist es, die Vereinbarungen, die man in der Zeit der Verhandlungen über das Projekt getroffen hat, nicht publik werden zu lassen. Dies beinhaltet, die Identität der Teilnehmer wie den Ort der Untersuchung nicht preiszugeben, einschließlich der Institution und häufig auch der Adresse und der Stadt, in der die Studie durchgeführt worden ist.

Es sei darauf hingewiesen, daß es hier nur um die Anonymität geht. Will man im Rahmen einer qualitativen Untersuchung die Äußerungen der Informanten wörtlich wiedergeben, dann kann Vertraulichkeit nicht zugesichert werden und die Einverständniserklärung sollte dies deutlich zum Ausdruck bringen. Folgende Formulierung wäre vielleicht ratsam:

Die Interviews werden auf Tonband aufgezeichnet und dann ohne Namensnennung transskribiert. Nach dem Interview wird unser Gespräch schriftlich fixiert, aber Ihr Name wird dabei nicht genannt werden noch in irgendeiner Veröffentlichung, wenn auch möglicherweise einige Ihrer Aussagen zitiert werden.

Obschon Namen nicht in Zusammenhang mit den Zitaten genannt werden, könnte dennoch die Verwendung von Aufklebeetiketten und anderen Identifizierungsmöglichkeiten diejenigen, die die Teilnehmer der Untersuchung kennen, in die Lage versetzen, diese Verbindungen indirekt zu identifizieren und die Identität der Befragten zu erkennen. Je zahlreicher deshalb derartige Hinweise sind, um so einfacher könnte dieser Prozeß sein und um so größer das Risiko für die Teilnehmer, wenn der Untersuchungsbericht verbreitet wird.

Es ist deshalb empfehlenswert, so wenig Identifizierungsmöglichkeiten wie möglich im Bericht zu verwenden. Dabei könnten folgende Techniken angewendet werden:

- Teilen Sie nur kondensierte demografische Informationen mit, etwa Altersstufen und ähnliches. Selbst wenn die Zahl der Teilnehmer unter 10 liegen sollte, sollten Sie keine Liste zusammenstellen, die Angaben zu jeder Person über Alter, Zivilstand, Geschlecht, Nationalität etc. enthält. Für diejenigen, die mit der Erhebungssituation vertraut sind, ist es nur eine Frage der Selektion, die, die an der Studie beteiligt waren, von denen zu trennen, bei denen das nicht der Fall war.
- Versehen Sie kein Zitat mit einer Identifizierungsmöglichkeit, selbst wenn es sich um ein Pseudonym handelt. Oft kann man Zitate durch ein einziges Merkmal einer bestimmten Person zuordnen und dieser Hinweis würde es jemand ermöglichen, alle verwendeten Zitate aus den Interviews mit dieser Person in Verbindung bringen und zusammenzutragen.
- Sollte es wichtig sein, am Ende eines jeden Zitats eine Identifizierungsmöglichkeit zu plazieren wie etwa Alter oder Geschlecht, dann ist es zulässig, das Alter aller Teilnehmer um ein paar Jahre zu verändern; dies gilt auch für die Verwendung von Pseudonymen oder die Angabe unzutreffender Städte, um die Teilnehmer zu schützen. Vergessen Sie dann aber nicht, den Leser in einer Fußnote auf die Tatsache aufmerksam zu machen, daß in Ihrem Bericht die Namen/das Alter/die Ortsnamen geändert worden sind.

In der qualitativen Forschung sollte beachtet werden, daß die Auswahl der Teilnehmer der Studie sich nicht an bestimmten demografischen Kriterien orientiert hat, sondern eher auf bestimmte Lebenserfahrungen fokussiert war. Untersucht z. B. einer Forscherin die Erfahrungen von Patienten mit Rückenmarksverletzungen und deren Bewältigungsstrategien, dann muß sie möglicherweise solche Patienten befragen, die ihre Hoffnungen bewahrt haben und die bei der Entlassung ein angepaßtes Verhalten zeigen, und andere, bei denen das nicht der Fall ist. Diese Merkmale werden die Auswahl der Informanten bestimmen, und nicht Alter, Geschlecht usw. Glaser (1978) hat darauf hingewiesen, daß demografische Eigenschaften solange nicht als relevant betrachtet werden sollten, bis sie sich als bedeutsam erwiesen und begründet einen Platz in dem sich herausbildenden Modell gefunden haben. Unsere Neigung, derartige Merkmale zu berücksichtigen, ist vielleicht von unseren quantitativ arbeitenden KollegInnen übernommen; sie kann aber die Stichprobe gefährden und trotzdem nicht relevant sein für die Wiederholung der Untersuchung oder die nochmalige Verwendung des gleichen Samples. Schließlich dürfte es klug sein, den Bericht oder Artikel von einer Kollegin sorgfältig lesen zu lassen, um sicherzustellen, daß die Anonymität gewahrt wurde.

8.1.7 Negative Ergebnisse berichten

Eine der schwierigsten Aufgaben bei der Abfassung qualitativer Berichte – eine Schwierigkeit, die das Schreiben unmöglich machen kann – ist die Aufrechterhaltung der Validität oder, wie Bergum es formuliert hat (1989/91), „seinen Daten treu zu bleiben" d. h. die negativen, wenig schmeichelhaften, kritischen Sachverhalte im Abschlußbericht nicht zu verschweigen. Es wird problematisch, wenn diese Sachverhalte der Behörde oder Institution mitgeteilt werden müssen, wo die Studie durchgeführt worden ist; dort werden diejenigen, die so bereitwillig den Wissenschaftler den Zugang ermöglichten, nicht gerade erfreut reagieren und vielleicht sogar beleidigt sein. Einerseits ist es unethisch und verstößt gegen die Prinzipien der Forschung, Probleme nicht offenkundig zu machen, die die Untersuchung aufgedeckt hat; andererseits riskiert die Forscherin durch ein derartiges Verhalten, daß sich der Auftraggeber distanziert.

Erste Priorität hat dabei, die Furcht vor einer derartigen Kränkung nicht so bedrohlich erscheinen zu lassen, daß man sich dadurch gänzlich vom Schreiben abhalten läßt. Fassen Sie den ersten Entwurf so gut ab wie es Ihnen möglich ist und mit aller Fairneß bei der Darstellung, die auch Ihren wissenschaftlichen Fähigkeiten voll gerecht wird. Schildern Sie dann Ihr Dilemma einer Kollegin, deren Urteilsvermögen Sie vertrauen, und bitten Sie diese Person, den Entwurf zu lesen und alles anzukreuzen, das kränkend oder problematisch sein könnte. Es ist möglich, daß Sie einfach zu empfindlich auf die ganze Angelegenheit reagieren und daß nur wenige Änderungen notwendig sind, wenn überhaupt. Sind Verbesserungen erforderlich, dann ist es vielleicht möglich, die kritischen Passagen weicher oder mit mehr Belegstellen zu formulieren, so daß die Schlußfolgerungen sich von selbst aufdrängen. Oder man verpackt alle negativen Kommentare in Zitate, so daß der Bericht sich liest, als ob die

Teilnehmer dies alles gesagt hätten. Im schlimmsten Fall sollten Sie einen Rechtsanwalt konsultieren, so wie in dem Ermittlungsverfahren wegen der Daten, die „die Resultate bestätigen", über das Baringa (1992) in Zusammenhang mit der Studie von DiFranza und seinen KollegInnen im Fall von „Old Joe Camel" berichtete.

Eine andere Strategie könnte darin bestehen, eine vertrauenswürdige Kontaktperson in der Organisation mit den negativen Ergebnissen zu konfrontieren, um herauszufinden, „wie die Wetterlage ist". Es kann durchaus sein, daß die Institution sich des Problems bewußt ist (die zugrunde liegende Ursache aber nicht kennt), und für die entsprechende Information dankbar ist. Alternativ kann die Vertrauensperson möglicherweise die Resultate dem Vorstand bekannt machen, dem die Studie präsentiert werden soll, so daß die „nackten Tatsachen" keine Schockwirkung auslösen. Bei der Präsentation wird die Verwendung des königlichen „wir" (indem man sich selbst als Kollegin mit einbezieht oder als Mitmensch, der im gleichen Dilemma steckt, auf der gleichen Welt lebt usw.) die Wucht des Stoßes abmildern und helfen, eine konstruktivere Einstellung bezüglich der Resultate zu entwickeln. Läßt sich dem Problem auf gar keine Art ausweichen, dann sollten Sie sich von einer Kollegin, deren Wohlwollen Sie sich absolut sicher sind zu dieser Präsentation begleiten lassen, die ansschließend mit Ihnen einen trinken geht, Sie tröstet und Sie dann nach Hause fährt.

8.1.8 Strategien bei der Präsentation

Es gibt zwei grundsätzlich verschiedene Arten, eine qualitative Arbeit vorzustellen. Einmal kann man eine Synopsis oder einen Überblick der sich ergebenden Theorie präsentieren, die dem Leser sozusagen als Landkarte dient, um dann die einzelnen Punkte mit den entsprechenden Informationen zu untermauern. Die zweite Verfahrensweise läuft darauf hinaus, die Ergebnisse entsprechend dem Ablauf der Studie darzustellen, so daß der Leser die Einsichten und Schlußfolgerungen in der gleichen Weise wie der Wissenschaftler erlebt, Stück für Stück und Schritt für Schritt. In beiden Fällen wird der Leser am Ende der Darstellung der Resultate zu den gleichen Ergebnissen gelangt sein wie die Forscher.

Die Schlußfolgerungen sollten deutlich dargestellt sein, alternative Erklärungen und Hypothesen systematisch eliminiert werden und jeder Punkt der Darlegung sollte anhand von detaillierten Beschreibungen anschaulich begründet sein. Illustrationen – Zitate von Informanten, Beispiele und Fallgeschichten – bewirken den Eindruck der Reichhaltigkeit, wenn sie großzügig eingestreut sind. Zwischenüberschriften sollten verwendet werden, die den „roten Faden" verdeutlichen und die markanten Punkte hervorheben.

Gebrauch von Zitaten
Der wirkungsvolle Einsatz von Zitaten ist in der Forschung wichtig. Zitate von Teilnehmern sollten allerdings nur dann verwendet werden, wenn sie einen Sachverhalt besser verdeutlichen als es der Wissenschaftler kann. Außer im Fall der Mitteilung unerwünschter Resultate (wie bereits dargestellt) sollte das, was die Forscherin zu

sagen hat, in wenigen Abschnitten klar zum Ausdruck gebracht werden, bevor ein Zitat eingesetzt wird. In diesem Fall verdeutlicht das Zitat den entsprechenden Abschnitt. Im Text sollte die ganze Bandbreite, alle Eigenheiten und die Synthese des Materials dargestellt werden, die sich auf diese Passage beziehen: Denken Sie daran, daß die Zitate den Text ergänzen und der Analyse ein „menschliches Gesicht" und Tiefenschärfe geben sollten. Wie bereits erwähnt müßte das Zitat möglicherweise ediert werden und irrelevantes Material unberücksichtigt bleiben.

Eine der häufigsten Fehler, die Wissenschaftler am Anfang ihrer Arbeit machen, ist zu glauben, daß fast alle ihrer Informationen wichtig, alle Zitate eindrucksvoll sind. Weist man darauf hin, daß auf einige verzichtet werden sollte, weil sie eine Wiederholung darstellen, redundant sind oder nicht wichtig genug, kann dies Proteststürme, herzergreifende Schmerzensbekundungen und sogar Selbstmorddrohungen auslösen. Denken Sie daran: Es ist leichter, sich selbst gegenüber hart zu sein als von anderen in Stücke gerissen zu werden.

Die Präsentation einiger qualitativer Methoden wird besonders nachhaltig durch den Einsatz von Diagrammen, Modellen und durch die effektive Verwendung von Tabellen unterstützt, wenn dadurch der Überblick über die Untersuchung sowie der Einblick in ihre Struktur gefördert wird. Diese Dinge halten den Leser „bei der Stange" und ziehen oft die Aufmerksamkeit derjenigen auf sich, die eher zufällig durch die Fachzeitschrift blättern. Selbst für die Wissenschaftlerin könnten sie nützlich sein: Diagramme, Schaubilder und Tabellen sollten als erste fertig gestellt werden – wenn der Bericht skizziert wird – und können deshalb sogar eine Hilfestellung beim Schreiben des Berichts bieten, indem Nebengeleise vermieden werden oder Abschweifungen zu weniger wichtigem Material.

In der Grounded Theory sind Diagramme besonders am Platz, weil es sich beim Endprodukt um eine inhaltliche oder formale Theorie handelt (Chenitz und Swanson, 1986). Die Stufen, Phasen und Strategien jedes Elements werden vielleicht in einer Zusammenfassung aufgezählt, oder das Modell könnte grafisch dargestellt werden mit den Prozessen und Wirkungsrichtungen des FSP (fundamentaler sozialer Prozeß) oder des FSPP (fundamentaler sozialpsychologischer Prozeß), der mit Pfeilen erklärt wird (Morse und Johnson, 1991). Im Rahmen der Ethnographie wird ebenfalls oft und einfach mit Diagrammen gearbeitet, wobei die Merkmale jeder Kategorie in Tabellenform aufgelistet werden (so wie in der Taxonomie der Ethnowissenschaft bei Spradley und McCurdy, 1972).

8.2 Veröffentlichung

8.2.1 Bücher und Monographien

Qualitative Forschungen werden am besten in Form von Manuskripten in Buchumfang verbreitet, weil dies der Forschung genügend Platz gibt, um wirklich dem Leser zu vermitteln, was es damit auf sich hat. Andererseits hat die Veröffentlichung in

Buchform verschiedene Nachteile. Oft werden Bücher nicht mit der gleichen Rigorosität geprüft, wie dies bei Artikeln für Fachzeitschriften der Fall ist, und sie werden deshalb von einigen Universitäten nicht so hoch eingeschätzt wie Artikel, auf die Bezug genommen wird. Zum zweiten ist der Zugriff mit bibliographischen Suchdiensten wie Medline nicht ebenso einfach wie bei Artikeln, bei denen man etwas durch Angaben zum Autor, Titel oder Gegenstand ausfindig machen und eine Kopie der Zusammenfassung On-Line erhalten kann. Die Vorteile sind allerdings gewaltig: Der wichtigste ist, daß die Publikation in dem Moment mehr oder weniger garantiert ist, in dem man einen Vertrag unterzeichnet hat. Und nicht nur das: Ein oder zwei Jahre nach der Publikation beginnt vielleicht das Autorenhonorar zu fließen.

Autorenvertrag

Es ist klug, mehrere Verlage anzusprechen, um deren Interesse an der Veröffentlichung Ihres Artikels herauszufinden. Mit Sicherheit wird der Verlag mit der Bitte um Übersendung Ihres Entwurfs reagieren, so daß dieser fertig sein sollte. Dieser kann und sollte jedoch nicht nur einem Verlag zugeschickt werden (wie bei einem Fachzeitschriftenartikel), sondern mehreren gleichzeitig.

Der Lektor wird Sie über die Anforderungen informieren, die an einen derartigen Entwurf gestellt werden. Im Prinzip wird er aus dem Titel des Buches bestehen und einigen Zeilen über seinen Inhalt. Auch ein Inhaltsverzeichnis ist willkommen. Der Vorschlag sollte auch etwas über Sie als Autorin enthalten, über ihre Erfahrungen als Autorin, warum das Buch einzigartig ist, welche ähnlichen Veröffentlichungen es gibt und was Sie für die Abfassung dieser Arbeit besonders qualifiziert hat. Fügen Sie einige fertiggestellt Kapitel bei sowie eine Kostprobe Ihrer bisherigen Publikationen. Der Verlag wird viele dieser Entwürfe vervielfältigen und sie an Experten im ganzen Land schicken, um sie durchsehen und beurteilen zu lassen.

8.2.2 Publikation von Artikeln in Fachzeitschriften

Teilen oder nicht teilen

Meist besteht die erste Entscheidung, die bei der Vorbereitung eines Artikels für den Druck getroffen werden muß, darin, zu überlegen, ob der Bericht oder die Dissertation geteilt werden sollte, um publizierbare, handhabbare Einheiten zu erhalten. Dabei ist Geschick vonnöten, um Teile mit einem signifikanten Inhalt und Fokus zu bestimmen, die Kraft und Vielfalt auszeichnet, ohne das Ganze zu verwässern oder den Bericht in zu viele Artikel zu zerlegen, so daß keiner einen angemessenen Gedankengang oder Inhalt aufweist, um für sich allein stehen zu können. Oft gibt es in einer Fakultät Druck auf die jüngeren Mitglieder, sich um eine größere Zahl von Publikationen zu bemühen, weil in Zeiten der Devise „Veröffentliche oder verschwinde von der Bildfläche" (publish or perish) die Zahl der Veröffentlichungen für die Position und die Beförderung zählt (und nicht wenige, dafür aber wichtigere und substantiellere). Redakteure in Fachzeitschriften verhalten sich jedoch mißtrauisch gegenüber Texten, die sich auf viele andere beziehen, die ähnlich zu sein scheinen, – sie fürchten Copyright-Verletzungen und wollen lieber wirkliche Originalarbeiten publizieren. Selbst wenn der Autor im weiteren Verlauf den ursprünglich verfaßten Artikel durch weitere ergänzt, dann realisieren Lektoren, daß die folgenden Artikel den ersten zitieren oder auf andere Art und Weise zur Kenntnis nehmen müssen, und daß solche Zitate die Zahl der Abonnenten erhöhen werden.

Die Vorstellung einer Arbeit auf einer Konferenz wird der Wissenschaftlerin dabei helfen, die Passagen zu entdecken, die für KollegInnen von Interesse sind, wird ihr also durch die Fragen und die Reaktion des Auditoriums ein Gefühl dafür vermitteln, welche Abschnitte hinreichend Substanz haben, um eigenständig zu wirken. Es ist vernünftig, den Inhalt jedes Textes bewußt zu planen und ihn nicht einfach „sich entwickeln zu lassen". Oft ist auch die Reihenfolge wichtig, mit der Arbeiten für die Publikation eingereicht werden; bedeutsame Arbeiten werden dann möglicherweise als „in Vorbereitung" zitiert werden.

Bestimmung der Zielgruppe

Die „Leserschaft", also die Leser der Fachzeitschrift genau zu berücksichtigen, bevor man einen Artikel einreicht, ist äußerst wichtig, weil diese Zielgruppe den Fokus des Textes bestimmen wird. Wendet sich der Artikel an Wissenschaftler oder an Praktiker? Handelt es sich bei den Lesern um erfahrene Wissenschaftler, dann sind umfangreiche Erklärungen der Methoden nicht nötig; handelt es sich hingegen um Anfänger, dann könnten diese vielleicht an der Verfahrensweise bei der Forschung interessiert sein und eine präzise und detaillierte Information erwarten. Besteht die Leserschaft hauptsächlich aus Ärzten, Krankenschwestern und anderen Gesundheitsfachberufen oder aus einer Mischung aller Gesundheitsfachberufe? Ist die Leserschaft in der Klinik tätig, sind dann die Auswirkungen auf die Praxis klar beschrieben und mit Hinweisen wie „Achtung" oder „Besondere Vorsicht" versehen?

Wahl der Fachzeitschrift

Einige Verlage haben Vorschriften eingeführt, die die Darstellung der qualitativen Forschung beeinträchtigen. Die größte Schwierigkeit für qualitativ arbeitende Wissenschaftler ist, meist mit der Einschränkung des Umfangs der angebotenen Artikel auf 15 Seiten (oder sogar weniger) fertig zu werden, weil nur selten den Anforderungen an die Vielfalt der Beschreibungen in einem kurzen Artikel Genüge getan werden kann. Andere Verleger beharren vielleicht darauf, daß einer bestimmten Form entsprochen werden muß und daß diese äußere Form kaum vereinbar mit der Präsentation qualitativer Resultate ist. Die Forderung, daß z. B. der Literaturüberblick vor den Ergebnissen gebracht werden muß, ist möglicherweise nicht ideal bei einer Studie, die sich auf die Grounded Theory stützt, bei der die Verknüpfung mit der Literatur Teil der Darstellung der Ergebnisse ist. Van Manen (1990) weist darauf hin, daß die Darlegung der Forschungsfrage ebenso wie die Methodenbeschreibung bei der Phänomenologie nicht notwendig ist – derartige Abschnitte bewirken eine überflüssige Ablenkung von der Poesie des Textes. Außerdem könnte man vielleicht dafür plädieren, eine Methode nur dann zu erläutern, wenn sie von der gebräuchlichen Verfahrensweise abweicht, die besonders genau in einem methodologischen Text dargestellt werden würde. So ist z. B. die Lektüre von Zusammenfassung nach

Zusammenfassung der Grounded Theory in einem Artikel nach dem anderen wirklich überflüssig, wenn der Leser einfach auf die Arbeiten von Strauss (1978) oder Strauss und Corbin (1990) verwiesen werden könnte. Der Platz in unseren Fachzeitschriften ist zu kostbar für solchen Luxus, und die gleichen Standards werden auch nicht von den Erklärungen der quantitativ arbeitenden Forschern verlangt. So bemerkt May (1989/91), daß ihre Methode kurz beschreiben und ein Zitat bieten könnten und daß dieser Maßstab auch für qualitativ arbeitende Wissenschaftler akzeptabel sein sollte.

Wann zur Veröffentlichung einreichen?

Eine der schwierigsten Entscheidungen für einen jungen Wissenschaftler ist zu erkennen, wann ein Bericht wirklich fertig ist und so „in Form gebracht", daß er einem Verlag angeboten werden kann. Es empfiehlt sich, den Artikel beiseite zu legen und ihn nach einem oder zwei Tagen noch einmal durchzugehen, wenn man glaubt, er sei abgeschlossen. Lesen Sie ihn laut. Vermittelt er, was Sie mitteilen möchten? Oder haben sich Ihre Gedanken weiterentwickelt und ein neuer Entwurf ist erforderlich?

Ein kluger Wissenschaftler sendet einen Artikel nie an einen Verlag, bevor er nicht von einem Kollegen (auf Inhalt) und von einem Redakteur (auf Form und Stil) überprüft worden ist. Scharfe und unvoreingenomme Augen werden jede schwache Stelle entdecken, Lücken und andere problematische Stellen im Manuskript, die bislang verborgen geblieben sind und irritierend wären, wenn sie veröffentlicht worden wären. Überprüfen Sie die Konsistenz; entspricht der Titel der Zielsetzung und dem, von dem der Text handelt? Ist die Zusammenfassung angemessen? Beschließt die Schlußfolgerung wirklich den Artikel oder läßt sie den Leser in einem Niemandsland allein? Kontrollieren Sie auch die Ausgewogenheit des Textes – die Literaturübersicht sollte den Teil mit den Ergebnissen nicht dominieren, weil es die Resultate sind, für die sich die Leser am meisten interessieren. Überprüfen Sie schließlich die Form und stellen Sie sicher, daß den Anforderungen des Verlags entsprochen wurde. Versuchen Sie bitte nicht, diese Richtlinien „auszutricksen", indem Sie durch die Wahl einer kleineren Schriftgröße oder durch kleinere Seitenränder den Artikel kürzen. Diese Strategien verringern nicht die Zahl der in der Zeitschrift benötigten Seiten, und allein das interessiert den Verleger. Vergewissern Sie sich zum Schluß, daß alle bibliographischen Eintragungen korrekt und punktgenau sind.

Beachtung der Form

Form ist wichtig; den Anforderungen an die Form genüge zu tun ist im Grunde eine technische Aufgabe. Trotzdem ist die korrekte Form relevant; wird sie nicht oder unzureichend beachtet, dann erhält der Autor seinen Artikel zur Korrektur zurück oder er wird sogar abgelehnt.

Eine der häufigsten Fehler, die auf große Sorglosigkeit schließen lassen, liegt vor, wenn ein Autor nicht alle Seiten seines Textes verschickt oder sogar ein Schaubild ausläßt. Dieses Problem passiert vielleicht beim Kopieren oder resultiert aus einem Programmfehler des PC. Gelegentlich bemerkt der Autor diesen Fehler und kann die fehlenden Seiten nachsenden. Öfters allerdings bemerkt der Gutachter diese Nachlässigkeit und der ganze Prozeß der Begutachtung wird verzögert, wenn der Bearbeiter den Redakteur informiert, der sich an den Autor wendet, der die Sachen dann dem Redakteur zuschickt, der sie wiederum an den Gutachter weiter schickt, der dann mit seiner Arbeit fortfahren kann ...

Ein zweites Problem kann aus der Verwendung eines Druckers der ersten Generation resultieren, um die endgültige Version des Textes zu produzieren. Deshalb verwendet ein Autor einen Laserdrucker, selbst wenn das bedeutet, zu einem Copyshop zu fahren. Lektoren müssen in der Lage sein lesen zu können, was sie beurteilen sollen. Ähnlich steht es mit der Anforderung der meisten Fachzeitschriften, daß der Text mit Leerzeilen geschrieben werden muß, um Platz zum Arbeiten zu haben, um etwas hinzuzufügen, zu verschieben oder zu ändern. Alles muß mit Leerzeilen geschrieben sein, auch die Zitate und Quellenangaben.

Sie sollten unbedingt die Literaturliste auf Vollständigkeit hin überprüfen. Die meisten Fachzeitschriften schränken die Literaturangaben auf die Quellen ein, auf die im Text Bezug genommen wird, und einige beschränken sogar um der Platzersparnis willen die Anzahl der Zitate. Sehr wichtig ist, daß die Form der Quellenangaben den diesbezüglichen Anforderungen der Zeitschrift entspricht, weil die Schreibkräfte das schreiben, was sie sehen. Weicht die Form Ihres Textes von der der Zeitschrift ab, dann kann der Lektor daraus nur schließen, daß Ihr Artikel von einer anderen Zeitschrift abgelehnt wurde, und der Autor es nicht für nötig befunden hat, dieses Faktum zu kaschieren, indem er den Stil seines Artikels geändert hat. Der Lektor wird sich deshalb in der Zwangslage befinden, beim Durchlesen unbedingt den Fehler zu finden in der vielleicht unzutreffenden Annahme, daß im Manuskript ein fundamentaler Fehler enthalten sein muß.

Wenn man dann schließlich seinen Text vorlegt (bitte nur einem Verlag), dann sollte man sicher sein, auch die gewünschte Zahl von Kopien zu liefern. Redakteure reagieren mißgelaunt, wenn sie zum Kopieren laufen müssen, weil sie der Auffassung sind, daß sie besseres mit ihrer Zeit und den Mitteln ihrer Abteilung anfangen können als fehlende Kopien zu produzieren. Ist also Ihr Artikel versandfertig, dann stecken Sie ihn mit einem Wunsch und einem Gebet in den Briefkasten, und vergessen Sie dann natürlich nicht, auf einen Bestätigung des Eingangs zu warten und nachzufragen, wenn seitdem zu viele Monate verstreichen sollten.

Verantwortliche Redakteure

„Mir gefällt, was Sie zu sagen haben, aber mir gefällt überhaupt nicht, wie Sie es schriftlich formulieren". Unglücklicherweise pflegen die meisten Redakteure ihre eigenen „Steckenpferde" und ihren Lieblingsstil. Einige sind sich dieser Eigenheiten bewußt und nehmen sie in die Liste der formalen Erfordernisse auf. Gelegentlich stoßen Autoren möglicherweise zufällig auf sie, wenn sie z. B. einen Arbeitskreis besuchen oder auf einen Autor treffen, der schon einmal in dieser Zeitschrift publiziert hat. Dann gibt es auch die Fälle, in denen Autoren diese Vorlieben auf unangenehme Weise kennenlernen, indem sie einen Text einschicken und ihr redigiertes Manuskript zurückerhalten.

Welche Steckenpferde haben nun Redakteure? Sie können kaum ins Gewicht fallen und die Annahme des Manuskripts nicht tangieren, wenn der Verfasser bereit ist, Änderungen vorzunehmen, (z. B. eine Überschrift, in der ein Doppelpunkt und eine Unterzeile vorkommt, oder der Gebrauch des Passivs). In diesen Fällen werden die Redakteure ausdrücklich darauf hinweisen, wie der Artikel zu gestalten ist. Andererseits können diese Vorlieben auch dazu führen, daß größere Änderungen gefordert werden oder der Artikel abgewiesen wird. Von Bedeutung sind Redakteure, die qualitative Arbeiten ablehnen oder solche Studien für nicht stringent oder wissenschaftlich halten. Wenn Sie also eine Fachzeitschrift suchen, dann sollten Sie sich frühere Ausgaben anschauen, um zu sehen, welche Richtung die Artikel haben, wie sie vorgestellt werden und ob bereits Studien aus der qualitativen Forschung publiziert worden sind.

8.2.3 Umgang mit Lektoren

Eine der delikaten Aufgaben der Redakteure ist es, zwischen den Lektoren und dem Autor als Vermittler zu fungieren, die Anmerkungen des Lektors zu bewerten und die Entscheidung zu treffen, ob ein Artikel akzeptiert wird, zurückgewiesen oder Änderungen gefordert werden. Der Redakteur faßt möglicherweise die Bemerkungen zusammen und gibt dem Verfasser klare Vorgaben, oder er leitet die Anmerkungen nur an den Autor weiter. Im zweiten Fall könnten einige der Bemerkungen bzw. Kritiken widersprüchlich sein. Ein Lektor äußert sich vielleicht zustimmend zu einer bestimmten Passage, ein anderer reißt die gleiche Stelle in Stücke und verlangt eine Überarbeitung.

Sieht sich der Autor zwischen zwei unvereinbaren Positionen, dann ist es an ihm, entweder mit der Überarbeitung des Textes zu reagieren oder sich in einem Begleitbrief an den zuständigen Redakteur zu wenden („Ich stimme mit dem Lektor A überein und habe den dritten Abschnitt unverändert gelassen; Lektor B ist offenbar mit den Methoden für die Bestimmung qualitativer Stichproben nicht vertraut.") Denken Sie daran, daß der Verfasser für den Inhalt verantwortlich ist, – und diese Verantwortung besteht zum Teil darin, sich präzise auszudrücken. Wenn also einige Stellen nicht ganz eindeutig sind, dann ist es wichtig, daß der Autor Kritik sehr ernst nehmen und versuchen sollte zu verstehen, warum eine bestimmte Stelle unverständlich ist oder falsch interpretiert wird.

8.3 Mündliche Präsentationen

Oberflächlich betrachtet sollte die Präsentation qualitativer Resultate leichter sein als die quantitativer. Qualitative Ergebnisse werden nicht durch Tabellen mit vielen Grafiken, Aufrissen und Schaubildern beeinträchtigt. Die qualitative Forschung mündet vielmehr wie selbstverständlich in „Geschichten erzählen", in eine mündliche Präsentation.

Dies ist leider nicht immer so. Zunächst einmal gibt es in einer 15 Minuten dauernden Präsentation nicht genug Zeit, um eine umfangreiche Studie vollständig vorzustellen. Deshalb ist die Wissenschaftlerin gezwungen, einen Fokus künstlich auszuwählen und einen begrenzten Teil der Untersuchung zu präsentieren. Ein Teil der Zuhörer werden deshalb unweigerlich fragen: „Wie steht es mit ...?", und die Verfasserin wird zwangsläufig erklären: „Dies ist tatsächlich Bestandteil meines Modells, aber mir fehlte die Zeit, das mit Ihnen zu erörtern."

Zum zweiten erfordert die Präsentation qualitativer Studien mehr Zeit als die quantitativer Untersuchungen, wenn man dabei in die Tiefe gehen möchte. Qualitative Untersuchungen können nicht ebenso sauber und effizient in quantifizierenden Tabellen und Schaubildern erläutert werden. Der Kontext muß vielmehr beschrieben werden, die Erfahrungen der Teilnehmer erklärt, Zitate vorgelesen und die daraus resultierende Theorie erklärt werden, will man den qualitativen Daten in einer Präsentation gerecht werden. Dias und Overheadfolien erleichtern diesen Prozeß sehr und unterstützen die Zuhörer beim Verständnis der wichtigen Punkte. Stehen die Zitate der Informanten auf den Folien, dann können die Zuhörer die Äußerungen zusammen mit der Vortragenden lesen, was der Präsentation möglicherweise sogar eine zusätzliche Dimension geben könnte. Wird sie gut gemacht, dann ist die Vorstellung qualitativer Ergebnisse eine bewegende Erfahrung.

8.4 Erstellung wirkungsvoller Schaubilder

Die Darstellung qualitativer Resultate erfordert mehr Platz als eine Zusammenfassung quantitativer Ergebnisse, weil der Kontext wichtiger ist als die Eigenschaften der Befragten. Wenn er also ein Schaubild kreiert, sollte der qualitativ arbeitende Wissenschaftler sich vor allem auf die Ergebnisse konzentrieren. Abhängig von den in der Studie verwendeten qualitativen Methoden sollte der Fokus auf die entwickelten Kategorien gerichtet sein und die zwischen ihnen bestehenden Beziehungen. Stellen Sie Modelle grafisch dar. Fotos fesseln die Aufmerksamkeit des Publikums: ein Bild sagt mehr als tausend Wort!

8.5 Videos

Als Hilfsmittel bei der Präsentation von qualitativen Forschungen können Videos den nachhaltigsten Eindruck hinterlassen: Der Betrachter kann das Umfeld sehen, den Kontext begreifen und die Erfahrungen so wie die Wissenschaftlerin nachvollziehen. Andererseits ist allerdings die Zusammenfassung von Forschungsresultaten als kommentierte Dokumentation außerordentlich aufwendig und ein sehr zeitraubendes Unterfangen.

Eine Alternative könnte darin bestehen, Videos zur Illustrierung der Präsentation zu benutzen und diese die Forscherin kommentieren zu lassen – also die Interpretation oder die Analyse vorzutragen –, für was die Tonspur benutzt wird oder der Ton abgeschaltet werden kann. Diese Verfahrensweisen erweitern die Einsatzmöglichkeiten des Videos, weil dann Teile des Videos unterschiedlich genutzt werden können, wenn sich der Fokus der Präsentation ändert.

Das Timing der einzelnen Videosegmente und das der gesamten Präsentation ist wichtig, wobei die Wissenschaftlerin dies üben sollte, damit die Präsentation im vorgegebenen Zeitrahmen abgewickelt werden kann. Hat die Vortragende erst einmal zu präsentieren begonnen, dann ist die Zeit „fixiert" und kann weder auseinandergezogen noch zusammengepreßt werden – nur beendet, wenn die Vorsitzende des Gremiums entscheidet, daß die zu Verfügung stehende Zeit „zu Ende" ist.

8.6 Bewertung qualitativer Forschungen

Im Vergleich zur quantitativen Forschung fehlt der qualitativen relativ verbindliche Normen für die Evaluierung. Während der quantitativ arbeitende Wissenschaftler genaue Richtlinien für die Angemessenheit einer Stichprobe hat, wird in unserem Bereich die Saturierung als Indikator für eine angemessene Stichprobe benutzt, wobei dies teilweise im Ermessen des Wissenschaftlers liegt, der sich an der „Dünnheit" der vorliegenden Daten orientieren kann und der Reichhaltigkeit der Informationen, so wie sie der Bericht enthält. Qualitativ arbeitende Wissenschaftler genießen nicht das Privileg eindeutiger p-Werte und anderer statistischer Indikatoren, die einem rasch Auskunft geben über die Bedeutung einer Arbeit. Wenn auch bei uns dieser Prozeß komplexer als in der quantitativen Forschung ist, ist diese Mühe dennoch notwendig und wichtig für die fortdauernde Konstruktion eines soliden Fundaments für unsere Zunft und die Evaluierung der klinischen Praxis. In diesem Abschnitt wenden wir uns zunächst dem Vorgang der Einschätzung der Bedeutung eines Forschungsberichts oder eines Fachartikels zu. Bedenken Sie, daß der Prozeß der Bewertung eines Artikels sich von der Untersuchung einer Forschungsarbeit unterscheidet (Rodgers und Cowles, 1993), in der der Prüfende den gesamten Forschungsprozeß evaluiert, die Untersuchungsvorgang rekonstruiert einschließlich der Untersuchung der Rohdaten.

8.6.1 Evaluierung der Bedeutung einer Forschungsarbeit

Jede Forschung beginnt mit einer Frage, auch wenn diese Frage in der qualitativen Forschung nicht explizit formuliert wird. Van Manen (1990) schreibt dazu, daß es in der phänomenologischen Forschung nicht nötig sei, eine Frage ausdrücklich als Frage zu stellen, weil der Zweck der sei, den Leser in die Erfahrung einzubinden. Aber unabhängig davon, ob die Frage nun ausdrücklich formuliert wurde oder nicht, muß jede Forschung den Aufwand rechtfertigen, sei sie nun qualitativ oder quantitativ.

Sie muß das Wissen ausweiten, zu neuen Einsichten führen, – eine Theorie bestätigen oder sie widerlegen oder auf neue Forschungsfelder hinweisen. Während qualitative Methoden normalerweise nicht dazu dienen, Resultate zu bestätigen oder sie zu wiederholen, sollten sie doch zu den Arbeiten anderer Wissenschaftler passen. Deshalb wird sich die Forscherin am Anfang eines Artikels oder Berichts normalerweise mit der Notwendigkeit konfrontiert sehen zu begründen, warum sie diese Untersuchung durchgeführt hat, und in der sich anschließenden Erörterung wird sie darlegen müssen, welchen Beitrag ihre Studie geleistet hat und warum sie wichtig ist. Enthält der Artikel keine neuen oder einzigartigen Informationen, d. h. leistet er keinen Beitrag zur Entwicklung der Disziplin, dann ist sein Wert zweifelhaft.

8.6.2 Theoretische Evaluierung

Das theoretische Niveau der Entwicklung eines qualitativen Artikels hängt von der Art der benutzten Methode und von der Zielsetzung der Untersuchung ab. Ein Fachartikel wie etwa eine erzählende Untersuchung, die Informationen vorstellt, die von einem einzigen Fall stammen, sollte mehr sein als das Edieren und die Darstellung von Transskripten. Er sollte vielmehr die intellektuelle Anstrengung des Autors verdeutlichen, und dieser Vorgang ist unabhängig von der Zahl der Informanten. Eine „Fallstudie" z. B., die aus einer erzählenden Untersuchung besteht, könnte die theoretische Entwicklung des Stoffes in vieler Hinsicht darstellen. So stellten Morse und Carter (1995) nach der Einführung in die Untersuchung die Erzählung des Befragten vor. Der zweite Teil des Artikels bestand in einer Erläuterung des Transskripts, der dritte aus einer theoretischen Bearbeitung der Informationen. Zum Schluß wurden die Verbindungen der daraus resultierenden Theorie mit der übrigen Literatur diskutiert. Alles in allem: selbst bei Daten nur aus einem einzigen Interview muß die Wissenschaftlerin mehr tun als nur eine auf Tonband aufgezeichnete Geschichte editorisch bearbeiten.

Einige qualitative Methoden eignen sich besser für die Erstellung einer Theorie als andere. Die Stärke der Grounded Theory besteht darin, für die Entwicklung von Modellen und Theorien mittlerer Reichweite gut geeignet zu sein. Eine ausgezeichnete Theorie resultiert möglicherweise auch aus der Verwendung von Ethnographie oder Ethnowissenschaft, während phänomenologische Untersuchungen hinsichtlich eines beschreibenden Beitrags von Nutzen sind, indem sie den Leser für menschliche Erfahrungen sensibilisieren und die phänomenologischen Erfahrungen der Zeitlichkeit, der Abhängigkeit von Raum und Beziehungen sowie der Körperlichkeit in den Blickpunkt rücken (van Manen, 1990).

Methoden für die Evaluierung von Theorien sind gut beschrieben worden (Glaser, 1978). Man sollte zunächst das Abstraktionsniveau bestimmen, um ihre Fähigkeit zur Erklärung erkennen zu können. Wie bereits ausgeführt, sollten qualitative Untersuchungen zumindest neue Einsichten und Perspektiven vermitteln. Aber eine qualitative Studie könnte auch eine Theorie nahe legen, die praktisch eingesetzt werden kann (dazu im nächsten Abschnitt mehr, der sich mit der Anwendung qualitativer Ergebnisse beschäftigt), sie könnte überprüft werden, verschiedene Beobachtungen bündeln sowie Konzepte entwickeln und definieren.

Die Präsentation der Ergebnisse muß eine angemessene Beschreibung enthalten, damit der Leser der Entwicklung des logischen Prozesses folgen kann und überzeugt wird, daß die Resultate hinreichend „vernünftig" sind. Die Ergebnisse sollten in logischer Weise präsentiert werden, plausibel, einleuchtend, ohne Redundanzen und eingepaßt in die vorliegenden Forschungsarbeiten. Besonders wichtig ist, daß sie „Pep" haben (Glaser, 1978). Sie müssen dem Leser einleuchten, seine Aufmerksamkeit fesseln und nützlich sein. Darüber hinaus gibt es einige spezifische Verfahrensweisen, die der Leser benutzen könnte, um zu klären, ob die Theorie exakt ausgearbeitet wurde. Wurden Varianten berücksichtigt und erklärt und nicht einfach ignoriert oder nicht in die Analyse einbezogen? Der die Zitate begleitende Kommentar sollte überlegt zur Diskussion gestellt werden und auf einem hohen Abstraktionsniveau erörtert werden, sollte also nicht nur „für sich selbst sprechen", und die Verfasserin sollte ebenfalls die wichtigen AutorInnen im jeweiligen Bereich anführen, um auf diese Weise ihre Arbeit mit der anderer zu verknüpfen.

8.6.3 Methodologische Einschätzung

Der erste Aspekt bei der methodologischen Bewertung ist die Art der Annäherung an das Thema. Arbeitete die Wissenschaftlerin induktiv oder konstruierte sie deduktiv einen konzeptionellen Bezugsrahmen, um die Daten zu sortieren und weiter die Datenanalyse deduktiv durchzuführen: Erinnern Sie sich daran, daß Induktion bedeutet, daß ein Wissenschaftler bei jeder Untersuchung von Null anfangen muß; er kann durchaus in angemessener Weise die Datenerhebung und die Analyse in diesem Bereich fokussieren. Die nächste Phase begann, wie die Untersuchung von Applegate und Morse (1995) z. B. zeigt, mit einer Fokussierung auf die Privatheit in einem Pflegeheim. Die Studie definierte allerdings nicht die Komponenten der Privatheit als Codierungssystem für die Bearbeitung der Daten, die sich auf die Verletzung der Privatsphäre bezogen, sondern einfach als Untersuchungsgegenstand innerhalb einer sehr lockeren Definition. Auf diese Weise ergaben sich Einblicke in unser Verständnis von Privatheit als einem Konzept. (In Hinblick auf weitere Details sei auf die Arbeit von Sandelowski (1993) verwiesen, die in interessanter Weise erörtert, wie eine theoretische Wissensbasis in der qualitativen Forschung benutzt werden kann, ohne die Prinzipien der Induktion zu verletzen.)

Die Methoden für die Auswahl oder Selektion der Teilnehmer der Untersuchung werden auch benutzt, um sicherzustellen, daß die Daten angemessen und ausreichend sind. Angemessenheit bezieht sich auf die Auswahl der Teilnehmer, die am besten über den Gegenstand der Forschung informieren können. Wurden die Informanten entsprechend der sich herauskristallisierenden theoretischen Bedürfnisse der Studie ausgesucht? Wurde bei der Auswahl auf Freiwilligkeit gesetzt, auf die gegebenen Möglichkeiten oder wurde eine Zufallsauswahl benutzt? In jedem Fall sollte sie so groß gewesen sein, daß sie eine zusätzliche Selektion der Teilnehmer zugelassen hätte. Dies hätte den Verzicht auf diejenigen bedeutet, die keine guten

Informanten waren, deren Informationen von besonders schlechter Qualität waren und von denen man nichts Neues erfahren hat (Morse, 1991, S. 136). Auf der anderen Seite sind die Daten dann ausreichend, wenn der Umfang des erhaltenen Materials ausreicht und ob Datensättigung erzielt wurde. Wurden die Ergebnisse durch die Teilnehmer bestätigt oder durch eine zweite Stichprobe?

Wenn eine akzeptierte und gut dokumentierte Methode bei der Durchführung der Studie verwendet wurde und die Wissenschaftlerin nicht von den Methoden abgewichen ist, die von anderen entwickelt wurden, dann ist eine detaillierte Beschreibung der Methoden nicht nötig. Benutzte indes die Forscherin innovative und weniger gut beschriebene Methoden, dann ist eine Beschreibung der Art der Durchführung für die Evaluierung der Studie entscheidend, und die Darlegung der Methoden sollte in verständlicher Form erfolgen. Auch die Verfahrensweisen bei der Codierung sollten beschrieben werden sowie das Niveau der Analyse und ob diese beschreibend oder interpretierend gewesen ist. Eine knappe Beschreibung aller Probleme, die im Verlauf der Untersuchung auftraten, wird denen helfen, die ebenfalls dieses Thema untersuchen wollen.

Bedacht werden müßte auch der Forschungsprozeß und die „Verwendung menschlicher Subjekte" bei der Datenerhebung. Richtete sich die Wissenschaftlerin nach den ethischen Standards für die Praxis und hat sie die Zustimmung von der Institution erhalten, von der dieser übergeordneten Institution sowie von den Teilnehmern selbst? Wurde die Anonymität der Teilnehmer (und gegebenenfalls auch der Institution) geschützt? Hatten die Teilnehmer irgendwelche unangenehmen Erfahrungen durch die Teilnahme an dieser Untersuchung?

Letztendlich besteht die Bewertung eines qualitativen Fachartikels in einer sorgfältigen Abwägung seiner Stärken und Schwächen. Kein Text ist perfekt und der Beitrag zur Wissenschaft ist immer relativ. Bei der Evaluierung eines Artikels ist es deshalb unumgänglich, die Schwierigkeiten mit in Betracht zu ziehen, mit denen sich die Wissenschaftlerin bei der Durchführung der Forschung konfrontiert sah, wie sie diese Hürden überwunden hat und welche Bedeutung die Resultate haben.

8.6.4 Anwendung qualitativer Ergebnisse im klinischen Umfeld

Inhärent in der Entscheidung, qualitative Ergebnisse zu übertragen, ist die Frage ihrer Generalisierbarkeit. In der qualitativen Forschung fehlen die Standards für die Replikation, die für die quantitative Forschung charakteristisch sind, um die Frage der Übernahme von Forschungsergebnissen zu erleichtern. Hier ist der Vorgang der Übertragung eher der einer kluger Abwägung der Qualität der qualitativen Forschung (wie sie im letzten Abschnitt diskutiert wurde) und der Relevanz der Forschung für die jeweilige Situation oder das Umfeld. Einige stimmen dem möglicherweise nicht zu und argumentieren, daß infolge der begrenzten Größe der Stichprobe und der Umfeldbezogenheit der qualitativen Forschung die Resultate nicht an anderer Stelle anwendbar sind. Wäre dies wirklich so, dann würde es wenig Sinn machen, außer zur Lösung eines unmittelbaren Problems überhaupt qualitative Studien durchzuführen und zur Publikation bestünde erst recht kein Anlaß. Gleichwohl sind qualitative Ergebnisse generalisierbar, wie wir im letzten Abschnitt dargelegt haben, wenn auch in anderer Weise als in der quantitativen Forschung. In der qualitativen Forschung läßt sich die Theorie auf andere Situationen übertragen, nicht wie in der quantitativen Forschung, in der die Stärke oder die Bedeutung der Beziehungen zwischen Variablen das beherrschende Thema sind. Deshalb besteht die Aufgabe der Forschung – und des Lesers – darin bei der Bewertung eines Fachartikels, ob die qualitative Forschung für ein ähnliches Problem in einem bestimmten Umfeld Bedeutung hat, ob sie paßt und eine Erklärung liefert.

So untersuchten Applegate und Morse (1995) unter Benutzung von Ethnographie das Konzept der Privatheit in einem Pflegeheim für Kriegsveteranen in Kanada. Alle Bewohner waren männlich. Zu den wichtigsten Ergebnissen gehörte, daß der Respekt vor der Privatsphäre von dem Bild abhing, daß Bewohner und Pflegepersonal von ihrer gegenseitigen Beziehung hatten. Dies bedeutete, daß die Privatsphäre respektiert wurde, wenn sich diese Dyade gegenseitig als Freunde verstand. War die Beziehung eher formaler Natur – als Fremde –, dann wurden auch dann die Normen der Privatheit beachtet. Alle ihre Verletzungen geschahen dann, wenn ein Mitglied der Dyade das andere als Objekt behandelte. Jetzt ist es die Aufgabe des Lesers zu entscheiden, ob diese Theorie auf sein Umfeld übertragbar ist. Bei dieser Entscheidung ist der wichtigste Gesichtspunkt die Art der Interaktionen im jeweiligen Umfeld. Treten Verletzungen der Privatsphäre auf, wenn Klienten und Pflegepersonal die Menschlichkeit der anderen Person nicht achten? Ist dem so, dann ist die Untersuchung übertragbar. Besonders wichtig ist, daß der Umstand, daß diese Studie in einer kanadischen Institution durchgeführt wurde mit einer Gruppe, die nur aus Männer gleichen sozio-ökonomischen Zuschnitts und gleichen Gesundheitszustands bestand, für diese Entscheidung nicht wichtig. Es ist die Theorie, die auf eine andere Situation übertragen wird.

Phänomenologische Forschung, die das Wesen der menschlichen Erfahrungen auslotet, garantiert die „Generalisierbarkeit" oder Übertragbarkeit eines Artikels beim Prozeß der Erkundung der Phänomene. Erinnern Sie sich daran, daß die Phänomenologie beim Vorgang der Datenerhebung jenseits der Gespräche mit den Teilnehmern Erfahrungen zu erfassen versucht, was Beschreibungen aus der Literatur, der Kunst, Filmen usw. einschließt. Deshalb ist der Vorgang der Einbeziehung phänomenologischer Resultate im Prinzip der gleiche wie bei ethnografischen Ergebnissen mit dem Unterschied, daß der „Kontext" die eigene Erfahrung ist und man die Bedeutung der Resultate für das eigene Leben aus dem persönlichen Blickwinkel beurteilt. So ist z. B. die Untersuchung von Baron (1985) „Ich kann Sie nicht hören, wenn ich lausche" die phänomenologische Untersuchung eines Arztes, die durch eine paradoxe Situation ausgelöste wurde, als er die Brust eines sehr gesprächigen Patienten abhörte. Auf einer Ebene gibt der Bericht unsere Wertschätzung unseres Hörens auf Körpersignale während einer körperlichen Untersuchung wieder. Auf einer anderen Ebene könnten wir aber auch über das Paradoxe dieser Situation reflektieren; dies bedeutet, daß die konkrete Situation der Studie – das Abhören der Brust – nicht ein maßgeblicher Teil der Erfahrung ist. Phänomenologie macht uns verständnisvoller und verhilft uns zu Einsichten in die Erfahrungen anderer und bereichert so uns selbst. Wenn wir den Bericht von Smith (1989/92) über die Herzoperation eines Kindes lesen, dann verbessern die uns gebotenen Teile der Erfahrungen des Kindes unser Verständnis pädiatrischer Patienten und Eltern in Kliniken.

Die Evaluierung qualitativer Ergebnisse für die Nutzung in einer klinischen Umgebung beinhaltet also nicht die ritualisierte und formalisierte Anwendung spezifischer Verfahrensweisen, sondern eher nachdenkliche Überlegungen. Die wenig formalisierte Anwendung qualitativer Resultate bedeutet indes nicht, daß diese Art der Forschung den Status quo nicht verändert: Die qualitative Forschung hat oft einen nachhaltigen Effekt auf die Praxis, auf Veränderungen in der Politik und – besonders wichtig – auf das menschliche Verhalten.

8.7 Prinzipien

- Eine abgeschlossene Untersuchung sollte der wissenschaftlichen Öffentlichkeit sowohl durch eine Präsentation als auch durch Veröffentlichungen mitgeteilt werden, weil sonst die Anstrengungen und der Aufwand für die Durchführung der Forschung verloren ist.
- Wenn eine Präsentation oder die Publikation eines Fachartikels vorbereitet wird, dann sollte man sich zunächst genau überlegen, was man mitteilen möchte und an wen man sich wenden will.
- Fertigen Sie zunächst eine Skizze des Artikels oder der Publikation an, wählen Sie Zitate aus und bereiten Sie die Tabellen und Schaubilder vor, bevor Sie mit dem Schreiben beginnen.
- Legen Sie die Fachzeitschrift fest, mit der Sie Ihre Zielgruppe erreichen wollen, und kümmern Sie sich um die Richtlinien dieser Zeitschrift für Autoren, damit Sie sich dem Stil dieser Fachzeitschrift angleichen.
- Qualitativ arbeitende Wissenschaftler beschreiben ihre Ergebnisse und verwenden Informationen zur Stützung dieser Resultate, so daß die Leser ihre Erfahrungen teilen können.
- Wissenschaftler sollten Zitate so verwenden, daß sie die Ergebnisse verdeutlichen und andererseits die Anonymität der Teilnehmer gewahrt bleibt.
- Wirkungsvolle Übersichten lenken die Aufmerksamkeit auf sich, konzentrieren auf die Ergebnisse und helfen bei der Auswahl nur der wesentlichen Methoden.
- Der Richter über die Generalisierbarkeit oder Übertragbarkeit der Theorie auf die Praxis ist der Leser.

Literatur

Applegate, M. and Morse, J.M. (1995) Personal privacy and interactional patterns in a nursing home. Journal of Aging Studies, 8, 413–34.
Barinaga, M. (1992) Who controls a researcher's files? Science, 256, 1620–1.
Baron, R.J. (1985) An introduction to medical phenomenology: I can't hear you when I'm listening. Annals of Internal Medicine, 103, 606–11.
Bergum, V. (1989/91) Being a phenomenological researcher, in Qualitative Nursing Research: A Contemporary Dialogue, rev. edn, (ed. J.M. Morse), Sage, Newbury Park, CA, pp. 55–71.
Chenitz, C.and Swanson, J. (1986) From Practice to Grounded Theory, Addison Wesley, Menlo Park, CA.
Field, P.A. and Morse, J.M. (1985) Nursing Research: The Application of Qualitative Approaches, Croom Helm, London, UK.
Glaser, B.G. (1978) Theoretical Sensitivity, Sociology Press, Mill Valley, CA.
May, K.A. (1989/91) Dialogue: the granting game, in Qualitative Nursing Research: A Contempory Dialogue, rev. edn, (ed. J.M. Morse), Sage, Newbury Park, CA, pp. 240–2.
Minnich, E.K. (1990) Transforming Knowledge, Temple University Press, Philadelphia.
Morse, J.M. (1991) Strategies for sampling, in Qualitative Nursing Research: A Contemporary Dialogue, (ed. J.M. Morse), Sage, Newbury Park, CA, pp. 127–46.
Morse, J.M. and Carter, B. (1995) Enduring to live, enduring to survive: the suffering of a resilient burn survivor. Holistic Nursing Practice, 5.
Morse, J.M. and Johnson, J. (1991) The Illness Experience: Dimensions of Suffering, Sage, Newbury Park, CA.
Rodgers, B.L. and Cowles, K.V. (1993) The qualitative research audit trail: a complex collection of documentation. Research in Nursing and Health, 16, 219–26.
Sandelowski, M. (1993) Theory unmasked: the uses and guises of theory in qualitative research. Research in Nursing and Health, 16, 1–18.
Smith, S.J. (1989/92) Operating on a child's heart: a pedagogical view of hospitalization, in Qualitative Health Research, (ed. J.M. Morse), Sage, Newbury Park, CA. pp. 104–22.
Spradley, J.P. and McCurdy, D.W. (1972) The Cultural Experience, Kingsport Press, Kingsport, TN.
Strauss, A. (1978) Qualitative Analysis for Social Scientists, Cambridge University Press, Cambridge, MA.
Strauss, A. and Corbin, J. (1990) Basics of Qualitative Research, Sage, Newbury Park, CA.
van Manen, M. (1990) Researching Lived Experience: Human Science for an Action Sensitive Pedagogy, Althouse, London, Ontario.

Weiterführende Literatur

Ely, M., Anzul, M., Friedman, T. et al.: (1991) Doing Qualitative Research: Circles Within Circles, The Falmer Press, New York.
Knafl, K.A. and Howard, M.J. (1984) Interpreting and reporting qualitative research. Research in Nursing and in Health, 7, 17–24.
Lofland, J. (1974) Styles of reporting in qualitative field research. The American Sociologist, 9, 101–11.
Morse, J.M. (1994) Disseminating qualitative research, in Disseminating Primary Care Research, (ed. E. Dunn), Sage, Newbury Park, CA, pp. 59–75.
Morse, J.M. (1993) The perfect manuscript. Qualitative Health Research, 3, 3–5.
Richardson, L. (1990) Writing Strategies: Reaching Diverse Audiences, Sage, Newbury Park, CA.
Smedley, C. and Allen, M. (1993) Getting Your Book Published, Sage, Newbury Park, CA.
van Manen, M. (1984) Practicing phenomenological writing. Phenomenology + Pedagogy, 1, 36–69.
Williams, A. (1990) Reflections on the making of an ethnographic text. Studies in Sexual Politics, No. 29, The University of Manchester, Manchester, UK.
Wolcott, H.F. (1990) Writing up Qualitativie Research, Sage, Newbury Park, CA.

Anhang A

Janice M. Morse

Vorschlag für eine qualitative Untersuchung

Dieser Vorschlag wurde dem Zentrum für Pflegeforschung der USA, dem National Institutes of Health 1989 eingereicht und wurde für einen Zeitraum von drei Jahren finanziert. Vorschläge sind immer den Erfordernissen der Institution angepaßt, die man wegen der Finanzierung anspricht. In diesem Beispiel wurde der Vorschlag auf Formularen eingereicht, die die Institution zu Verfügung gestellt hatte, und deshalb wurden die ersten Seiten weggelassen, die den Namen der Institution enthielten, die Ressourcen, das Personal und das Budget.

Dieser qualitative Vorschlag ist ein Beispiel für eine Darstellung, die die Bedeutung des Forschungsgegenstands ins richtige Licht rückt und die Tatsache unterstreicht, daß so wenig über Wohlbefinden bekannt ist (und über die Vermengung mit ähnlichen Konzepten wie Fürsorge). Als solches ist dieses Konzept nicht ausgereift und bietet sich deshalb für eine qualitative Analyse an. Im Vorschlag setzt sich Morse für eine Verknüpfung von drei qualitativen Methoden ein, beschreibt jede sowie die Unterschiede zwischen ihnen. Obschon eine Empfehlung für die Stichprobengröße formuliert wird (dies ermöglicht die Berechnung des Budgets), wird darauf hingewiesen, daß es sich dabei nur um eine Schätzung handelt. Die Pläne für die Datenanalyse werden anhand von fiktiven Beispielen beschrieben, so daß auch Beurteiler, die mit den qualitativen Methoden nicht vertraut sind, den Prozeß verstehen. Es sei darauf hingewiesen, daß der Umfang des Vorschlags begrenzt war. Morse hat deshalb Platz gespart, indem sie im Text mittels Zahlen auf die Quellen verwiesen hat; dies hat zusätzlich auch die Funktion, dem Leser den Text ohne Unterbrechung zu präsentieren. Am Schluß des Vorschlags befindet sich eine Kopie des „rosa Blatts", die Seite, auf der die Kommission ihre Beurteilung des Vorschlags niedergelegt hat.

Definition von „Wohlbefinden*"
in Hinblick auf die Verbesserung der Pflege

(*Im Amerikanischen bedeutet „comfort" sowohl trösten, aufheitern, unterstützen, jemandem in einer schwierigen Lage helfen, als auch das Ergebnis dieser Tätigkeiten, das Wohlbefinden. Ein deutsches Wort für alle diese Bedeutungen fehlt. In Hinblick auf seine Eignung als Oberbegriff haben wir uns für „Wohlbefinden" entschieden, obschon dabei die verschiedenen Tätigkeiten, die Wohlbefinden erzeugen, nicht direkt angesprochen werden. Anm. des Übersetzers.)

Zusammenfassung

Was ist Wohlbefinden? Im Rahmen dieses Vorschlags wird Wohlbefinden als zwei Zustände definiert: einmal als kurzfristige Zufriedenheit und zum anderen als langfristiger, eher konstanter Zustand optimaler Gesundheit. Die Vorstellung von Wohlbefinden besteht aus zwei Komponenten: aus Fürsorge (care), ein Faktor, der die Pflegekraft motiviert, den Pflegeprozeß zu initiieren, und der die humanistischen Qualitäten der Fürsorge während der pflegerischen Tätigkeiten hervorbringt; und andererseits die pflegerischen Aufgaben.

Dieser Vorschlag bezieht sich auf die erste Stufe eines dreistufigen Forschungsprogramms, um Wohlbefinden zu untersuchen. Die erste Phase besteht aus erklärenden und beschreibenden Untersuchungen, um die Modellvorstellung von Wohlbefinden abzuleiten, und enthält drei sich ergänzende und aufeinander bezogene Studien. Die beiden ersten beschäftigen sich mit dem individuellen Patienten. Sie bestehen aus phänomenologischen Untersuchungen, die die Bedeutung des Wohlbefindens für Patienten in unterschiedlichen Bereichen der Pflege analysieren sowie einer ethnowissenschaftlichen Studie, um die Komponenten dieses Begriffs herauszuarbeiten. In der dritten Phase wird der Prozeß der Herstellung von Wohlbefinden in der Praxisumgebung untersucht, wobei auf Methoden der Grounded Theory zurückgegriffen wird.

Diese Arbeiten werden ein tragfähiges Fundament für weitere Studien der Phasen II und III sowohl jetzt als auch in der Zukunft legen. In der zweiten Phase werden Untersuchungen durchgeführt, die Bedeutung und Methoden, die zu Wohlbefinden führen, in den vier Bereichen der Pflege untersuchen (d. h. die Reaktion von Menschen auf Krankheit, auf die Aufnahme in eine pflegerische Institution, auf therapeutische Interventionen und auf die Gesundheitsförderung), und in der dritten Phase werden die Interventionen getestet.

Die Bedeutung dieser Arbeit liegt vor allem darin, daß die Verschiebung der theoretischen Betrachtungsweise von der pflegerischen Zuwendung zum Wohlbefinden des Patienten den Fokus der Forschung von der Pflegekraft hin auf den Patienten richtet. Deshalb wird das sich daraus ergebende Wissen klinisch relevant und anwendbar sein. Darüber hinaus wird die daraus resultierende Variable, das Wohlbefinden des Patienten, sowohl psychologisch als auch physiologisch meßbar werden.

A. Spezifische Ziele

Dieser Finanzierungsantrag wurde gestellt, um eine Reihe von Studien über Wohlbefinden durchzuführen, die Bedeutung dieses Sachverhalts für das Individuum noch genauer herauszuarbeiten sowie den Prozeß und die Realisierung der Tätigkeiten in der Pflege, die zu diesem Zustand führen, zu verdeutlichen. Wir schlagen vor, drei miteinander verbundene Studien durchzuführen, die die Bedeutung, den Bereich und den Prozeß der Herstellung von Wohlbefinden untersuchen und die Beziehung zwischen diesem Sachverhalt und dem Begriff der Pflege zu analysieren. Diese Untersuchungen enthalten: (1) eine phänomenologische Untersuchung, um die Bedeutung von Wohlbefinden für Patienten im Krankenhaus zu erkunden, (2) eine ethnowissenschaftliche Studie, um die Komponenten im Begriff des Wohlbefindens abzuleiten, und (3) eine Untersuchung auf der Basis der Grounded Theory, um den Prozeß der Erzeugung von Wohlbefinden zu untersuchen, wenn die Pflegekraft sich um mehrere Patienten kümmert.

Nach dem Abschluß dieser drei Arbeiten wird eine weiterer Finanzierungsantrag an das National Center for Nursing Research gerichtet. Phase II wird aus Untersuchungen bestehen, die die Verfahrensweisen bei der Erzeugung von Wohlbefinden in den vier Hauptbereichen der Pflege erkunden. Diese Felder wurden als die menschliche Reaktion auf Krankheit, auf die Aufnahme in eine pflegerische Institution, auf therapeutische Interventionen und auf die Gesundheitsförderung umschrieben. Im dritten Schritt dieses Untersuchungsprogramms wollen wir pflegerische Verfahrensweisen entwickeln und testen, die zur Förderung des Wohlbefindens beitragen. Das langfristige Ziel des Programms ist letztendlich, eine klinische anwendbare Theorie des Wohlbefinden für die Pflege zu entwickeln.

B. Hintergrund und Bedeutung

Die Zielsetzung der pflegerischen Praxis ist letztendlich, das Wohlbefinden des Klienten zu fördern. Die Rolle der Pflegekraft umspannt dabei Tätigkeiten, die von der Durchführung von Maßnahmen für den Patienten zur Erhöhung des Wohlbefindens reichen bis zur Unterstützung des Patienten bei seinen eignen Bemühungen. Wohlbefinden ist definiert als ein Zustand der Zufriedenheit, der zu jedem Zeitpunkt auf dem Kontinuum zwischen Krankheit und Gesundheit eintreten kann. Derzeit sind zwei Arten von Wohlbefinden umschrieben: einmal als kurzfristiger Zustand (etwa als zeitweilige Befreiung von Schmerzen) und zum anderen als langfristiger, eher konstanter Zustand, der mit bei der Erlangung optimaler Gesundheit vorliegt.

(Wir beziehen uns damit auf die Erkenntnisse von G. Ewing und B. Lorencz zu diesem Thema. Diese Definitionen werden überarbeitet, sobald unsere Untersuchungen abgeschlossen sind und ein Verständnis des Konstrukts von Wohlbefinden erzielt ist.)

Dieser Fokus auf Wohlbefinden widerspricht nicht den Pflegetheoretikerinnen, die sich dafür einsetzen, daß das Wesen der Pflege in der Fürsorge (care) besteht. Obschon Fürsorge in der Pflegeliteratur auf unterschiedliche Weise definiert worden ist, besteht eine Übereinkunft insofern, als Fürsorge ein Affekt ist, ein Gefühl des Betroffenseins oder der Verantwortlichkeit für andere, der die pflegerische Tätigkeit auslöst. Dunlop weist auf die Unausgewogenheiten im Pflege-Paradigma hin, wo die Pflegetheorie zunehmend dahin tendiert, „die Körperlichkeit und die damit verbundene physische Pflege" zu vernachlässigen. Trotzdem muß die pflegerische Emotion während der Durchführung der pflegerischen Verhaltensweisen vorhanden sein, damit die Tätigkeiten therapeutisch wirksam sind, und es besteht eine wechselseitige Abhängigkeit zwischen der pflegerischen Einstellung und der Durchführung der pflegerischen Tätigkeiten. In diesem Vorschlag wird deshalb Fürsorge als eine wesentliche Komponente der Herstellung von Wohlbefinden verstanden. (Für „care" gilt das gleiche, was oben für „comfort" ausgeführt wurde.) Die Erzeugung von Wohlbefinden beinhaltet: (1) eine fürsorgliche (caring) Einstellung (die als Motivator fungiert, so daß der Prozeß der Fürsorge initiiert wird), (2) eine Komponente der Fürsorge (oder eine humanistische) im Pflegeprozeß und (3) Pflegeprozeduren; die den Zustand des Patienten beeinflussen. Im Rahmen dieser Forschung wird der Prozeß der Herstellung von Wohlbefinden beim Patienten (also weniger die Fürsorge) als das Ziel der Pflege aufgefaßt.

Es dürfte von Interesse sein, daß die Veränderung der theoretischen Betrachtungsweise von der pflegerischen Zuwendung zum Wohlbefinden des Patienten den Fokus der Forschung von der Pflegekraft hin auf den Patienten richtet. Deshalb wird das sich daraus ergebende Wissen klinisch relevant und anwendbar sein. Darüber hinaus wird die daraus resultierende Variable, das Wohlbefinden des Patienten, sowohl psychologisch als auch physiologisch meßbar werden. Wir erwarten, daß mit dem Fortschreiten unserer Studien die Unterschiede zwischen den verschiedenen Stufen des Wohlbefindens quantifizierbar werden, wobei Indizes persönlicher Art wie Entspannung, Wiederherstellung des Patienten, Anpassung, Bewältigung oder perfekte Beherrschung Anwendung finden werden. Später sollen dann Indizes für die Gesamtbevölkerung wie Krankheits- und Sterbetafeln sowie die Kosten der Gesundheitsfürsorge herangezogen werden. Diese unsere Perspektive wird deshalb fundamentale Bedeutung für die Entwicklung einer Theorie der angewandten Pflege haben.

Es gab zwei Kritikpunkte hinsichtlich des Konstrukts des Wohlbefindens. Der erste zielt darauf, daß „dem Patienten Wohlbefinden zu verschaffen" bedeutet, ihm eine passive Rolle zuzuweisen, die eigne Tätigkeiten entmutigt. Obschon Wohlbefinden nicht die Anwendung von pflegerischen Tätigkeiten einschließt, um Unbehagen zu minimieren (worin der Patienten eine passive Rolle übernimmt), umfaßt Wohlbefinden in diesem Bezugsrahmen auch pflegerische Behandlungen, bei denen der Patient aktiv teilnimmt und in diesem Prozeß verantwortlich ist für Entscheidungen und Verhaltensweisen. Der zweite Kritikpunkt beinhaltet, daß viele pflegerischen Tätigkeiten – beim Verabreichen einer Injektion z. B. oder bei der Unterstützung bei postoperativen Übungen – Unbehagen auslösen und deshalb mit dem Bezugsrahmen des Wohlbefindens nicht vereinbar seien. Ich behaupte, daß diese Tätigkeiten unumgänglich sind, um dem Patienten bei der Erreichung eines optimalen Zustands zu unterstützen. Deshalb umschließt der Bereich des Wohlbefindens auch die Einwilligung in zeitweilige unangenehme Zustände im Prozeß der Gewinnung von Wohlbefinden, wenn das Ziel letztendlich die Zufriedenheit des Patienten ist. Er beinhaltet ebenfalls die Unterstützung des Patienten, einen Zustand der Zufriedenheit in jeder Phase der Gesundheit oder Krankheit zu erreichen, wozu auch erleichternde Maßnahmen für die Sterbenden zählen.

Bedeutung für die Pflege

Trotz der relativ kurzen Zeitspanne, in der es eine Pflegeforschung gibt, bestand sie zum größten Teil in deduktiven, der Überprüfung von Hypothesen gewidmeten Arbeiten. Die Theorien und Konzepte, die hauptsächlich in der Pflegeforschung Verwendung fanden, wurden von anderen Disziplinen übernommen, etwa aus der Psychologie, der Soziologie, der Anthropologie oder aus der Medizin und der Physiologie. Beschreibende qualitative Forschung ist ungebräuchlich, die auf analytische Induktion zurückgreift, und wurde bis vor kurzer Zeit nicht realisiert.

Das Problem der herkömmlichen Verfahrensweise, die Konzepte und Theorien aus anderen Disziplinen übernahm, besteht darin, daß oftmals keine ausreichende Übereinstimmung besteht zwischen der Situation, von der das Konzept abgeleitet wurde, und den Situationen oder Bedingungen, in der dieses Konzept in der Pflege eingesetzt wurde. Ein Beispiel dafür ist das Konzept „Kulturschock", um die Erfahrungen bei der Einlieferung in ein Krankenhaus zu beschreiben. Ein weiteres Beispiel ist die intensiver werdende Debatte über die Konzepte des „Bewältigens" (coping) gegenüber der „perfekten Beherrschung" (mastery). Im übrigen ist der Bereich der Pflege einzigartig und es gibt oft (wie im Fall des „Wohlbefindens") kein angemessenes Konzept in anderen Disziplinen, das man entlehnen und in der Pflege sachangemessen einsetzen könnte.

Es besteht deshalb ein dringender Bedarf, ein Konzept zu entwickeln, das eine induktive Verfahrensweise anwendet. Da dieses Projekt auf Wohlbefinden fokussiert ist und damit auf den „Kern" der Pflege, wird das Ergebnis wissenschaftlich bedeutsam und für die Praxis relevant sein.

C. Vorstudien und das empfohlene Forschungsvorhaben

Seit 1981 haben Morse und ihre KollegInnen erhebliche Anstrengungen unternommen, um die Komponenten und die Bedeutung von Wohlbefinden in den verschiedenen Situationen genauer zu umschreiben. Diese Arbeiten waren entweder auf das Konzept per se fokussiert oder auf die Wahrnehmung und die Elemente der Not und des Leidens, wobei die Faktoren und Prozesse analysiert wurden, die das Unbehagen erleichtern.

Wie verhilft man zu Wohlbefinden? 1983 identifizierte diese Wissenschaftlerin die Elemente der Herstellung von Wohlbefinden als den Einsatz von Berührung, Sprechen und Zuhören oder einer Kombination dieser Tätigkeiten. Jeder dieser Komponenten hat distinkte und einzigartige Merkmale entsprechend den Umständen und den wahrgenommenen Bedürfnissen des Klienten. In dieser früheren Studie wurden allerdings nur gesunde Personen interviewt. Weitere Untersuchungen sind deshalb notwendig, um die Bedeutung dieses Konstrukts bei Kranken während der ganzen Lebenszeit und bei den verschiedenen gesundheitlichen Bedürfnissen zu untersuchen. Deshalb sind die in diesem Vorschlag beschriebenen Ziele die folgenden:

- das Konstrukt des Wohlbefindens abzuleiten;
- die Komponenten des Wohlbefindens herauszuarbeiten; und
- den Prozeß der Herstellung von Wohlbefinden zu definieren.

Werden diese Ziele erreicht, dann erhält man eine theoretische Basis für den zweiten Teil des Forschungsprogramms, der die Pflegestrategien für die Herstellung von Wohlbefinden evaluieren wird. Das erste Ziel wird in der Stufe I erreicht, eine phänomenologische Untersuchung des Wohlbefindens bei Patienten in verschiedenen Pflegeeinrichtungen, was der Wissenschaftlerin erlauben wird, die Bedeutung des Wohlbefindens bei Kranken darzustellen. Die Methoden der Ethnowissenschaft (Phase II) werden uns in die Lage versetzen, die Elemente der Erzeugung von Wohlbefinden zu identifizieren und damit das zweite Ziel zu erreichen. Das dritte Ziel, die Durchdringung des Vorgangs, Wohlbefinden zu vermitteln, wird durch den Einsatz der Techniken der Grounded Theory erreicht, die die Stadien und Schritte des Prozesses des Tröstens und Aufrichtens erläutert, so wie sie von den Pflegekräften und Patienten gesehen wird (Stufe III).

Wie wir bereits festgestellt hatten, besteht die Phase II des Forschungsvorhabens aus Studien, die mit Pflegestrategien zu tun haben, die sich auf die Herstellung von Wohlbefinden beziehen. Diese Studien wurden vier Feldern zugeordnet (siehe Reaktionen von Menschen auf Krankheit), die nach Auffassung der Autorin den Bereich der Pflege konstituieren.

Anhang A

Diese Bereiche sind:

- die Reaktionen von Menschen auf Krankheit;
- die Reaktionen von Menschen auf eine stationäre Behandlung;
- die Reaktionen von Menschen auf therapeutische Interventionen; und
- die Sorge für die Gesundheit, einschließlich der Reaktionen von Menschen auf Reifung, chronische Leiden und Behinderung.

Die Studien, die in diesem Vorschlag vorgestellt wurden, die die Bedeutung, die Elemente und den Prozeß der Herstellung von Wohlbefinden ableiten, werden zu Einsichten führen, die für die Erkennung und die Analyse von Pflegestrategien für die Gewinnung von Wohlbefinden und die Bewertung entsprechender pflegerischer Maßnahmen wichtig sind.

Reaktionen von Menschen auf Krankheit

Von uns durchgeführte Untersuchungen haben sich vornehmlich mit der Wahrnehmung von Schmerzen beschäftigt und dem Verhalten von Schmerzpatienten. Unter Verwendung der psychometrischen Verfahrensweisen der aufeinander bezogenen Vergleiche haben diese Studien herausgearbeitet, daß die Schmerzwahrnehmung quantifiziert werden kann und daß die Schmerzerwartung kulturell determiniert ist, also zwischen den Kulturen variiert. Bei einer Untersuchung der Geburt in mehreren Kulturen wurde gezeigt, daß die Schmerzerwartung dem kulturell als angemessen betrachteten Schmerzverhalten entspricht.

Reaktionen von Menschen auf eine stationäre Behandlung

Die auf diesem Feld durchgeführten Untersuchungen haben sich auf das iatrogene Unbehagen konzentriert, daß mit einer stationären Einweisung verknüpft ist, besonders bei Stürzen von Patienten und der Verwendung von Fixierungen. Andere Arbeiten haben die Reaktion der Patienten auf die stationäre Einweisung erforscht, wie bei schwierigen Patienten oder der Möglichkeit fernzusehen. Eine Studentin untersucht derzeit die Erfahrung der Entlassung aus der Psychiatrie. Das Programm über die Stürze von Patienten ist abgeschlossen; in Zusammenarbeit mit der Abteilung für Bioengeneering der Universitätsklinik von Alberta werden noch Geräte entwickelt, die die Umfeldsicherheit (durch die Konstruktion eines geriatrisches Betts) und die Überwachungsfähigkeit der Pflegekraft (durch die Entwicklung einer Klingel für das Bett und den Stuhl) erhöht. Die Analyse der Videobänder, die im Zuge des Fixierungsprojekts gesammelt wurden, ließen weiterhin erkennen, daß die Patienten einen großen Teil des Tages mit Warten zubringen – Warten, um aufstehen zu können oder wieder ins Bett gebracht zu werden, Warten auf den Arzt, auf Mahlzeiten oder die Bettpfanne –, doch wenig ist über den Effekt des Wartens bekannt. Dieses Konzept wird nicht in die Pflegetheorie einbezogen; eine induktive Verfahrensweise wird in diesem Forschungsvorhaben in Hinblick auf die entsprechende Theorieentwicklung benutzt, um sicherzustellen, daß die daraus resultierende Theorie klinisch anwendbar und relevant ist.

Reaktionen von Menschen auf therapeutische Interventionen

Zwei StudentInnen höheren Semesters führen derzeit ein Projekt in diesem Bereich durch, indem sie menschliche Reaktionen auf Krankheitsereignisse oder medizinische Behandlungen untersuchen. Ein viertes Projekt, daß die traditionellen Heilverfahren in einer umfangreichen multikulturellen Studie analysiert, wird Erkenntnisse über die Wirkung desjenigen erbringen, der als Teil des Behandlungsprozesses für Wohlbefinden sorgt (z. B. den Placebo-Effekt). Besonders wichtig dabei ist, daß die Bedeutung der Religion als Element des Heilungsprozesses beschrieben wird; die Bemühungen in dieser Richtung sollten fortgesetzt werden.

Rolle des Wohlbefindens in vier Bereichen der Pflege: in der Durchführung befindliche und abgeschlossene Arbeiten.

Reaktionen von Menschen auf Krankheit

Die Wahrnehmung schmerzlicher Ereignisse
Die Wahrnehmung der Geburtsschmerzen
Verhaltensindizes für postoperative Schmerzen bei Neugeborenen
Die Bedeutung der Inkontinenz

Reaktionen von Menschen auf eine stationäre Behandlung

Die Benutzung von Fernsehgeräten in einem Pflegeheim
Schwierige Patienten
Stürze von Patienten
Die Wirkung eines Verzichts auf Fixierungen
Die Entwicklung einer Klingel am Bett und eines geriatrischen Betts

Reaktionen von Menschen auf therapeutischen Interventionen

Der Genesungsprozeß nach einer Hysterektomie
Die Erfahrung eines Myokardinfarkts
Die Bedeutung der Entlassung für psychiatrische Patienten
Die traditionelle Behandlung der Psoriasis durch die Cree-Indianer

Die menschliche Sorge für die Gesundheit

Die Bedeutung der Gesundheit in einem innerstädtischen Bezirk
Die Wahrnehmung von Gesundheit durch Jugendliche
Die Wirkung des Stillens und der Flaschen-Fütterung bei den Fiji und den Fiji-Indianern
Kulturelle Unterschiede in gesundheitsbezogenen Werten und Überzeugungen
Die Umsiedlung in eine andere Kultur und die Erfahrungen von Flüchtlingen

Menschliche Reaktionen auf Reifungsprozesse, chronische Leiden und Behinderung
Die Reaktion von Teenagern auf die Menarche, Entwicklung einer Einstellungsskala (in Arbeit)
Die Geburt bei den Fiji
Stillen: Kulturelle Werte und Überzeugungen
Verhaltensmuster des Fütterns und Versorgens
Postpartale Kolostrumretention: transkultureller Vergleich
Aufwachverhalten von gesunden Neugeborenen
Stillen: Vereinbarung mit der Berufstätigkeit (in Arbeit)
Stillen bei den Cree-Indianer in Alberta: Tradition und Wandel
Unterschiede zwischen den Rassen bei Wachstum und Entwicklung

Die menschliche Sorge um die Gesundheit
Die Bedeutung der Gesundheit sowie die verwendeten Verfahrensweisen von älteren Menschen, Jugendlichen, Armen und den verschiedenen kulturellen Gruppen, um Gesundheit wiederzugewinnen oder zu bewahren, wurden untersucht. Das gleiche gilt für die Bedeutung kultureller Werte und Überzeugungen für die Erleichterung oder Erschwerung der Gesundheitsfürsorge sowie den Unterschieden zwischen den diesbezüglichen Vorstellungen der Gesundheitsfachberufe auf der einen Seite und den Klienten auf der anderen. Die Unterschiede in Wachstum und Entwicklung verschiedener ethnischer Gruppen sowie die Kontroverse über die Erb- und Umweltfaktoren, die diese Unterschiede bedingen, wurden einer kritischen Prüfung unterzogen, was auch für die Bedeutung der Unterscheidung von „normal" und „nicht normal" gilt, die von Pflegekräften vorgenommen wird.

In diesem Bereich wurde in der Unterkategorie „Reifungsbedingte Veränderungen" sehr viel erreicht. Die Belastungen von Jugendlichen, um in der Schule mit der Menstruation zurecht zu kommen, die eine Mischung aus Scham und Stolz auslösenden Botschaften, die man in dieser Zeit erhält, und die ungenügende Vorbereitung der Jugendlichen gaben den Anstoß für einige Publikationen. Dazu zählte auch ein Handbuch für Mädchen zwischen 12 und 15 Jahren, das die Not lindern sollte, die Mädchen in dieser Zeit empfinden. Wir hofften, daß sie besser zurecht kommen würden, wenn wir ihr Wohlbefinden während dieser durch die erste Menstruation ausgelösten Veränderungen steigern könnten. Die Konstruktion einer Lickert-Skala befindet sich in Arbeit sowie eine Erhebung der normativen Einstellungen, so daß die Beziehungen zwischen Wohlbefinden und Bewältigungsverhalten (coping) noch genauer verstanden wird. Durch die Verwendung anthropologischer Techniken, der Beobachtung und der Befragung von Müttern konnten Strukturen unterschiedlicher Arten des Fütterns herausgearbeitet werden. Wie man Stillen mit der Berufstätigkeit vereinbart ebenso wie das Verständnis des kulturellen Drucks auf die Entwöhnung wird sicher einen erheblichen Einfluß auf die Dauer des Stillens und die Verbesserung des Gesundheitszustands von Säuglingen haben.

Die Autorin hat bislang noch keine Forschungen über die Bewahrung der Gesundheit bei chronisch Kranken oder behinderten Patienten durchgeführt. Es sei darauf hingewiesen, daß auch diese beiden Gruppen zur Kategorie „Gesundheit" gehören. Wir sind überzeugt, daß Patienten einen optimalen Gesundheitszustand innerhalb ihrer Krankheit oder Behinderung erreichen können, auch wenn ihr Zustand chronisch ist wie bei Diabetes oder Asthma, oder wenn sie behindert sind. In diesem Forschungsprogramm wird also „Gesundheit" nicht als „Abwesenheit von Krankheit oder Behinderung" verstanden, sondern als ein relativer Zustand.

Evaluierung des Forschungsprogramms

Viele der bislang durchgeführten Untersuchungen haben die subjektive Bedeutung oder die Erfahrung des Individuums untersucht; deshalb wurden überwiegend qualitative Methoden verwendet. Weil das Verständnis eines Phänomens von intensiven Interviews, dem Zuhören und der Analyse der Transskripte oder von teilnehmender Beobachtung abgeleitet wird, handelt es sich bei allen aufgelisteten Projekten um solche, bei denen die Antragstellerin als Projektleiterin, Co-Projektleiterin oder Supervisorin fungiert hat und deshalb Zugang zu den Rohdaten hat. Da die induktive Ableitung einer Pflegetheorie das übergeordnete Ziel dieses Forschungsprogramms ist, ist es entscheidend, daß die Verfahrensweise bei dieser ersten Phase außerordentlich breit, erklärend und beschreibend ist. Derzeit wird eine „Metaanalyse" einer Vielfalt von qualitativen Studien in den unterschiedlichsten Umfeldern durchgeführt, in denen verschiedene Probleme der Pflege wie der Patienten angegangen werden; dabei haben sich einige gemeinsame Merkmale ergeben, die mit der Erfahrung von Krankheit verknüpft sind. Diese Arbeit wird erleichtert durch eine noch detailliertere Ableitung von „Wohlbefinden", indem dieses Wissen mit der Erfahrung von Patienten und Fürsorge Leistenden in Beziehung gesetzt, dieses Wissen quantitativ getestet und das Ergebnis in der Praxis angewendet wird. Die Umsetzung dieser Strategien wird zu einem Fortschritt in der Pflegepraxis führen.

Im Augenblick gibt es noch größere Lücken und Unebenheiten im vorliegenden Forschungsprogramm. Es wäre erforderlich, das Konstrukt des Wohlbefindens noch genauer zu erklären. Die vorgeschlagene phänomenologische Untersuchung (Stufe I s. nächste S.), die die Bedeutung von Wohlbefinden bei Patienten mit den unterschiedlichsten Krankheiten analysiert, müßte abgeschlossen sein, bevor die Analyse der menschlichen Reaktionen fortgesetzt werden kann. Da die Komponenten des Wohlbefindens bisher nur bei gesunden Personen untersucht worden sind, muß weiterhin dieser Ansatz mit einer Gruppe von Krankenhaus-Patienten wiederholt werden (Stufe II). Eine dritte Arbeit wird den Vorgang der Erzeugung von Wohlbefinden unter Einsatz der Grounded Theory angehen. Schließlich konnten wir die Finanzierung für ein Projekt mit dem Titel: „Geschenke geben in der Beziehung zwischen Pflegekraft und Patienten: Reziprozität in der Pflege?" durch eine andere Quelle sicherstellen. Der theoretische Kontext dieser Studie läßt vermuten, daß man von den Pflegekräften erwartet, daß diese sich um die Patienten kümmern, da sie für das Krankenhaus arbeiten (und von ihm bezahlt werden). Engt man nun die Fähigkeit der Patienten ein, sich für diese Pflege zu bedanken, dann kann das die Abhängigkeit der Patienten von der Krankenschwester erhöhen und die Wahrscheinlichkeit des burn-out-Syndroms verstärken. Es ist deshalb wichtig, den Kontext der Beziehungen zwischen Krankenschwester und Patienten zu verstehen, denn dieser Aspekt ist tatsächlich noch überhaupt nicht erforscht. Die Kombination dieser drei Studien würde deshalb das Konstrukt des Wohlbefindens verdeutlichen und eine tragfähige theoretische Basis für die Theorieentwicklung liefern.

D. Methoden und Strukturen der Projekte

Untersuchung I. Die Bedeutung von Wohlbefinden

Derzeit wird die Theorie der Fürsorge kontrovers diskutiert einschließlich ihres Anteils als Tätigkeit oder Prozeßkomponente in der Pflege. Einige treten dafür ein, daß die Fürsorge nur eine affektive Reaktion der Pflegekraft sei, während andere Autorinnen sie als Dachbegriff für alle Verhaltensweisen verstehen einschließlich der prozeduralen Tätigkeiten, die am Pflegeprozeß beteiligt sind. Da es aber für Pflegekräfte möglich ist, weiterhin als solche zu fungieren und ihre Arbeit auch ohne die Qualität der Fürsorge zu verrichten (obschon diese Tätigkeiten dann vielleicht nicht mehr als therapeutisch betrachtet werden könnten), ist Fürsorge allein kein zureichendes Konzept, um pflegerische Verhaltensweisen zu beschreiben. In diesem Vorschlag wird als Definition zunächst die Formulierung verwendet: das, was als Affekt oder emotionale Reaktion der Pflegekraft diese zum Handeln veranlaßt; oder auch der Motivator für die pflegerische Tätigkeit und die humanistische Komponente der Pflege. Die Fürsorge bleibt dem Pflegeprozeß jederzeit immanent, aber die Überschrift für die gesamte Tätigkeit, also für Fürsorge plus Pflegeprozeß, ist die Herstellung von Wohlbefinden.

In Anbetracht der Wichtigkeit des Bedürfnisses der Pflegekraft, Wohlbefinden bei den Patienten zu erzeugen, hat das „National Center for Nursing Research" im März 1988 ein Konferenz gesponsort mit dem Titel: „Schlüsselaspekte des Wohlbefindens: Management von Schmerz, Erschöpfung und Übelkeit". Die Mehrzahl der Vorträge bezogen sich auf die Messung, die Einschätzung oder die pflegerische Intervention bei Schmerz, Erschöpfung und Übelkeit. Einige Rednerinnen beschrieben die Anstrengungen der Patienten, selbst ihr Wohlbefinden wiederherzustellen (z. B. die Verhaltensweisen von „burn-out-Patienten", ihre Schmerzen zu beheben (Vanden Bosch), und obschon eine Wissenschaftlerin die Rolle der Pflegekraft bei der Herstellung von Wohlbefinden beschrieb („Einem Kind mit Schmerzen zu größeren Wohlbefinden zu verhelfen" (Hester)), hatten nur zwei Forscherinnen Wohlbefinden unter einer weiteren Perspektive analysiert („Wirkung der häuslichen Pflege auf die Symptome und den funktionellen Status von Patienten" (McCorkle, Benoiel, Donaldson und Goodell) und „Die Wahrnehmung von Wohlbefinden bei hospitalisierten älteren Menschen, die an einer chronischen Krankheit leiden" (Hamilton)).

Diese Konferenz war ein Meilenstein für die Pflege. Während ihrer Präsentation machte Hamilton bei ihrer Thematisierung des Wohlbefindens wichtige Empfehlungen für die Praxis in Bezug auf die Krankheitsprozesse, das Selbstwertgefühl, den

Stellenwert, das Verhalten des Pflegepersonals, den üblichen Ablauf im Krankenhaus und den Mangel an Privatsphäre, aber sie unternahm nicht den Versuch, eine Definition von Wohlbefinden zu entwickeln, wie dies andere getan haben. Deshalb wären diese und ähnliche Studien in angewandter Wissenschaft verfrüht, wenn wir unsicher wären, was Wohlbefinden ist und was das Ziel „Wohlbefinden" bei den pflegerischen Interventionen sein sollte.

Derzeit ist Wohlbefinden ein Teil der Modelle der Pflege vieler Pflegetheoretikerinnen. So ist z. B. Wohlbefinden die erste wichtige Kategorie der pflegerischen Konstrukte bei Leininger, was aber wiederum nicht definiert ist. Watson u. a. verknüpfen Wohlbefinden mit „Sicherheit"; Ray faßt Wohlbefinden als physisches Merkmal auf und setzt Fürsorge wegen der Befreiung von Schmerzen mit Wohlbefinden gleich. In der Mayer'schen Auflistung von der Wahrnehmung von Verhaltensweisen der Pflegekräfte bei Krebspatienten erscheint die Äußerung: „dafür sorgen, daß es mir relativ gut geht", und bei einer Umfrage in den USA über die Curricula in den Anfangssemestern bemerkten Sevin und Harter bezüglich der Fürsorge (caring), daß die Herstellung von Wohlbefinden in 81,8 % der Programme enthalten war, was nur noch durch „Unterstützung" (86,7 %), Streßabbau (87,5 %), Vertrauen (89,4 %) und Bewältigung (coping) (93,2 %) übertroffen wurde. Angesichts der allgemein anerkannten Bedeutung von Wohlbefinden ist deshalb das Fehlen einer Definition und das Fehlen von Forschung auf diesem Feld ein ernst zu nehmendes Manko.

Unsere Untersuchung wird die menschliche Erfahrung mit Wohlbefinden herausarbeiten, die Erfahrung, daß jemand dafür sorgt, daß man sich wohl fühlt und einen dabei unterstützt. Was ist Wohlbefinden und seine Erzeugung? Und was bedeutet es, es zu sein oder sich so zu fühlen? Wie weiß man, daß man sich gut fühlt? Wie lange dauert dieser Zustand an, bevor sich Unbehagen einstellt? Mit welchen Maßnahmen stellt man Wohlbefinden her? Kann man es selbst erzeugen? Handelt es sich um einen physiologischen Zustand oder um einen des Bewußtseins oder um beides?

Methode
Die Phänomenologie ist die Methode der Wahl, wenn man die Bedeutung des Phänomens zu verstehen versucht, ihm einen Bedeutung geben will und seinen Sinn aufdecken möchte; Phänomenologie ist von Husserl als die Untersuchung des Sinns der menschlichen Erfahrung beschrieben worden. Ray faßt die wichtigsten Eigenschaften der phänomenologischen Methode wie folgt zusammen: (1) Fokussierung auf die Natur der gelebten Erfahrung; (2) sich zunächst frei zu machen von den wissenschaftlichen Annahmen über ein Phänomen; (3) intensive Gespräche mit bestimmten Personen über die Bedeutung ihrer Erfahrungen führen; (4) aus den Dialogen thematische Schwerpunkte ableiten; und (5) über die Bedeutung der gesamten Erfahrung intensiv reflektieren.

Auswahl der Informanten
Eine sinnvolle Auswahl von etwa 10 stationären Patienten als Teilnehmer der Studie würde sich an folgenden Merkmalen orientieren: (1) der Fähigkeit zur Teilnahme (d. h. ihrem Wunsch und ihrer Bereitschaft, Zeit für Interviews aufzuwenden, die Fähig-

keit, sich darstellen zu können und die Bereitschaft, ihre Erfahrungen mit der Forscherin teilen zu wollen); und (2) ihre Erfahrungen mit Wohlbefinden und Unwohlsein in Relation zu Krankheit bzw. einer gesundheitlichen Beeinträchtigung. Die Wissenschaftlerin wird z. B. versuchen, zur Teilnahme einen geriatrischen Schlaganfallpatienten zu gewinnen, einen Patienten mit einem Myokardinfarkt, einen Orthopädie-Patienten im Streckverband, jemanden mit einer unheilbaren Krankheit, einen chirurgischen Patienten nach einer schweren Brust- oder Bauch-Operation, einen mit schweren Verbrennungen, einen mit chronischen Atemwegsproblemen und einen Patienten mit einem Trümmerbruch. Ziel dabei ist, Informanten zu finden, die unterschiedliche Erfahrungen mit körperlichem Wohlbefinden und Unwohlsein haben, um so eine umfassende Beschreibung von Wohlbefinden zu erhalten. Obschon man davon ausgehen kann (in Anlehnung an eine Untersuchung von Bergum), daß 10 Teilnehmer angemessen sein dürften, um umfassende Beschreibungen zu erhalten, könnten möglicherweise so lange weitere Informanten gesucht werden, bis die Projektleiterin den Eindruck hat, daß die Daten ausreichend sind.

Datenerhebung

Am Anfang jedes Interviews wird die Studie den GesprächspartnerInnen erklärt und eine Einverständniserklärung erbeten (Anhang A, Einverständniserklärung). Die Teilnehmer werden darüber informiert, daß sie zur Teilnahme nicht verpflichtet sind, daß sie zu jeder Zeit das Interview abbrechen oder sich weigern können, eine Frage zu beantworten, und daß die Ablehnung, sich an der Studie zu beteiligen, keine Konsequenzen für ihre Pflege haben wird. Den Teilnehmern wird Anonymität zugesichert und ihre Namen werden in Zusammenhang mit einer Veröffentlichung der Ergebnisse nicht genannt, obschon einige der von ihnen stammenden Informationen publiziert werden.

Danach werden die demografischen Daten jedes Patienten erfragt, also Angaben zu Alter, Geschlecht, Schulabschluß, Zivilstand, Zahl der Kinder und Berufstätigkeit. Aus dem Krankenblatt wird die Krankengeschichte und deren Vorgeschichte entnommen und aus dem Pflegeplan eine Liste der angeordneten Pflegemaßnahmen. Diese Daten werden dazu benutzt, um die Stichprobe zu beschreiben und um sicherzustellen, daß die Informanten über Erfahrungen verfügen, die das Datenmaterial bereichern werden.

Eine Vielzahl von Tonband-Interviews und interaktiven Interviews mit „offenen" Fragen wird mit jedem Befragten durchgeführt. Wenn immer möglich werden diese Gespräche in einem ruhigen Raum der Abteilung durchgeführt, so daß die GesprächspartnerInnen die Gewähr haben, daß sie nicht unterbrochen werden und die Privatsphäre beachtet wird. Zu Beginn des Interviews werden wir allgemeine Fragen stellen, um so zu Äußerungen in erzählender Form zu ermutigen. Eine Eröffnungsfrage könnte etwa sein: „Erzählen Sie mir doch bitte die Geschichte Ihrer Krankheit von Anfang an." Diese Strategie, zu einer in die Tiefe gehenden Beschreibung der Krankheitserfahrung als einer Ganzheit zu ermuntern, hält die Wissenschaftlerin davon zurück, verfrüht die Definition von Wohlbefinden durch den Informanten zu verengen. Mit Hilfe von vorsichtigen Nachfragen soll die Beschreibung der Erfahrung vervollständigt und das Interview fokussiert werden.

Eine Beispiel für diese Interview-Technik wäre (die Angaben sind fiktiv, die Situation wurde von Lear adaptiert):

Informantin: Ich verließt die Station. Eine Frau begegnete mir und umarmte mich. Sie fühlte sich knuddelig und warm an. Sie führte mich zum Warteraum zurück, hielt meine Hand in der ihrigen und redete in einem fort besänftigend auf mich ein. Sie sagte, daß sie Bonnie hieße. Sie war die Stationsschwester. Sie meinte, daß sein Fall nicht hoffnungslos sei. Es sei zwar sicher ziemlich ernst, aber nicht hoffnungslos. Sie hätten dies und jenes unternommen, und verschiedenes sei passiert, aber er hätte noch nicht reagiert. Aber sie würden weiter alles versuchen, und ich sollte im Warteraum warten und die Hoffnung nicht verlieren, und sie würde zurückkommen und mir sagen, was es zu sagen gäbe, egal, was es sei, sobald das möglich sei. Auf diese Weise veranlaßte sie mich, mich wieder hinzusetzen; sie tätschelte mich und beugte sich über mich wie eine Henne über ihr Küken. Ich wünschte mir, in ihr zu versinken und zu schlafen.

Forscherin: (stellt eine Nachfrage) Und Sie fühlten sich ...?

Befragte: ERSCHÖPFT! Ich war so erschöpft, daß ich mich nicht konzentrieren, nicht denken konnte, nichts mehr fühlte. In meinem Kopf brummte es – ich verstand nichts mehr, konnte nicht glauben, was da passierte, daß es tatsächlich passierte. Aber ich glaubte Bonnie, ich wußte, daß sie mich auf dem laufenden halten würde, daß sie mich mit Sicherheit von jeder Veränderung informieren würde, daß alles so geschehen würde, wie sie es sagte, daß sie mich heil da durchbringen würde; ich brauchte nur zu tun, was sie sagte. Also wartete ich, versuchte, mir darauf einen Reim zu machen, das Ganze zu akzeptieren.

Man kann davon ausgehen, daß die erste Beschreibung der Krankheitserfahrung etwa eine bis zwei Stunden in Anspruch nimmt. Danach beginnt die Wissenschaftlerin mit der Analyse und kehrt immer dann zu einer Befragung der Informanten zurück, wenn sich dabei spezielle Themen aufdrängen.

Es kann durchaus sein, daß ein Teil der Informationen dadurch gewonnen wird, daß das Gegenteil von Wohlbefinden (z. B. Unbehagen) untersucht wird. Ist z. B. ein Informant auf Warten fokussiert (auf die Bettpfanne warten, auf das Abendessen, auf den Arzt, auf Besucher, ein Schmerzmittel, die ganze Nacht auf den Morgen warten etc.), dann wird sich die Forscherin an andere Informanten hinsichtlich dieses Stichworts wenden und entweder Übereinstimmung bei diesem Thema oder das Gegenteil feststellen. „Wohlbefinden" würde dann bei diesem Thema dem Sachverhalt „mit dem Warten fertig werden" entsprechen. Neue Einsichten würden also dadurch gewonnen, was Wohlbefinden nicht ist.

Datenanalyse

Die Analyse eines Befragten

In der Phänomenologie besteht der erste Schritt der Datenanalyse in einem Eintauchen in die Informationen als ein Ganzes. Dies erreicht man durch Abhören der Tonbänder sowie durch wiederholtes Lesen der Transskripte. Die Wissenschaftlerin reflektiert sodann über diese Daten als einer Einheit. Die Bedeutung jedes Satzes wird im Licht des gesamten Transskriptes untersucht und Äußerungen, die besonders aufschlußreich erscheinen, werden kenntlich gemacht (van Manen). Auf diese Weise wird eine disziplinierte und systematische Suche nach beschreibenden Ausdrücken durchgeführt, die als „Kern der Erfahrung" definiert werden. Diese Erfahrungen, Themen oder Konstanten werden kontinuierlich umformuliert, ihre Bedeutung bestätigt und dann in einigen Sätzen beschrieben. (Es sei darauf hingewiesen, daß dieser interpretative Prozeß sich von der Inhaltsanalyse in der Ethnographie oder der Grounded Theory unterscheidet, wo wichtige ähnliche Partien aus dem Text herausgelöst und in einer besonderen Akte gesammelt werden.) So könnte z. B. das vom Pflegepersonal angebotene beruhigende Verhalten als „verschobene Verantwortlichkeit" interpretiert werden. In obigem Beispiel (von Lear adaptiert) informierte die Krankenschwester zwar ehrlich über den Zustand des Patienten – ihr Verhalten durch körperliche Nähe und Berührung bekräftigend – obschon sie Hoffnung bekundete, daß nicht alles verloren sei, und ermöglichte so weiter Kommunikation, indem sie die Verwandte informierte, isolierte sie nicht und legte ihr angemessenes Verhalten nahe („Warten Sie hier!"), als die Informantin unfähig zu eigenen Entschlüssen war. Das Ergebnis war ein Gefühl der Erleichterung, Erschöpfung und der Wunsch nach Schlaf. Man beachte, daß ein maßgeblicher Aspekt der phänomenologischen Forschung die Bewahrung der Erfahrung als Ganzes ist. Die auf Wohlbefinden zielenden Strategien werden nicht isoliert, sondern bleiben in den Kontext eingebettet. Die Forscherin interpretiert und bestätigt die Erfahrungen jedes Befragten, bevor sie Übereinstimmungen bei einzelnen Gesprächspartnern sucht.

Vergleich zwischen Interviews

In der nächsten Phase der Analyse sucht die Wissenschaftlerin nach Übereinstimmungen zwischen Teilnehmern, indem sie Äußerungen sammelt, die konzeptuell ähnlich sind, und diese teilnehmerübergreifenden Themen sind es, die das Wesen eines Phänomens oder das Meta-Thema ausmachen. Auch wenn einige Themen allen Befragten gemeinsam sind, werden andere es nicht sein (d. h. sie werden einzigartig sein). Diese einzigartigen Themen machen die Spannweite der Erfahrungen aus und bereichern das Datenmaterial, in dem sich die unterschiedlichen Erfahrungen von Krankheit oder Gebrechlichkeit manifestieren. Aus diesem Grund wählt man eine heterogene Stichprobe von Patienten mit verschiedenen Pflegebedürfnissen aus.

Korrelation der Themen

In der dritten Phase der Datenanalyse werden Beziehungen zwischen den Meta-Themen und Beschreibungen gesucht, indem Zitate aus Interviews den Lesern als anschauliche Illustrationen ein realistisches und genaues Bild der Phänomene liefern. Der Vorgang des Schreibens und dessen Überarbeitung vertieft die Einsichten und die Gedanken der Autorin/Leserin und erleichtert dadurch das Verständnis. Um die Validität abzusichern, wird die Interpretation den Teilnehmern zur Verifizierung vorgestellt und alle Bereiche der Nicht-Übereinstimmung, einer unzureichenden Beschreibung oder Lücken werden angesprochen und korrigiert.

Ray faßt diesen Prozeß der phänomenologischen Reduktion als einen reflektiven, analytischen Vorgang der Identifikation (d. h. der Aufdeckung der konstitutiven Faktoren der Erfahrung), der Intentionalität (d. h. des fundamentalen Charakters einer „Eigentümlichkeit der Aktivitäten", die auf Objekte gerichtet sind), der Wirklichkeitsverpflichtung (d. h. von Erfahrungen ableiten, also vorgefaßte Meinungen und apriorische Kenntnisse beiseite lassen) und der Intuition (d. h. der Einsicht in Wesentliches) zusammen. Dieser Prozeß der strukturierten Reflektion ereignet sich zwischen der Pflegekraft (ego) und der „konkreten Erforschung des Universums der Pflege".

Tesch unterstreicht, daß der Prozeß der phänomenologischen Forschung der einer Fragestellung ist, der eine tiefgehende „Reflexion, Bereitschaft, Offenheit und Versenkung" auf der Seite des Wissenschaftlers erfordert. Eine Thema ist nur dann valide und vollständig, wenn sich ein tiefes Gefühl der Befriedigung einstellt, daß die Ergebnisse richtig und die Ideen fundiert sind. Ray notiert, daß Validität „im Licht der Vorstellungen des Klienten von seiner Welt formuliert" wird und daß diese Vorstellungen dann valide sind, wenn „sie als wahr anerkannt werden von denen, die sie erlebt haben". Aufgrund der reflexiven Eigenart der phänomenologischen Vorgänge kann deshalb eine phänomenologische Erforschung nicht „erzwungen" werden. Obschon mit dieser Untersuchung als erster begonnen werden wird, um für diesen Prozeß der Reflexion und Interpretation hinreichend Zeit zu haben, wird sie sich über die gesamte Zeitdauer des Projekts von drei Jahren erstrecken.

Phase II: Die Elemente des Wohlbefindens

Dieser Teil wird eine Wiederholung und Erweiterung einer Studie darstellen, die 1983 bei vier gesunden Frauen zwischen 23 und 29 Jahren die Komponenten des Wohlbefindens untersuchte. Als Pilot-Studie erforschte sie die Parameter und Dimensionen des Begriffs Wohlbefinden und diente der Entscheidung, die Ethnowissenschaft als eine linguistische Technik einzusetzen, um nonverbales Verhalten wie Wohlbefinden zu analysieren.

In dieser Pilot-Studie ließ sich zeigen, daß es auf dem Feld des Wohlbefindens zwei wichtige Faktoren gibt, nämlich Berühren und Sprechen sowie mit Zuhören einen untergeordneten Faktor. Jeder dieser Faktoren wird in einer bestimmten Situation eingesetzt. Die Berührung wurde allein dann eingesetzt, wenn sich die Person ungeliebt oder ängstlich fühlte; Berührung und in geringerem Umfang Sprechen wurden benutzt, wenn die Person krank war oder Schmerzen hatte; Reden wurde mit einigen Berührungen kombiniert, wenn sich die Person unsicher fühlte, sich ängstigte oder depressiv war; Sprechen allein wurde eingesetzt, wenn die Person sich einsam fühlte, sich langweilte, sich zurückgesetzt fühlte oder sie wenig Vertrauen hatte, und Zuhören wurde benutzt, wenn jemand frustriert oder verärgert war. Jede dieser Techniken, zu Wohlbefinden zu verhelfen, wurde entsprechend der Belastung durch die Situation eingesetzt, der Beziehung zwischen dem Trostspender und der Person mit dem Bedürfnis nach Wohlbefinden. Es wurde z. B. als angemessen erachtet, wenn eine Frau ihrem Mann die Situation durch Berührungen erleichterte (zumal in privaten Situationen); bei einem Fremden galt das gleiche Verhalten allerdings als unangemessen außer in extrem frustrierenden Situationen wie etwa bei einem Autounfall. In jedem Fall begegnete man Kindern ungezwungener. In dieser Untersuchung wurde auch einige Informationen über Strategien gesammelt, sich selbst zu Wohlbefinden zu verhelfen, vor allem durch Gebete und sich im Selbstgespräch Sicherheit zu geben oder sich abzulenken. Das Ergebnis der Bemühungen um Wohlbefinden wurde als ein Wechsel der Stimmungslage beschrieben, als ein „warmes Gefühl der Erleichterung", als „sich zuversichtlich fühlen", als „in Übereinstimmung mit sich selbst sein" und als eins der „Leichtigkeit".

Diese Pilot-Studie ließ erkennen, daß – obwohl die Erzeugung von Wohlbefinden ein nonverbales Verhalten ist – es dennoch Ausdrucksformen für Tätigkeiten gibt, für die die englische Sprache keine Bezeichnungen besitzt (z. B. für Arten der Herstellung von Wohlbefinden wie z. B. durch „Berührungen mit ein wenig Sprechen"), und daß sinnvolle Informationen durch die Verwendung der Ethnowissenschaft erlangt werden können. Die wichtigste Begrenzung dieser Studie war allerdings, daß sie mit gesunden jungen Frauen durchgeführt wurde und daß sich die Daten auf den normalen, gesunden Alltag bezogen. Nehmen Patienten, die krank sind oder ein chronisches Leiden oder ständig Schmerzen haben, Wohlbefinden in der gleichen Weise wahr? Hat der ältere Patient oder der männliche Patient eine andere Vorstellung von Wohlbefinden? Es ist offenkundig, daß weitere Forschungen durchgeführt werden müssen, um alle Komponenten des Wohlbefindens zu erkunden, bevor weitere Arbeiten durchgeführt werden können.

Methode
Die Ethnowissenschaft ist die Methode der Wahl, wenn es darum geht, die Merkmale eines Bereichs aufzudecken. Die Ethnowissenschaft ist eine linguistische Technik, aus den Interview-Daten die bestimmenden Merkmale und die Arten von „Dingen" („things") herauszuarbeiten, indem Eigenschaften unterschieden und kontrastiert werden, „die real sind, signifikant, bedeutsam, präzise oder auf eine andere Art von den Handelnden selbst als angemessen empfunden werden". Die Grundannahme dieser Methode ist, daß die Informanten „ihrer Welt einen Sinn geben", indem sie formale Verhaltensmuster und Modelle verwenden, die konsistent sind und der ganzen Kultur gemeinsam. Diese Muster könnten durch unstrukturierte, interaktive Interviews aufgedeckt werden und durch analytische, linguistische Techniken wie Vergleichsfragen oder das Sortieren von Karten mit verschiedenen Begriffen.

Bestimmung der Stichprobe

Eine zielgerichtete oder theoretische Auswahl von 10 jungen Patienten aus den medizinischen Fachgebieten der Inneren und der Chirurgie sowie 10 Patienten aus der Langzeitpflege und 10 geriatrische Patienten (also etwa 40 insgesamt) werden als erste Informanten fungieren. Diese Teilnehmer werden von der Projektleiterin entsprechend ihrer Fähigkeit ausgewählt werden, sich zu artikulieren und ihrer Bereitschaft, an der Studie mitzuwirken. Die Interviews werden da durchgeführt, wo der Patient es möchte, entweder in seinem Zimmer oder in einem ruhigen Raum der Station. Entsprechend der Methode der zielgerichteten Auswahl werden zusätzlich weitere Informanten dann einbezogen, wenn sich im Verlauf der Datenanalyse ein weiteres theoretisch fundiertes Bedürfnis ergibt. Dabei werden die Fundiertheit der Kenntnisse und die Erfahrungen der Informanten im Vordergrund stehen und nicht die Eruierung oberflächlicher Informationen durch eine große Zahl von Personen.

Entsprechend der üblichen Verfahrensweise wird es zu Beginn eines jeden Interviews eine Erläuterung der Studie geben und das Einverständnis der Beteiligten für die Mitarbeit an der Untersuchung wird eingeholt (Anhang A). Die potentiellen Teilnehmer werden informiert, daß sie zu einer Mitarbeit nicht verpflichtet sind, daß sie das Interview jederzeit abbrechen oder sich weigern können, eine Frage zu beantworten, und daß ihre Teilnahme keine Auswirkungen auf die Pflege hat, die sie erhalten. Ihnen wird Anonymität zugesichert und ihr Name wird in der Publikation nicht genannt werden, obschon in ihr einiges von dem enthalten sein wird, das sie mitgeteilt haben.

Um die Stichprobe zu beschreiben, werden demografische Daten von jedem Befragten eruiert (Anhang C). Dazu gehören das Alter des Patienten, Geschlecht, Art der Schulbildung, Zivilstand, Zahl der Kinder und der ausgeübte Beruf. Aus der Krankenakte wird die medizinische Vorgeschichte übernommen und aus dem Pflegeplan eine Zusammenstellung der pflegerischen Interventionen, die auf die Steigerung des Wohlbefindens zielen.

Verfahrensweise

Die Methode der Ethnowissenschaft beinhaltet zahlreiche Interviews mit jedem Informanten. Die Datenanalyse geschieht zeitgleich mit der Datenerhebung. Infolge des Prozeßcharakters der Datenanalyse und Datenerhebung werden diese Vorgänge gemeinsam als eine permanenter und interaktiver Prozeß beschrieben.

Während des ersten Interviews wird der Bereich (oder die Grenzen der Kategorie) umschrieben, indem die Gesprächspartnerin z. B. gefragt wird: „Wie erkennen Sie, wenn es Ihnen gut geht?", „Wann ging es Ihnen zuletzt schlecht?", „Ist für Sie Unbehagen etwas anderes als sich unwohl fühlen?" und „Was führt dazu, daß sich bei Ihnen Wohlbefinden einstellt?"

Bei der Verwendung dieser Methode ist das Interview und die verwendeten Beispiele nicht für alle Befragte die gleichen, weil die Forscherin zusammen mit dem Informanten die Bereich kennen lernt und untersucht. Es ist eher so, daß sie die Informationen vom ersten Befragten analysiert und weiterkommt, indem sie diese Beschreibungen beim nächsten Befragten einsetzt und sich gelegentlich weitere Bestätigungen geben läßt oder weitere Erkundungen durchführt in Bereichen, die ihr „dünn" belegt erscheinen. Dabei geht man davon aus, daß die Informationen einer Kultur gemeinsam sind (wenn auch nicht notwendigerweise vorher ausdrücklich benannt), so daß man die Informationen von jedem Informanten erhalten kann. So beginnt also die Wissenschaftlerin bereits während des Interviews mit der Datenanalyse. Bei einer neuen Information ordnet sie diese in den Kontext des bereits Erfahrenen ein, untersucht es und entwickelt daraus weitere Fragen. Werden zwei oder mehr Felder erforscht, dann werden Fragen zeitweilig zurückgehalten. Eine geschulte Interviewerin kann einem Gedankengang folgen und einen zweiten Gedankengang wieder aufnehmen, wenn die Behandlung des ersten abgeschlossen ist. Diese Form der Untersuchung erfordert deshalb äußerste Konzentration und ist für die Interviewerin wie für den Befragten sehr anstrengend. Es sollten deshalb nicht mehr als zwei Interviews pro Tag durchgeführt werden. Ermüdung reduziert die Qualität der Gespräche und die dadurch erhaltenen Daten deutlich.

Wird ein Gruppenmitglied mit einer validen Information konfrontiert, dann wird diese als solche sofort anerkannt; sie kann bestätigt und erweitert werden, indem sie aus anderer Perspektive dargestellt wird oder andere Fälle angesprochen werden entsprechend den jeweiligen Erfahrungen der GesprächspartnerInnen.

Die Interviews werden auf Tonband aufgenommen, die Projektleiterin wird beim Abhören der Bänder verfügbar sein und die Forschungsassistentinnen beraten. Mit denselben werden regelmäßig Meetings veranstaltet, um die präzise Beachtung der Interviewtechniken sicherzustellen. Die Interviews werden sofort abgeschrieben und die Daten in einen PC eingegeben.

Sortierung von Vorlagekarten
Bei der ersten formalen Datenanalyse werden die in den Daten vorkommenden beschreibenden Sachverhalte kenntlich gemacht und die Forscherin listet diese Worte auf. Auf einer Liste stehen dann möglicherweise Beschreibungen von Typen von Patienten, auf einer anderen die Arten pflegerischer Interventionen usw. Ist der erste Interview-Durchgang mit den Befragten abgeschlossen, dann werden diese Listen auf Karten (dreifach) übertragen und während des zweiten Interview-Durchgangs sortiert. Dies ist der erste Schritt auf dem Weg zu einem Kategoriensystem.

Am Beginn der zweiten Interviews mit den Befragten kann die Interviewerin wiederum mit „offenen" Fragen starten, um weitere Informationen zu dem zu erhalten, was schon im ersten Interview thematisiert worden war. Dann wird dem Informanten ein Stapel dieser vorbereiteten Karten gegeben mit der Bitte, diese auf so viele Stapel aufzuteilen, wie er es für sinnvoll hält. Dabei läuft das Tonbandgerät weiter und der Befragte wird aufgefordert, beim Sortiervorgang laut zu denken. Wenn der Vorgang abgeschlossen ist, wird der Gesprächspartner gefragt: „Warum haben Sie gerade diese Karten zusammengelegt?", „Was haben diese Karten gemeinsam?", „Worin besteht der Unterschied zwischen diesem Häufchen und jenem?" und „Bitte geben Sie jedem Stapel einen Namen." Mit einem Gummiband werden die Karten umwickelt, so daß die Sortierung für eine spätere Dokumentation erhalten bleibt.

Während der zweiten Interview-Runde werden die Informanten gebeten, die Karten triadisch zu sortieren, also auf drei Stöße zu verteilen. Auch dieser Vorgang wird mit Tonband protokolliert, so daß man Auskunft erhält über die Übereinstimmungen und Unterschiede zwischen den Häufchen; die Stapel werden mit einem Kategoriennamen versehen und für die spätere Analyse fixiert. Zum Schluß wird eine dyadische Sortierung vorgenommen, die Karten also auf zwei Stapel aufgeteilt und der Interviewvorgang wiederholt.

Ausformung einer Taxonomie

Anhand der Kartensortierung kann man spezifische Einheiten (z. B. ähnliche Dinge oder Kategorien) und Untereinheiten erkennen, aus denen die Ebenen der Taxonomie gebildet werden. So sollte die Wissenschaftlerin im Bereich der „Arten von Wohlbefinden" verschiedene Hauptgruppen und Untergruppen unterscheiden können, die zu jedem Typus passen. Anhand der Tonbänder wird man die Merkmale jedes Typs ausfindig machen und die Bedingungen (für wen, wo und warum) für jede Pflegeintervention, die realisiert wird.

Zweck der dritten Interview-Runde ist, weitere Informationen über alle Forschungsfelder zu erhalten, die Lücken aufweisen oder nicht ausreichend dokumentiert sind sowie das Kategoriensystem den Informanten zwecks Verifikation zu präsentieren. Auch dieses Interview wird wieder auf Tonband protokolliert und transskribiert. Der Befragte wird vorsichtig an die Taxinomie herangeführt, die Bereiche der Übereinstimmung festgehalten sowie Vorbehalte und Meinungsverschiedenheiten sorgfältig dokumentiert. Ist letzteres der Fall und der Befragte hat Vorbehalte gegenüber der Taxinomie, dann sollte die Untersuchung in der Weise fortgesetzt werden, daß weitere GesprächspartnerInnen gesucht werden, bis das Modell valide ist.

Inhaltsanalyse

Auch diese wird anhand jedes Interviews nach jedem Gespräch vorgenommen, um den Kontext der Untersuchung vollständig zu erfassen. Die Daten werden von Disketten auf die Festplatte des PCs übernommen, um QUAL* einzusetzen, ein Softwareprogramm, das nach dem Codieren die Inhaltsanalyse erleichtert. Codepunkte erster Ordnung oder Beschreibungen wichtiger Komponenten der Interviews werden am Rand der Seiten notiert. Dann werden die Informationen unter Verwendung der niedrigst möglichen Zahl von Kategorien vercodet und die Abschnitte zur Erläuterung dieser Kategorien herausgezogen. Wenn jede Kategorie mit einer genügenden Zahl von Daten belegt ist, kann die Kategorie noch einmal vercodet werden. Wenn z. B. ein Kategorie wie die „keine dringenden Patientenbedürfnisse" umfangreich geworden ist, kann sie in Unterkategorien unterteilt werden wie z. B.: „Dinge, bei denen Patienten ermutigt werden sollten, sie selbst zu tun" und „Dinge, die die Pflegekräfte für die Patienten tun sollten". Natürlich sind die jetzt vergebenen Namen noch hypothetisch, weil die Datenerhebung an diesem Punkt noch nicht abgeschlossen ist.

* Das Softwareprogramm QUAL ist bei der qualitativen Analyse an die Stelle des Ausschneidens, Aufklebens und Sortierens per Hand getreten. Die derzeit verfügbaren Programme für PCs sind zwar für kleine Stichproben ideal, aber unzureichend bei großen Projekten. Die Kapazität der Dateien ist begrenzt und die üblichen Druckerkapazitäten sind zu langsam, um die Daten bequem darzustellen und Ergebnisse zu berechnen. Wissenschaftler waren kreativ, um neue, wenn auch nicht ganz ideale Wege zu finden, diese Probleme zu überwinden, wie die Datenmenge auf mehrere Dateien aufzuspalten (obschon dies in der Praxis äußerst mühselig ist) oder die Daten für die Analyse zu abstrahieren. Sind mehr Informationen vorhanden als transskribiert oder gemanagt werden können, dann haben Autorinnen sogar eine Zufallsauswahl aus den Interviews vorgenommen, um die zu bestimmen, die in die Analyse aufgenommen werden (Prescott, Dennis und Jacox). QUAL wurde für große EDV-Anlagen entwickelt, um große Datenmengen bearbeiten zu können und so die Begrenzungen eines normalen PCs zu überwinden. Bei der Benutzung von QUAL sind die Daten leicht zu codieren und können nach Interviewnummer, Person, Frage oder Codepunkt(en) aufgerufen werden, und der Forscher hat die Option, die Reihenfolge der Aufrufe zu bestimmen. Bei der Benutzung des Programms werden drei Verzeichnisse angelegt: eins für die Fragen, eins für das Material aus den transskribierten Interviews und eins für die Resultate.

In der letzten Phase der Analyse werden spezifische Äußerungen festgelegt, allgemeine Äußerungen und abstrakte Äußerungen. Bei den spezifischen Äußerungen handelt es sich um Annahmen, die von den zutreffend erscheinenden Informationen abgeleitet sind, sie werden möglicherweise in weiteren Forschungen als Hypothesen einer zusätzlichen Prüfung unterzogen. Nach der zweiten Runde der Interviews wird sich die Forschungsgruppe treffen, um Informationen aus den verschiedensten Bereichen miteinander zu vergleichen, Hypothesen zu entwickeln, Unterschiede zu benennen und Gemeinsamkeiten in Bereichen der Sorge für die Patienten zu definieren. Auch allgemeine Aussagen werden vielleicht in der dritten Phase überprüft oder verifiziert. Sie sind allgemeiner als spezifische Aussagen und könnten ebenfalls in zukünftigen Untersuchungen als Forschungsfragen Verwendung finden. Abstrakte Fragen sind auf dem höchsten Niveau angesiedelt und sollten die erste Stufe der Entwicklung einer Theorie bilden oder einen Beitrag zu einer bestehenden Theorie leisten.

Phase III: Erklärung des Prozesses der Herstellung von Wohlbefinden

Grundlegende Verbesserungen der Pflege in den letzten Jahrzehnten haben die Krankenpflege von einer technisch ausgerichteten, an Verfahrensweisen orientierten handwerklichen Tätigkeit in einen akademischen Beruf verwandelt, der auf therapeutische Interventionen fokussiert ist. Obschon das Ziel die Steigerung des Wohlbefindens der Patienten ist, ist über diesen Prozeß noch wenig bekannt.

Die einzigen Untersuchungen auf diesem Gebiet wurden von Strauss und ihren Kolleginnen durchgeführt, die auf die paradoxe Situation stießen, daß pflegerische Tätigkeiten, die das Wohlbefinden steigerten, zu den alltäglichen Aufgaben zählten und in Konflikt standen mit den medizinischen Interventionen, die Unwohlsein verursachten. Infolge der tatsächlichen Fürsorge und der Behandlungsorientiertheit des Krankenhauses wurden die pflegerischen Tätigkeiten, die das Wohlbefinden steigerten, entwertet und galten bei den Patienten als nicht-technisch, gewöhnlich, freundlich und hilfreich. Auf diese Weise wurden die Tätigkeiten zur Herstellung von Wohlbefinden unsichtbar trotz ihrer therapeutischen Sinnhaftigkeit, und wenn Pflegekräfte überbeansprucht sind, erhalten die technischen bzw. medizinischen Aufgaben eine höhere Priorität als die für das Wohlbefinden erforderlichen.

Strauss und ihre Kolleginnen benannten fünf Arten von pflegerischen Aufgaben in Hinblick auf die Steigerung des Wohlbefindens: (1) Patienten auf unangenehme Dinge vorbereiten, (2) den Grad des Unwohlseins einschätzen, (3) dem Unbehagen vorbeugen, (4) das Unbehagen minimieren, (5) Unbehagen und Unwohlsein verringern. Entsprechende Aufgaben auf der Seite der Patienten umfassen: (1) Unwohlsein anerkennen, (2) es ertragen und (3) Unbehagen und Unwohlsein ausdrücken.

Eine kürzlich durchgeführte Studie von Estabrock untersuchte die Verwendung von Berührungen auf der Intensivstation, wobei die Grounded Theory zum Einsatz kam. Die herausgearbeitete Kernvariable war Signalisieren, d. h. „ein Prozeß, in dem man das Bedürfnis nach, die Angemessenheit von und die erwartete Reaktion auf eine Berührung einschätzt sowie die Beurteilung der mutmaßlichen Wirkungen vornimmt". Negative Reaktionen von seiten des Patienten veranlaßt die Krankenschwester, die Berührung zu beenden, während positive Reaktionen ein Hinweis darauf sind, daß die Berührung einem Bedürfnis entspricht und fortgesetzt werden sollte. Benutzt die Pflegekraft einen der Signalisierung verwandten Prozeß um zu entscheiden, welche Verfahrensweise die beste oder die angenehmste ist? Wie läuft der Prozeß der Erzeugung von Wohlbefinden ab?

Methode
Bei dieser Untersuchung werden wir auf die Methode der Grounded Theory zurückgreifen und interaktive, unstrukturierte Interviews sowie teilnehmende Beobachtungen verwenden. Dies ist die Methode der Wahl, wenn das untersuchte Konstrukt nach allgemeiner Einschätzung ein dynamischer Prozeß ist.

Auswahl der Informanten
Da die Art des Wohlbefindens möglicherweise abhängig ist vom Alter der Patienten und dem Pflegebereich, wird die Auswahl der Teilnehmer zielgerichtet bestimmt. Drei Gruppen von Informanten werden bei dieser Studie zum Einsatz kommen:

- Jeweils etwa fünf Pflegekräfte werden aus fünf Fachbereichen ausgewählt – Pädiatrie, Innere, Chirurgie, Geriatrie und palliative Medizin – (insgesamt etwa 25). Da diese Studie nicht vor Juni 1990 begonnen werden wird, wird

mit den in Frage kommenden Stationen zu einem späteren Zeitpunkt über ein Beteiligung verhandelt.
- Wir möchten auch Patienten heranziehen, die selbst Pflegekräfte sind (etwa 10). Obschon es Berichte über Ärzte gibt, die Ärzte als Patienten medizinisch versorgt haben, gibt es in der Literatur nichts über Pflegekräfte, die KollegInnen versorgt haben. Deshalb wurden für diese Untersuchung mit Absicht Patienten ausgesucht, die Pflegekräfte sind, weil diese aufgrund ihrer beruflichen Kenntnisse wissen, was unter idealen Vorzeichen gemacht werden müßte und welche Art der Pflege sie tatsächlich erhalten haben. Sie sind also in einer idealen Position, sozusagen beide Seiten der Medaille beurteilen zu können und werden so ausgezeichnete Informanten sein.
- Wir wollen auch Verwandte von Patienten heranziehen, die Pflegekräfte sind (etwa 10). Als Verwandte ist die Krankenschwester nicht in einer ähnlich verwundbaren Position wie der Patient und außerdem fungieren Verwandte häufig als Fürsprecher der Patienten. Verwandte haben Zeit für Beobachtungen und sehen den Pflegekräften bei der Pflege vieler Patienten zu, während die Patienten nur an der Pflege interessiert sind, die sie selbst erhalten. Um Patienten und Verwandte zu finden, die von Beruf Pflegekräfte sind, wollen wir einen Aufruf in NUVO, (der Fachzeitschrift Nurses, Voice, eine internationale Monatsschrift, die an das Krankenhauspersonal verteilt wird; diese Anzeige soll das Pflegepersonal auffordern mitzuhelfen, potentielle Teilnehmer für diese Untersuchung zu finden) veröffentlichen. Zusätzlich dazu werden wir Plakate in Wartezimmern und Aufenthaltsräumen für Patienten anbringen lassen.

Bei der Methode der zielgerichteten Auswahl sollen Informanten zusätzlich einbezogen werden, wenn das die theoretischen Erfordernisse der Studie nahe legen, sobald die Datenanalyse dies erkennen läßt. Noch einmal: Wichtig ist hierbei der Umfang des Wissens (also nicht die Häufigkeit der Nennungen) und die Erfahrungsintensität der Informanten.

Verfahrensweise
So wie in den vorangegangen Abschnitten der Studie erfolgt zu Beginn eines Interviews eine Erklärung der Untersuchung, die Einverständniserklärung der Teilnehmer wird eingeholt. Die Teilnehmer werden also darüber ins Bild gesetzt, daß sie nicht zur Teilnahme gezwungen sind, daß sie das Interview an jedem beliebigen Zeitpunkt abbrechen können und die Antwort auf jede beliebige Frage verweigern. Den Teilnehmern wird Anonymität zugesichert und daß ihr Name nicht in der zu erwartenden Publikation genannt wird, auch wenn einige der von ihnen stammenden Informationen veröffentlicht werden.

Als nächstes werden die demografischen Daten jedes Teilnehmers ermittelt. Diese beziehen sich auf Alter, Geschlecht, Art der Schulbildung (einschließlich der Krankenpflegeausbildung), Zivilstand, Zahl der Kinder und ausgeübter Beruf. Für die Teilnehmer, bei denen es sich um Patienten handelt, wird die Krankengeschichte aus der Akte entnommen. Diese Informationen dienen der Charakterisierung der Stichprobe.

Es werden interaktive Interviews mit „offenen" Fragen verwendet, um die Wahrnehmung der Pflege durch Pflegekräfte, Patienten und der Verwandten zu erfassen. Diese Interviews finden in der Freizeit der Pflegekräfte statt, in einem ruhigen Raum der Station oder im Büro der Projektleiterin. Mehrere Interviews, die auf Tonband festgehalten werden, werden mit jedem Informanten durchgeführt und die Datenanalyse verläuft parallel zur Datenerhebung.

Während des ersten Interviews wird das Thema breit angegangen, indem den Befragten Fragen gestellt werden wie: „Schildern Sie mir doch einen typischen Tag". Abhängig von den Informationen, die aus dem ersten Interview gewonnen wurden, wird das Gespräch dann stärker fokussiert. Die Fragen könnten dann lauten: „Sagen Sie mir doch einmal, wie Sie die Lage einer depressiven, älteren Patientin erleichtern würden, die etwas verwirrt ist; was Sie bei einem älteren Mann tun würden, der Schmerzen hat, bei jemandem, der durch das Warten frustriert ist, einer Patientin, die ständig schellt und das ohne Grund; oder wenn Sie einen Jugendlichen bitten müßten, den Fernseher leiser zu stellen; was würden Sie in Hinblick auf die Steigerung des Wohlbefindens tun bei einem depressiven Patienten, der schlechte Nachrichten erhalten hat, und einem Patienten, der es leid ist, immer im Bett liegen zu müssen?"

Patienten, die Krankenschwestern sind, könnte man fragen: „Sagen Sie mir doch einmal, wie es ist, wenn man im Krankenhaus ist: Hatten Sie das so erwartet? Welche pflegerischen Maßnahmen empfinden Sie als hilfreich? Welche weniger? Welche pflegerischen Verfahrensweisen beheben Ihr Unwohlsein? Bleiben wirkungslos? Haben eher negative Auswirkungen?" Verwandte werden über ihre Erfahrungen bei der Beobachtung des Prozesses der Herstellung von Wohlbefinden befragt und nach den Erfahrungen, die ein passiver Beobachter bei der Pflege macht. Um den Vorgang des permanenten Vergleichs zu intensivieren, wird je eine Forschungsassistentin die Interviews in jedem der fünf medizinischen Fachgebiete durchführen.

Beobachtungen von Patienten werden auch zu verschiedenen Zeiten durchgeführt, also zu besonders angespannten Zeiten und zu ruhigen. Darüber hinaus werden zu vorher festgelegten Zeitpunkten Beobachtungen durchgeführt, um die Ergebnisse im Verlauf der Untersuchung zu bestätigen. In diesem Beobachtungszeitraum wird die Forscherin ihren subjektiven Eindruck von den Tätigkeiten notieren, die zu mehr Wohlbefinden führen, und auch die Ausführung der Tätigkeiten wird festgehalten. Die Feldaufzeichnungen und die Beschreibungen der Beobachtungen werden in regelmäßigen Abständen in ein Notebook eingegeben.

Datenanalyse

Wiederum werden die Interviews transskribiert und eine Datenanalyse durchgeführt, indem die Dateien aus dem Notebook in die EDV-Anlage übernommen und einer QUAL-Analyse unterzogen werden. Einzelne Sachverhalte werden mit anderen Sachverhalten verglichen, die Sachverhalte Kategorien zugeordnet und diese mit anderen bzw. Konstrukten in Beziehung gesetzt. Auf diese Weise werden grundlegende Eigenschaften von Kategorien definiert, die Beziehungen zwischen den Kategorien erfaßt sowie die Eigenschaften und Bedingungen – Ursachen, Kontexte und Auswirkungen – anschaulich gemacht. Dann vergleicht die Wissenschaftlerin diese so entstandenen Muster innerhalb einzelner Gruppen, so daß sich Bündelungen ergeben. Vorfälle bzw. Teilnehmer, die nicht in ein solches Schema passen, werden als „negative Fälle" rubriziert und zielorientiert aussortiert; diese Fälle werden noch einmal unter die Lupe genommen, um die Variabilität zu erhöhen oder um die Reichweite der Kategorie besser zu verstehen. Es sei darauf verwiesen, daß eine Interaktion zwischen Datenerhebung und Datenanalyse vorliegt, wobei ein Bereich dem jeweils anderen die Suchrichtung vorgibt. Der Vorgang der Fixierung von Sachverhalten ermöglicht die Dokumentation theoretischer Ideen, Einsichten und Interpretationen während des Vorgangs der Datenerhebung. Notizkarten oder Memos unterstützen beim Prozeß der Entwicklung und Modifizierung der Theorie.

Bei der Datensammlung werden die Kategorien deskriptiv erfaßt und Verbindungen oder Beziehungen zwischen den Kategorien festgestellt. Beschreibungen von typischen Ereignissen und Verhaltensmustern können umschrieben und zusammengefaßt werden. Erhöht sich das Niveau der Interpretation, dann wird auch die Theorie abstrakter. Der Datenfundus wird als „gesättigt" betrachtet, wenn keine neuen Informationen oder Beispiele mehr gefunden werden können und die Kategorie „kohärent" oder sinnvoll erscheint. Die Kernvariable oder die, die den größten Teil der Vorgänge erklärt, wird zur Basis der sich herausbildenden Theorie. Bei der Kernvariable kann es sich um einen Zustand, einen Effekt oder einen Prozeß handeln. Hat der Prozeß zwei oder mehr Stadien, verändert er sich im Zeitverlauf und diese Veränderungen führen zu deutlichen Markierungen, dann wird dieser Vorgang ein „fundamentaler gesellschaftlicher Strukturprozeß" (fgSp) genannt. Ein psychologischer Vorgang wird als „fundamentaler gesellschaftlicher psychologischer Prozeß" bezeichnet (fgpP). Wenn es sich also bei der Herstellung von Wohlbefinden um einen Prozeß handelt, mit Abschnitten und Phasen, dann wird dieser fundamentale strukturelle gesellschaftliche Prozeß unauflösbar mit der Kernvariable verbunden sein. Eine grafische Darstellung wird bei der Bestimmung der Kategorien hilfreich sein, bei den hypothetischen Verknüpfungen und erkennbaren Beziehungen.

In diesem Stadium sucht die Wissenschaftlerin wieder die Bibliothek auf, um sich in der Literatur kundig zu machen, so daß die Verbindungslinien zur anerkannten Theorie erfaßt werden können. Nach Glaser und Strauss sollten zusätzlich zu den übrigen Kriterien für die Einschätzung von Theorien (das sind logische Konsistenz, Klarheit, Einfachheit, Dichte und Reichweite) sollte untersucht werden ob sie relevant und prognostizierbar sind, die untersuchten Informationen erklären können und auf die erforschte Situation passen.

Reliabilität und Validität

Eine der bedeutendsten Schritte für die Sicherung von Reliabilität und Validität bei qualitativen Studien ist die Bestimmung des Samples. Eine zielorientierte oder theoretische Verfahrensweise richtet sich dabei nach der Erfahrungen der Informanten (d. h. nach Art und Umfang von deren Kenntnissen und den theoretischen Erfordernissen der Untersuchung) sowie den Eigenschaften der Informanten (d. h. der Fähigkeit und Bereitschaft, gute Gesprächspartner zu sein). Um sicherzustellen, daß die Informationen reichhaltig sind, werden Informanten aus unterschiedlichen Bereichen ausgewählt. Aus diesem Grund wird die Studie dem Kriterium der Angemessenheit genügen. Das Interviewen (und die Gewinnung von GesprächspartnerInnen) wird solange fortgesetzt, bis die Datensättigung erreicht ist oder sich die Informationen wiederholen. Die Informationen werden dann mit zusätzlichen Befragten bestätigt und negative Beispiele oder Ausnahmen kenntlich gemacht. Auf diese Weise erhält die Projektleiterin eine Stichprobe, die das Bevölkerungssegment aufgrund ihres Wissens repräsentiert und nicht so sehr aufgrund demografischer Merkmale. Deshalb sind die Resultate nicht im üblichen Sinn generalisierbar, weil die Stichprobe möglicherweise atypisch ist. Wird aber das Niveau der Interpretation zunehmend abstrakter, dann erhöht sich auch die theoretische Verallgemeinerungsfähigkeit. So könnte eine spätere Überprüfung und Überarbeitung der Ergebnisse zeigen, daß die theoretischen Befunde auch auf andere Situationen anwendbar sind, die Untersuchung also externe Validität besitzt.

Probleme der inneren Validität beinhalten zunächst einmal das Problem des Interviewer-Bias. Ein Kritikpunkt an der qualitativen Methode ist, daß Interviewer einen „Beweis" für alles finden, was sie wollen, indem sie Fragen stellen, die die gewünschte Antwort nahe legen. Mit bestimmten Techniken kann dieser Interviewer-Bias ausgeschaltet werden. Die erste besteht darin, als Forscher sich seine theoretischen Annahmen bewußt zu machen und diese nicht zu berücksichtigen. Lincoln und Guba beziehen sich darauf als der Neutralität und Objektivität, mit der eine Frage formuliert wird. Kvale weist darauf hin, daß das Fehlen einer Standardisierung in den Interviews tatsächlich die Validität erhöht, weil sie sicherstellt, daß die Forscher die richtigen Fragen in der richtigen Art und Weise stellen. Tut der Interviewer dies nicht, dann kann der Befragte um eine Klarstellung bitten. Darüber hinaus kann die Wissenschaftlerin später die Transskripte analysieren und jede Frage auf unterschwellige Hinweise hin untersuchen sowie die Art der erhaltenen Anworten. Deshalb „ist die Lösung nicht von einem Bemühen um technische Objektivität zu erwarten, sondern von einer reflektierten Subjektivität unter Beachtung der Interaktion zwischen Frage und Antwort".

Der zweite Vorbehalt geht dahin, daß die Interviewer in ihrer Interviewtechnik nicht konsistent sind und daß ihre Sensibilität möglicherweise schwankt. Dies wird aber auch als vorteilhaft empfunden, weil man auf diese Weise „ein umfassenderes und reichhaltiger nuanciertes Bild der Themen erhält, mit denen man sich beschäftigt". Eine Abnahme der intersubjektiv reproduzierbaren Informationen führt tatsächlich zu reichhaltigeren Daten und erhöht die Validität, auch wenn sie im herkömmlichen Sinn zuverlässig ist. Andererseits sind Probleme der Genauigkeit von Bedeutung. Alle Interviews werden auf Lücken hin untersucht, um Bereiche zu erkennen, die übersehen wurden. Nach der Erstellung der Transskripte werden die Interviews nochmals von der Wissenschaftlerin überprüft, um zu gewährleisten, daß die Schreibkraft den Wortlaut richtig übertragen hat und alle Pausen, Ausrufe und ähnliches angegeben hat, also so viel wie möglich von den nonverbalen Mitteilungen der Befragten wiedergegeben hat.

Während der Datenanalyse muß entschieden werden, ob Interpretationen akzeptabel oder oberflächlich, vereinfachend, einseitig oder verzerrend sind. Es gibt nämlich einen Unterschied zwischen der Bewertung der Reliabilität eines Tests und der der Zuverlässigkeit einer Interpretation und aus diesem Grund erleichtert es nicht die Arbeit der qualitativ arbeitenden Wissenschaftlerin, wenn sie verschiedene Coderinnen einsetzt oder das Material nachvercodet. Zunächst einmal können sich dadurch Unterschiede in der Analyse ergeben, weil eine Forscherin meint, Ziel sei es, die intendierte Meinung des Befragten zu erfassen (also die Analyse des latenten Inhalts vorzunehmen), oder daß das Ziel sei zu bestimmen, was der Text sagen möchte (also eine Analyse des manifesten Inhalts). Zum zweiten können sich Varianten bei der Interpretation dadurch ergeben, weil eine legitime Vielfalt von Interpretationsmöglichkeiten gegeben ist (wie dies der Fall bei der gegenwärtigen Diskussion über die Interpretation des Neuen Testaments ist). Wenn mehrere Deutungen zu Recht vertretbar sind, dann ist es sinnlos, strikte Maßstäbe bei der Interpretation zu beachten. Die Forscherin sollte deshalb in Bezug auf die Indikatoren wie bei der Konzeptualisierung der analytischen Kategorien konkrete und detaillierte Begründungen formulieren.

Zusammenfassung der Forschungsmethoden

In der folgenden Tabelle werden die Forschungsmethoden für jeden Untersuchungsteil zusammengefaßt:

Tabelle A-1 Vergleich der drei Methoden, mit denen Wohlbefinden untersucht werden soll

	Methoden		
Verfahrensweise Phänomenologie	Studie I Ethnowissenschaft	Studie II empirisch fundierte Theorie	Studie III
Stichprobe	Ziel	Ziel	Ziel
Teilnehmer	ca. 10 Patienten aus verschiedenen Bereichen	ca. 40 Patienten aus Inneren/Chirur. 10 aus der Geriatrie	ca. 25 Pflegekräfte ca. 10, die von Beruf Pflegekräfte sind ca. 10 Pflegekräfte, die Verwandte als Patienten haben
Zustimmungs- erklärung	ja	ja	ja
Demographie	ja	ja	ja
Datenerhebung	Tonband, Interaktive	Interaktive Interviews Dyadische/triadische Interviews Sortierung	Interviews Interaktive Teilnehmende Beobachtung Feldaufzeichnungen, Tagebuch
Datenanalyse	Transskripte Suche nach Themen und Beziehungen zwischen Themen	Transskripte Inhaltsanalyse (QUAL) Vorbereitung einer Taxonomie Erarbeiten: - spezifische Äußerungen - allgemeine Äußerungen - abstrakte Äußerungen Theorieentwicklung	Transskripte Permanenter Vergleich (QUAL) Entwicklung von Kategorien - Kernvariablen - Verbindungen zwischen Kateg. fgpP
Reliabilität und Validität	Mit Teilnehmern	Durch Kartensortierung Suche nach negativen Fällen	Durch Beobachtung Überprüfung durch zusätzliche Informanten Theorie: - angemessen? - praktikabel?
Resultate	Beschreibung der Bedeutung von Wohlbefinden	Beschreibung der Komponenten des Wohlbefindens	Beschreibung des Prozesses der Herstellung von Wohlbefinden

Anhang A

Zeitplan

Folgender Ablauf ist geplant:

Tabelle A-2 Zeitplan

Studie	1. Jahr	2. Jahr	3. Jahr
1. Studie Verträge mit Mitarbeitern Datenerhebung Datenanalyse Abfassung des Abschluß- berichtes		XXXXXXXXXXXXXXXXXXX XXXXXXXXXXXXXXXXXXX	XXXXX
2. Studie Verträge mit Mitarbeitern Datenerhebung Datenanalyse Abfassung des Abschluß- berichts	XX XXXXX XXXXX XXXXX		
3. Studie Verträge mit Mitarbeitern Datenerhebung Datenanalyse Abfassung des Abschluß- berichts		XX XXXXXXXXXX XXXXXXXXXX	XXXXXXX

Forschungsteam

Bei der Bewertung eines Ersuchens für die Finanzierung eines qualitativen Untersuchungsvorschlags ist ein besonders wichtiger Aspekt die Fähigkeit der Forscherinnen, die Untersuchung erfolgreich abzuschließen, stringente Methoden zu benutzen, zu signifikanten Informationen zu kommen und eine glaubwürdige, nützliche und eigenständige Theorie zu enwickeln.

Die Projektleiterin bei diesem Forschungsprogramm hat bereits zahlreiche Arbeiten zum Thema Wohlbefinden abgeschlossen und ist in die Entwicklung von qualitativen Methoden für die Pflegewissenschaft involviert. Sie war Mitautorin einer Arbeit über qualitative Methoden und hat zwei Kapitel über Stichprobenverfahren publiziert. Im November 1987 hat sie in Chicago ein Symposium organisiert, das die führenden Methodologikerinnen zu einem zweitägigen intensiven Meinungsaustausch zusammenführte. Aus diesem Meeting resultiert eine Veröffentlichung: Qualitative Methoden: Ein aktueller Dialog (Aspen). Die Leiterin des Projekts hat sechs Jahr lang qualitative Methoden für höhere Semester unterrichtet und wird in den Phasen II und III StudentInnen in den Examenssemestern als Forschungsassistentinnen einsetzen, so daß diese Erfahrungen bei der Verwendung qualitativer Methoden sammeln können.

E. Informanten bei diesem Projekt

Diese Studien werden unter uneingeschränkter Beachtung der Rechte der Teilnehmer durchgeführt. Nur Erwachsene über 18 Jahren werden um ihre Mitwirkung gebeten.

Patienten

Wie bereits gesagt wurde, erfolgt zu Beginn eines jeden Interviews eine Erklärung der Untersuchung und die Einverständniserklärung der Teilnehmer wird eingeholt. Die Teilnehmer werden also darüber ins Bild gesetzt, daß sie nicht zur Teilnahme gezwungen sind, daß sie das Interview an jedem beliebigen Zeitpunkt abbrechen können und die Antwort auf jede beliebige Frage verweigern und daß eine Nichtbeteiligung an der Untersuchung keinerlei Auswirkungen auf die Pflege haben wird, die sie erhalten. Den Teilnehmern wird Anonymität zugesichert und daß ihr Name nicht in der zu erwartenden Publikation genannt wird, auch wenn einige der von ihnen stammenden Informationen veröffentlicht werden. Sie erhalten eine Kopie der Einverständniserklärung (vgl. Anhang A), die eine Darstellung ihrer Rechte als Teilnehmer sowie die Namen und Telefonnummern einer Kontaktperson enthält für den Fall, daß Fragen auftauchen. Die Interviews werden so durchgeführt, daß soviel Privatheit wie möglich gewährleistet ist, also am besten im „Ruheraum" der Station. Wir werden dafür Sorge tragen, Konflikte mit Behandlungen oder anderen Aktivitäten, die für die Patienten geplant sind, zu vermeiden. Während der Interviews wird die Interviewerin den Gesprächspartner stets sorgfältig auf Anzeichen von Ermüdung hin beobachten und das Gespräch abbrechen, wenn der Zustand des Patienten dies ratsam erscheinen läßt. Scheint der Patient am Ende des Interviews sehr müde zu sein, dann wird die Wissenschaftlerin das Pflegepersonal darüber informieren.

Verwandte

Die Verhaltensweisen für die Einbeziehung von Verwandten in die Untersuchung werden die gleichen sein wie für die Patienten. Am Anfang eines jeden Interviews wird eine Erklärung der Untersuchung gegeben und die Einverständniserklärung der Teilnehmer wird eingeholt. Die Teilnehmer werden also darüber ins Bild gesetzt, daß sie nicht zur Teilnahme gezwungen sind, daß sie das Interview an jedem beliebigen Zeitpunkt abbrechen und die Antwort auf jede beliebige Frage verweigern können und daß eine Nichtbeteiligung an der Untersuchung keinerlei Auswirkungen auf die Pflege haben wird, die ihre Angehörigen erhalten. Den Teilnehmern wird Anonymität zugesichert und daß ihr Name nicht in der zu erwartenden Publikation genannt wird, auch wenn einige der von ihnen stammenden Informationen veröffentlicht werden. Sie erhalten eine Kopie der Einverständniserklärung (vgl. Anhang A), die eine Darstellung ihrer Rechte als Teilnehmer sowie die Namen und Telefonnummern einer Kontaktperson enthält für den Fall, daß Fragen auftauchen.

Pflegekräfte

Angesichts der antagonistischen Verantwortlichkeiten werden die meisten der Interviews mit Pflegekräften in deren Freizeit durchgeführt und an einem Ort ihrer Wahl. Werden die Gespräche in der Arbeitszeit geführt, wird die Interviewerin sicherstellen, daß eine entsprechende Erlaubnis von der Pflegedienstleitung eingeholt wurde, in der Arbeitszeit Rede und Antwort stehen zu dürfen. So wie bei den Patienten wird am Anfang eines jeden Interviews eine Erklärung der Untersuchung gegeben und die Einverständniserklärung erlangt. Die Teilnehmerinnen werden darüber ins Bild gesetzt, daß sie nicht zur Teilnahme gezwungen sind, daß sie das Interview an jedem beliebigen Zeitpunkt abbrechen können und die Antwort auf jede beliebige Frage verweigern und daß eine Nichtbeteiligung an der Untersuchung keinerlei Auswirkungen auf ihre berufliche Wertschätzung haben wird. Den Teilnehmerinnen wird Anonymität zugesichert und daß ihr Name nicht verbunden mit der zu erwartenden Publikation genannt wird, auch wenn einige der von ihnen stammenden Informationen veröffentlicht werden. Sie erhalten eine Kopie der Einverständniserklärung (vgl. Anhang A), die eine Darstellung ihrer Rechte als Teilnehmerinnen sowie den Namen und die Telefonnummer einer Kontaktperson enthält für den Fall, daß bei ihnen Fragen auftauchen sollten.

Werden teilnehmende Beobachtungen durchgeführt, dann wird die Wissenschaftlerin sicherstellen, daß sich jeder dieser Tatsache bewußt ist, er vorher seine Bereitschaft zur Teilnahme erklärt hat und sich klar darüber ist, daß eine Datenerhebung durchgeführt wird. Erscheint eine Person auf der „Bildfläche", die zur Teilnahme nicht bereit war, dann wird die Datensammlung beendet, entweder so lange, bis diese Person ihr Einverständnis erklärt oder sich zurückgezogen hat.

Eine Zustimmungserklärung wird von allen Institutionen eingeholt, in denen Informationen gesammelt werden. Wir erwarten kein Risiko für die Teilnehmer. Obschon in früheren Untersuchungen sich Informanten gelegentlich unwohl gefühlt haben, wenn persönliche Angelegenheiten zur Sprache kamen, fanden sie andererseits diese Erfahrung von therapeutischem Wert und eine Bereicherung ihres Alltags. Sollte allerdings ein Teilnehmer in einen Zustand hochgradiger Erregung geraten, dann wir die Forscherin so lange bei ihm bleiben, bis die Krisis überwunden ist und für diese Person ein professionelle Beratung empfehlen. In den seltenen Fällen, in denen unzureichende Pflegestandards der Wissenschaftlerin bekannt werden, die das Leben von Patienten gefährden, dann wird diese den Vorfall mit Kenntnis des Informanten an den Ombudsmann des Krankenhauses weitergeben.

Die Tonbänder werden in einem verschlossenen Raum aufbewahrt und alle Informationen, die auf die Auskunftsperson schließen lassen könnten, werden während des Transskriptionsprozesses entfernt. Alle Transskripte werden vercodet und die Einverständniserklärungen werden getrennt vom Datenmaterial aufbewahrt.

Möglicherweise profitieren die Teilnehmer der Untersuchung nicht direkt von diesem Forschungsvorhaben; in voraufgegangen Studien haben die Informanten allerdings davon berichtet, daß die Teilnahme an Interviews eine außerordentlich beglückende Erfahrung gewesen ist. Sie bekundeten, daß sie es als eine Auszeichnung empfunden hätten, um ihre Meinung gefragt zu werden und eine aufmerksame Zuhörerin gefunden zu haben. Der wirkliche Nutzen der Untersuchung wird in der Entwicklung eines Konstrukts des Wohlbefindens bestehen sowie in der Erweiterung unseres Verständnisses, wie Pflegekräfte zur Erhöhung des Wohlbefindens beitragen. Alle Teilnehmer werden eine Zusammenfassung der Resultate erhalten und der gastgebenden Institution werden Kopien des Abschlußberichts und Sonderdrukke der Fachartikel zu Verfügung gestellt werden.

Literatur

Travelbee, J. (1976) Intervention in Psychiatric Nursing: Process in the One-to-One Relationship, F.A. Davis, Philadelphia.
Leininger, M.M. (1984) The essence of nursing and health, in Care: The Essence of Nursing and Health, (ed. M.M. Leininger), C.B. Slack, Thorofare, NJ, pp. 3–15.
Watson, J. (1978) Nursing: The Philosophy and Science of Caring, Little, Brown & Co., Boston.
Bevis, E.O. (1981) Caring: a life force, in Caring: An Essential Human Need, (ed. M.M. Leininger), C.B. Slack, Thorofare, NJ, pp. 49–60.
Gustafson, W. (1984) Motivational and historical aspects of care and nursing, in Care: The Essence of Nursing and Health, (ed. M.M. Leininger), C.B. Slack, Thorofare, NJ, pp. 61–74.
Leininger, M.M. (1981) The phenomenon of caring: importance, research questions and theoretical considerations, in Caring: An Essential Human Need, (ed. M.M. Leininger), C.B. Slack, Thorofare, NJ, pp. 3–15.
Wolf., Z.R. (1986) The caring concepts and nurse identified caring behaviors. Topics in Clinical Nursing, 8(2), 84–93.
Leininger, M.M. (1981) Cross-cultural hypothetical functions of caring and nursing care, in Caring: An Essential Human Need, (ed. M.M. Leininger), C.B. Slack, Thorofare, NJ, p. 101.
Ray, M.A. (1984) The development of a classification system of institutional caring, in Care: The Essence of Nursing and Health, (ed. M.M. Leininger), C.B. Slack, Thorofare, NJ, pp. 95–112.
Ray, M.A. (1987) Technological caring: a new model in critical care. Dimensions in Critical Care Nursing, 6(3), 166–73.
Dunlop, M.J. (1986) Is a science of caring possible? Journal of Advanced Nursing, 11, 661–70.
Rieman, D.J. (1986) Noncaring and caring in the clinical setting: patients' descriptions. Topics in Clinical Nursing, 8(2), 30–6.
Swanson-Kauffman, K. (1986) Caring in the instance of unexpected early pregnancy loss. Topics in Clinical Nursing, 8(2), 37–46.
Morse, J.M. (1983) An ethnoscientific analysis of comfort: a preliminary investigation. Nursing Papers/Perspectives in Nursing, 15(1), 6–19.
Brink, P. and Saunders, J. (1976) Culture shock: theoretical and applied, in Transcultural Nursing: A Book of Readings, (ed. P. Brink), Prentice-Hall, Englewood Cliffs, NJ, pp. 126–38.
Geach, B. (1987) Pain and coping. Image: Journal of Nursing Scholarship, 19(1), 12–15.
Morse, J.M., and Morse, R.M. (1988) Evaluation of the pain experience of others: cultural variation in the perception of painful events. Journal of Cross-Cultural Psychology, 19(2), 232–42.
Morse, J.M. (1982) 'Does it hurt?' Cultural variation in the perception of painful events, in Transcultural Nursing, Proceedings from the Seventh Transcultural Nursing Conference, (eds C. Uhl and J. Uhl), University of Utah and the Transcultural Nursing Society, Salt Lake City, pp. 45–53.
Morse, J.M., and Park, C. (1988) Hospital births and home deliveries. Research in Nursing and Health, 11, 175–81.
Morse, J.M. and Park, C. (1988) Differences in cultural expectations of the perceived painfulness of parturition, in Childbirth in America: Anthropological Perspectives, (ed. K. Michaelson), Bergin and Garvey, South Hadley, MA, pp. 121–9.
Morse, J.M. (1989). Cultural responses to parturition: childbirth in Fiji. Medical Anthropology, 12(1), 35–44.
Côté, J.J., Morse, J.M. and James, S.G. (1991) The pain experience of the post-operative newborn. Journal of Advanced Nursing, 16, 378–87.
Thomas, A. and Morse, J.M. (1991) Managing urinary incontinence. Journal of Gerontological Nursing, 17(6), 9–14.
McLeod-Engel, N. (1987) The use of TV in an extended care facility. Unpublished Master of Nursing thesis. University of Alberta, Edmonton.
English, J. and Morse, J.M. (1988) The 'difficult' patient: adjustment or maladjustment? International Journal of Nursing Studies, 25(1), 23–39.
Morse, J.M., Morse, R.M. and Tylko, S. (1989) Developing a scale to identify the fall-prone patient. Canadian Journal on Aging, 8(4), 366–77.
Morse, J.M., Black, C., Oberle, K. and Donahue, P. (1989) A prospective study to identify the fall-prone patient. Social Sciences and Medicine, 28(1), 81–6.
Morse, J.M., Tylko, S. and Dixon, H.A. (1987) Characteristics of patients that fall. The Gerontologist, 27(4), 516–22.
Morse, J.M. (1986) Computerized evaluation of a scale to identify the fall-prone patient. Canadian Journal of Public Health, 77 (suppl. I), 21–5.

Morse, J.M., Tylko, S.J. and Dixon, H.A. (1986) Identifying the fall-prone patient. Nursing Research: Sciencefor Quality Care, Proceedings of the National Nursing Research Conference, University of Toronto, Toronto, pp. 88–92.

Morse, J.M., Tylko, S. and Dixon, H.A. (1985) The patient who falls ... and falls again. Defining the aged at risk. Journal of Gerontological Nursing, 11(11), 15–18.

Morse, J.M., Prowse, M., Morrow, N. and Federspiel, G. (1985) A retrospective analysis of patient falls. Canadian Journal of Public Health, 76(2), 116–18.

McHutchion, E. and Morse, J.M. (1989) Releasing restraints: a nursing dilemma? Journal of Gerontological Nursing, 15(2), 16–21.

Morse, J.M., and McHutchion, E. (1991) The behavioral effects of releasing restraints. Research in Nursing and Health, 14, 187–96.

Morse, J.M., Stedman, J. and Olmstead, D. (1985) Development of a geriatric bed, bed alarm and chair alarm. Proposal funded in part by the Alberta Medical Heritage Foundation and the University of Alberta Special Services Committee, Edmonton, Alberta.

Chassé, M.A. (1990) The experience of women undergoing hysterectomy. Unpublished Master of Nursing thesis. University of Alberta, Edmonton.

Johnson, J. (1988) Recovering from heart attack: experiences of men and women. Unpublished Master of Nursing thesis. University of Alberta, Edmonton.

Lorencz, B. (1988) Perceptions of adult chronic schizophrenics during planned discharge. Unpublished Master of Nursing thesis. University of Alberta, Edmonton.

Wilson, S. (1988) Living with chemotherapy: perceptions of the spouse. Unpublished Master of Nursing thesis. University of Alberta, Edmonton.

Morse, J.M., Young, D., Swartz, L. and McConnell, R. (1987) A Cree Indian treatment for psoriasis: a longitudinal study. Culture, 7(2), 31–41.

Morse, J.M., McConnell, R., and Young. D. (1988) Documenting the practice of a Traditional healer: methodological problems and issues, in Health Care Issues in the Canadian North, (ed. D. Young), Boreal Institute, Edmonton, pp. 88–94.

Young, D., Swartz, 1., Ingram, G. and Morse J.M. (1988) The psoriasis research project: an overview, in Health Care Issues in the Canadian North, (ed. D. Young), Boreal Institute, Edmonton, pp. 76–87.

Morse, J.M. (1987) The meaning of health in an inner-city community. Nursing Papers/Perspectives in Nursing, 19(2), 27–41.

Telford, L. (1987) Adolescent health: an emic perspective. Unpublished Master of Nursing thesis, University of Alberta, Edmonton.

Morse, J. M. (1984) Breast– and bottle–feeding: The effect on infant weight gain in the Fiji-Indian neonate. Ecology of Food and Nutrition, 15, 109–14.

Morse, J.M. (1984) The cultural context of infant feeding in Fiji. Ecology of Food and Nutrition, 14, 287–96.

Morse, J.M. and English J. (1986) The incorporation of cultural concepts in basic nursing texts. Nursing Papers/Perspectives in Nursing, 18(2), 69–76.

Morse, J.M. (ed.) (1988) Recent Advances in Cross-Cultural Nursing, Churchill Livingstone, Edinburgh.

Morse, J.M. (1983) The inter-relationship of traditional care and clinic care for the Fiji-Indian neonate, in Partners in Nursing Progress, (ed. Tan Khim Han). Proceedings of the First Asian and Pacific Nurses Convention, Singapore Trained Nurses Association, Singapore, Publication No. MC(P) 101/3/83, pp. 130–32.

Morse, J.M. (1989) Cross-cultural nursing: a unique contribution to medical anthropology? Medical Anthropology, 12, 1–5.

Morse, J. M. (1988) Cultural values and beliefs in health care. Paper presented at the Transcultural Health Workshop, McMaster University, Hamilton, Ontario, 27 May, 1987.

Morse, J.M. and Relyea, J.M. (1983) Cultural forces as a contraceptive agent: an examination of the non-technical mechanisms that influence coital activity, in A Transcultural Nursing Challenge: From Discovery to Action, (ed. J. Uhl). Proceedings of the Eighth Transcultural Nursing Conference, Transcultural Nursing Society, Salt Lake City, pp. 1–20.

Morse, J.M., Edwards J. and Kappagoda, T. (1988) The health care needs of South-east Asian refugees. Canadian Family Practitioner, 34, 2351–606.

Morse, J.M. (1984) Health consequences of culture shock: a pilot study, in Nursing Papers (special supplement), Nursing Research: A Base for Practice, (eds M. Kravitz and J. Laurin). Proceedings of the Ninth National Conference (1983), McGill University School of Nursing, Montreal, Quebec, pp. 348–67.

Braxton, J., Germer, L. and Pearson (Morse), J. (1979) Indochinese Refugees: A Guide for Sponsoring Indochinese Refugees in Utah, Utah State Department of Social Services, Salt Lake City, (reprinted 1980, 1981).

Morse, J.M. and Doan, H.M. (1987) Growing up at school: adolescents response to menarche. Journal of School Health, 57(9), 385–9.

Doan, H. and Morse, J.M. (1985) The last taboo: roadblocks for researching menarche. Health Care for Women International, 6(5–6), 277–83.

Doan, H. and Morse, J.M. (1985) Every Girl Learning about Menstruation. Monograph for perimenstrual adolescents. General Publishing Co., Toronto.

Morse, J.M., Kieren, D. and Bottorff, J.L. (1993) The adolescent menstrual attitude questionnaire: I scale construction. Health Care for Women International, 14, 39–62.

Morse, J.M. (1990) ‚Euch! Those are for your husband!': examination of cultural values and assumptions associated with breast-feeding. Health Care for Women International, ll(2), 223–32.

Morse, J.M. (1982) Infant feeding in the Third World: a critique of the literature. Advances in Nursing Science, 5(1), 77–88.

Morse, J.M. (1985) The cultural context of infant feeding in Fiji, in Infant Feeding in Oceania, (ed. L. Marshall), Gordon and Breach, New York, pp. 255–68.

Harrison, M.J., Morse, J.M., and Prowse, M. (1985) Successful breastfeeding: the mother's dilemma. Advanced Journal of Nursing, 10, 261–69.

Morse, J.M. and Harrison, M. (1988) Patterns of mixed feeding. Midwifery, 4(1), 19–23.

Morse, J.M., Harrison, M. and Prowse, M. (1986) Minimal breastfeeding. Journal of Obstetric, Gynecologic, and Neonatal Nursing, 15(4), 333–8.

Williams, K.M.R. and Morse, J.M. (1989) Patterns of weaning in primiparous mothers. MCN (The American Journal of Maternal-Child Nursing), 14(3),188–92.

Morse, J.M., Harrison, M. and Williams, K. (1988) What determines the duration of breastfeeding?, in Childbirth in America: Anthropological Perspectives, (ed. K. Michaelson), Bergin and Garvey, South Hadley, MA, pp. 261–70.

Morse, J.M. and Harrison M. (1987) Social coercion for weaning. Journal of Nurse-Midwifery, 32(4), 205–10.

Morse, J.M., Jehl, C. and Gamble, D. (1990) Initiating breast-feeding: a world survey of the timing of postpartum breastfeeding. International Journal of Nursing Studies, 3, 303–13.

Greenhalgh, J. (1988) The waking behaviors of the normal neonate. Unpublished Master of Nursing thesis. University of Alberta, Edmonton.

Morse, J.M. (1984) Coping with breastfeeding and work. Proposal funded by the Alberta Foundation for Nursing Research, Edmonton.

Morse J.M. and Bottorff, J.L. (1988) The emotional experience of breast expression. Journal of Nurse-Midwifery, 33(4), 165–70.

Neander, W. and Morse, J.M. (1989) The cultural context of infant feeding among the Northern Alberta Woodlands Cree. Canadian Journal of Public Health, 80(3), 190–4.

Edwards, J. and Morse, J.M. (1989) The international growth reference: one standard for all? Public Health Nursing, 6(1), 35–42.

Morse, J.M. and Edwards, J.E. (1987) Are people really different? Significance of the anthropomorphic racial variation. Unpublished paper, University of Alberta, Edmonton.

Slevin, A.P. and Harter, M.O. (1987) The teaching of caring: a survey report. Nursing Educator, 12(6), 23–6.

Hamilton, J. (1989) Comfort and the hospitalized chronically ill. Journal of Gerontological Nursing, 15(4), 28–33.

Flemming, C., Scanlon, C. and D'Agostina, N.S. (1987) A study of the comfort needs of patients with advanced cancer. Cancer Nursing, 10(5), 237–43.

Leininger, M. (1981) Some philosophical, historical and taxonomic aspects of nursing caring in American culture, in Caring: An Essential Human Need, (ed. M.M. Leininger), C.B. Slack, Thorofare, NJ, pp. 133–44.

Watson, J., Buskhardt, C., Brown, L. et al. (1979) A model of caring: an alternative health care model for nursing practice and research, in ANA Clinical and Scientific Sessions, pp. 32–44.

Mayer, D.K. (1986) Cancer patients' and families' perceptions of nurse caring behaviors. Topics in Clinical Nursing, 8(2), 639.

Field, P.A. and Morse, J.M. (1985) Nursing Research: The Application of Qualitative Approaches, Croom Helm, London.

Ray, M.A. (1987) Phenomenology: a qualitative research method. Dimensions of Critical Care Nursing, 6, 69.
Bergum, V. (1988) Woman to Mother: A Transformation, Bergin & Garvey, South Hadley, MA.
Lear, M.W. (1980) Heart Sounds, Simon & Schuster, New York
Omery, A. (1983) Phenomenology: a method for nursing research. Advances in Nursing Science, 5(2), 49–63.
van Manen, M. (1984) Practicing phenomenological writing. Phenomenology + Pedagogy, 2(1), 35 72.
Tesch, R. (1987) Emerging themes: the researcher's experience. Phenomenology + Pedagogy, 5(3), 230–41.
Ray, M.A. (1985) A philosophical method to study nursing phenomena, in Qualitative Research Methods in Nursing, (ed. M. Leininger), Grune & Stratton, Orlando, pp. 81–92.
Harris, M. (1968) The Rise of Anthropological Theory, Thomas Y. Cromwell, New York.
Morse, R.M., and Morse, J.M. (1989) QUAL: a mainframe program for qualitative data analysis. Nursing Research, 38(3), 188–9.
Spradley, J. (1979) The Ethnographic Interview, Rinehart & Winstone, New York.
Evaneshko, V. and Kay, M.A. (1982) The ethnoscience technique. Western Journal of Nursing Research, 4, 49–64.
Gerson, E.M. (1986) Computing in qualitative research: an approach to structured text. Qualitative Sociology, 9(2), 27.
Prescott, P.A., Dennis, K.E. and Jacox, A.K. (1987) Clinical decision making of staff nurses. Image, 19(2), 56–62.
Strauss, A.L., Corbin, J., Fagerhaugh, S. et al. (1984) Chronic Illness and the Quality of Life, 2nd edn, C.V. Mosby Co., St Louis.
Estabrooks, C. and Morse, J.M. (1992) Toward a theory of touch: the touching process and acquiring a touching style. Journal of Advanced Nursing, 17, 448–56.
Glaser, B.G. and Strauss, A.L. (1967) The Discovery of Grounded Theory, Aldine Publishing, Chicago.
Glaser, B.G. (1978) Theoretical Sensitivity, The Sociology Press, San Francisco.
Stem, P., Allen, L. and Moxley, P. (1982) The nurse as a grounded theorist: history, process and uses. The Review Journal of Philosophy and Social Science, 7(1, 2), 200–15.
Hutchinson, S. (1986) Grounded theory: the method, in Nursing Research: A Qualitative Perspective, (ed. P.L. Munhall and C.J. Oiler), Appleton-Century Crofts, Norwalk, CT, pp. 111–30.
Chenitz, W.C. and Swanson, J.M. (1986) From Practice to Grounded Theory, Addison-Wesley, Menlo Park, CA.
Sacks, O. (1984) A Leg to Stand on, Summit Books, New York.
Sherrard, I. (1988) Care that wasn't given. New Zealand Nursing Journal, 81(1), 23.
Rogoff, B. (1978) Spot observation: an introduction and examination. Institute for Comparative Human Development, 2(2), 21–6.
Morse, J.M. (1986) Qualitative and quantitative methods: issues in sampling, in Nursing Research Methodology, (ed. P.L. Chinn), Aspen, Rockville, MD, pp. 181–91.
Manning, P. K. (1982) Analytic induction, in Qualitative Methods: Volume II of Handbook of Social Science Methods, (eds R. B. Smith and P. Manning), Ballinger, Cambridge, MA, pp. 273–302.
Kvale, S. (1984) The qualitative research interview: a phenomenological and hermeneutical mode of understanding. Journal of Phenomenological Psychology, 14(2), 171–96.
Lincoln, Y.S. and Guba, E.G. (1985) Naturalistic Inquiry, Sage, Beverly Hills, CA.
Hammersley, M. and Atkinson, P. (1983) Ethnography: Principles and Practice, Tavistock Publishers, London.

Anhang B

Kritische Anmerkungen zum Untersuchungsvorschlag

Weil Finanzierungsanträge entweder bewilligt werden, revidiert und erneut vorgelegt werden müssen oder abgelehnt werden, läßt die Institution normalerweise das Ersuchen von mehreren Gutachtern prüfen. Die Stellungnahmen dieser Gutachter werden dann zusammengefaßt und dieses Ergebnis wird dem Antragsteller zugeleitet. Die unten abgedruckte Stellungnahme ging an die Projektleiterin Janice Morse und bezog sich auf den Antrag, der in Anhang A wiedergegeben ist. Der Antrag wurde positiv beschieden. In der Stellungnahme fehlen die Passagen über die Beurteilung der Mitarbeiter, die Institution und den Kostenrahmen sowie die Prioritätenliste.

Kritische Anmerkungen

Zusammenfassung

Ziel dieser Studie ist die Untersuchung von Wohlbefinden. Das Bedürfnis der Pflegewissenschaftlerinnen nach der Erforschung der für die tägliche klinische Praxis relevanten Konzepte ist offenkundig. In Hinblick auf die Entwicklung der Theorie kann die vorgeschlagene Arbeit einen ausgezeichneten Beitrag leisten. Das Projektteam ist qualifiziert, hat bereits zusammengearbeitet und ist mit der empfohlenen Methodologie völlig vertraut. Die Zielsetzungen der Untersuchung werden spezifiziert und mit dem vorgeschlagenen Untersuchungsdesign realisierbar. Im Vorschlag fehlen einige Informationen zu Details der Verfahrensweise. Es handelt sich hier aber um einen interessanten, kreativen Vorschlag mit einem Forschungsansatz, der bei dieser Studie wahrscheinlich Daten generieren wird, die man auf keine andere Weise erhalten könnte und die für die Pflege außerordentlich nützlich sein würden.

Kritische Anmerkungen

Die Signifikanz des Verständnisses derart fundamentaler Konzepte wie die der Fürsorge und des Wohlbefindens für die Entwicklung der Pflegewissenschaft kann gar nicht hoch genug eingeschätzt werden. Die Antragstellerin argumentiert überzeugend für die praktische wie die theoretische Bedeutung der vorgeschlagenen Studie und ihres potentiellen Beitrags für die Pflegetheorie. Die spezifischen Ziele der Arbeit, die Entwicklung des Konstrukts des Wohlbefindens, die Darstellung der Komponenten des Wohlbefindens sowie des Prozesses der Herstellung von Wohlbefinden sind angemessen und klar umschrieben. Der Abschnitt über den Hintergrund und die Bedeutung erläutert die Vorstellung von Wohlbefinden und unterscheidet es von der Fürsorge in theoretisch bedeutsamer Hinsicht. Die Wissenschaftlerin argumentiert kohärent, daß dies einige Vorteile bietet, darunter die größere klinische Relevanz (weil der Fokus dann auf den Patienten und weniger auf die Pflegekraft gerichtet ist) und die bessere Eignung für eine Quantifizierung. Obschon die Annahme eines Gesundheits-Krankheits-Kontinuums fraglich erscheint, dürfte dies von untergeordneter Bedeutung sein und beeinflußt nicht die konzeptionelle Trennung zwischen Fürsorge und Wohlbefinden. Die Vertrautheit der Projektleiterin mit der Fachliteratur ist evident und ihre Formulierung einer Alternative zu Wohlbefinden basiert auf einem klugen und kreativen Verständnis der Literatur. Seit einigen Jahren haben die Projektleiterin und ihr Team eine Reihe von Studien durchgeführt, um die Komponenten und die Bedeutung von Wohlbefinden genauer zu bestimmen in einer Vielzahl von Kontexten, wobei man sich entweder mit Wohlbefinden direkt beschäftigt hat oder mit seinem Gegenteil, Niedergeschlagenheit und Leiden. Die vorgeschlagene Untersuchung wird sich von den voraufgegangenen durch ihre Wendung zu kranken Personen unterscheiden; ihr Fokus wird auf hospitalisierte Patienten aller Altersstufen gerichtet sein, also nicht mehr auf gesunde Personen. Die Projektleiterin rechtfertigt überzeugend die Phänomenologie und einen induktiven Ansatz für die Weiterentwicklung der Pflegetheorie bei dieser Untersuchung. Ihr Konzept der menschlichen Reaktionen, denen Pflegekräfte gerecht werden müssen, stellt einen nützlichen Weg dar, ihre Auffassung vom Konzept des Wohlbefindens aus früheren Untersuchungen zu nutzen.

Für die erste Untersuchung ist der phänomenologische Ansatz sinnvoll und die Forscherin kennt offensichtlich die phänomenologische Methode und ihre Grenzen genau. Ihre Beispiele umfassender und anregender Fragen wie: „Erzählen Sie mir doch bitte von Ihrer Krankheit von Anfang an!", treffen den Punkt und sie bietet nützliche Beispiele für diese Technik. In der zweiten Untersuchung, die sich mit den

Komponenten des Wohlbefindens beschäftigt, vollzieht die Wissenschaftlerin einen Paradigmenwechsel zur Vorstellung von der Herstellung des Wohlbefindens als einer Tätigkeit. In diesem Teil wendet sie einen ethnowissenschaftlichen Ansatz an, in dem eine Taxonomie erarbeitet wird, indem aus den Daten relevante Sachverhalte herausgezogen, kontrastiert und zugeordnet werden. Die Annahmen, auf denen diese Verfahrensweise basiert, daß nämlich die Modellvorstellungen der Informanten konsistent sind und kulturell determiniert (und deshalb ein Interview dort ansetzen kann, wo das voraufgegangene abgebrochen wurde, daß man also nicht immer die gleichen Fragen benutzen muß), werden nicht von allen Anthropologen geteilt und bedürften deshalb einer etwas überzeugenderen Begründung. Der Untersuchungsvorschlag geht ebenfalls davon aus, daß das Untersuchungsthema, also das Wohlbefinden, durch das Bewußtsein repräsentiert wird, also aus den Interviews mit den Informanten abgeleitet werden kann. Die direkte Beobachtung des nonverbalen Verhaltens, die insbesondere bei stationär behandelten Patienten, die sich möglicherweise in einer Krise befinden, sehr nützlich sein könnte, wird als Methode nicht genannt. Die Untersuchungsleiterin hat indes die üblichen Methoden der Ethnowissenschaft angesprochen und besitzt die Qualifikation, um sie zu realisieren. Zusätzliche Details zur dyadischen und triadischen Sortierung von Begriffen, die zur Erarbeitung einer Taxonomie notwendig sein sollen, wären sinnvoll. Die Forscherin beschreibt einer Computertechnik, die sie entwickelt hat und die nach dem Codieren die Inhaltsanalyse erleichtert. Hierbei handelt es sich um einen wichtigen Durchbruch in der Forschungsmethodologie. Die dritte Phase der Studie, die Erläuterung des Prozesses der Erzeugung von Wohlbefinden, wendet sich dem Prozeßcharakter des Gegenstands zu. Die Forscherin benennt viele der Probleme, die mit pflegerischen Vorgehensweisen verknüpft sind und die wegen ihres nicht-technischen Charakters in der Pflegesituation abgewertet werden. Unter Verwendung eines Ansatzes der empirisch fundierten Theorie möchte die Forscherin wiederum eine zunächst zielgerichtet ausgewählte Stichprobe von 25 ihren Beruf ausübenden Pflegekräften einsetzen, von 10 Patienten, die von Beruf Pflegekräfte sind, und weiteren 10 Pflegekräften, die Verwandte von Patienten sind. Es ist hervorzuheben, daß in dieser Phase die direkte Beobachtung verwendet wird. Die Handhabung des Datenmaterials ist sorgfältig erklärt und verdeutlicht die Vertrautheit der Wissenschaftlerin mit der Methode.

Die Wahl zielgerichteter Stichproben, die Qualität der Informanten sowie die Interaktion zwischen Interviewerin und Befragtem dienen der Sicherung von Reliabilität und Validität. Mögliche Verzerrungen durch einen Interviewer-Bias werden konterkarriert durch ein Sich-bewußt-machen der eignen Vorurteile und die anschließende Analyse der Transskripte. Wesentlich ist, daß der Interviewer-Bias nicht beseitigt werden soll, sondern mit ihm gerechnet wird. Alle Interviews sollen laut Protokoll hinsichtlich Auslassungen und der Genauigkeit der Übertragung überprüft werden, aber die Forscherin sagt nicht, durch wen. Der Bias, entsprechend den eignen Annahmen zu selektieren, hätte als Fehlerquelle ausführlicher diskutiert werden können. Die Datenanalyse wurde im gesamten Verlauf der Methodenerörterung ausreichend diskutiert.

Glossar

Auskunftgebender
Jemand, der freiwillig bereit ist, einen Fragebogen auszufüllen oder an einer Befragung teilzunehmen.

Bedeutung
Bedeutung meint die Art und Weise, wie Informanten die Regeln, Themen und Verhaltensweisen einer Kultur interpretieren. Aufgabe des Forschers ist es zu entscheiden, wie der Informant die Informationen klassifiziert. Dazu gehört auch, die Bedeutung des Verhaltens einer bestimmten Gesellschaft zu erklären, d. h. implizites Wissen explizit zu machen. Die Interpretation der Bedeutung ist das Privileg des Informanten, während die Art der Erläuterung in den Verantwortungsbereich des Wissenschaftlers fällt.

Beschreibungen, dichte (thick description)
Dichte Beschreibungen enthalten mehr als nur oberflächliche Erläuterungen zu den aktuellen Aktivitäten. Sie umschließen Einzelheiten über die Affekte, Beziehungen, Kontexte, Hintergründe und Interpretationen des Tonfalls, der Gefühle und der Bedeutung der Situation.

Bezugsrahmen, konzeptueller
Ein theoretisches Modell, daß entwickelt wurde, um Beziehungen zwischen Konstrukten aufzuzeigen. In der qualitativen Forschung wird es oft benutzt, um Variablen zu definieren.

Codieren
Der Prozeß der Kenntlichmachung von Wörtern, Ausdrücken, Themen oder Konzepten in Informationen, so daß die zugrunde liegende Struktur erkannt und analysiert werden kann.

„Common Sense"-Wissen
Diese Art von Kenntnissen sind die gesellschaftlich sanktionierten Facetten des Alltagslebens genannt worden, die jedes gutwillige Mitglied der Gesellschaft kennt und über die jede Person verfügen muß, um in der Gesellschaft richtig zu funktionieren. Dieses Wissen kann implizit und unbewußt sein und nur dann bewußt werden, wenn die Verhaltensnormen verletzt werden (z. B. die unausgesprochenen Regeln der Privatspähre).

Deduktion
Der Prozeß der Interpolation zukünftiger Ergebnisse aus früheren Untersuchungen oder theoretischen Spekulationen.

Emisch
Die Untersuchung und Analyse einer Situation oder einer Verhaltensweise aus der Sicht des Autors. Auf diese Weise werden kulturelle Erklärungen und Strukturen induktiv innerhalb eines kulturellen Kontextes „aufgedeckt" und nicht aus der Perspektive des Wissenschaftlers oder aufgrund eines vorliegenden Bezugsrahmens oder einer vorhandenen Theorie beschrieben.

Etisch
Die Untersuchung und Analyse einer Verhaltensweise aus der Sicht des Beobachters. Die etische Analyse von Ereignissen und Strukturen erlaubt eine transkulturelle Verallgemeinerung.

Generalisierbarkeit
Generalisierbarkeit ist der Umfang, in dem die Ergebnisse von Forschungen auf andere Situationen oder Orte übertragen werden können.

Hypothese
Eine Annahme oder prognostizierte Beziehung zwischen Variablen.

Informanten
Mitglieder einer sozialen oder kulturellen Gruppe im Kontext der Untersuchung, die Informationen über oder Hilfen bei der Interpretation einer Situation geben. Ein

Schlüsselinformant ist jemand, der die Mehrzahl der Informationen liefert. Zweitrangige Informanten werden von den Wissenschaftlern benutzt, um die Informationen zu bestätigen oder abzulehnen, die von Schlüsselinformanten zu Verfügung gestellt wurden, um die Datenbasis während der Erarbeitung der Theorie zu erweitern oder bei der Suche nach negativen Fällen.

Konstrukt
Ein Begriff, der mehrere Konzepte umfaßt und deshalb umfassender und abstrakter ist als ein Konzept.

Konzept
Ein Phänomen, daß entweder allgemein anerkannt ist oder für das eine formale Definition erarbeitet wurde.

„Lexeme"
Ein ortsüblicher Begriff, eine Bezeichnung oder ein Dialektausdruck, um Merkmale einer Person, einer Sache, eines Ortes oder Dings zu benennen oder sich darauf zu beziehen. (Laut Webster in der Linguistik die Bezeichnungen für Sinneinheiten in einem Text.)

Methoden, qualitative
Induktive, holistische, emische, subjektive und prozeßorientierte Forschungsmethoden, mit denen man Theorien verstehen, interpretieren, beschreiben und entwickeln möchte, die sich auf ein Phänomen oder eine Situation beziehen.

Methoden, quantitative
Positivistische, deduktive, partikularistische und objektive Forschungsmethoden, mit denen man primär Hypothesen testen oder Beziehungen definieren möchte.

Paradigma
Eine Sammlung logisch miteinander verbundener Konzepte und Annahmen, die eine theoretische Perspektive oder Orientierung bieten, die ständig als Orientierungsmittel für Forschungsansätze dient.

Phänomene der Lebenswelt
Die Lebenswelt ist die Welt des Alltags, also die Gesamtheit der Erfahrungen einer Person im Kontext der Objekte, Personen und Ereignisse, denen sie in ihrem Alltag begegnet.

Phänomenologie
Die Phänomenologie ist sowohl eine Philosophie als auch eine wissenschaftliche Verfahrensweise, die auf die Bedeutung der „erlebten Erfahrung" fokussiert ist. Ihre Absicht ist es, die Phänomene so zu untersuchen und zu beschreiben, wie sie in der erlebten Erfahrung einer Person sich darstellen. Auf diese Weise wird menschliche

Erfahrung induktiv abgeleitet und beschrieben mit dem Ziel, die Essenz der Bedeutung aufzudecken.

Reliabilität
Ein Maßstab für das Ausmaß, mit dem zufällige Abweichungen die Stabilität und Konsistenz der Resultate beeinflußt haben könnten.

Taxonomie
Ein Klassifikationssystem, das Komponenten Unterkategorien zuordnet (oder Untersegmenten) anhand gemeinsamer Merkmale.

Teilnehmer
Eine Person, die dem Wissenschaftler Informationen liefert, die für die Studie wichtig sind, oder die damit einverstanden ist, im Verlauf der Untersuchung beobachtet zu werden. Informanten sind ebenfalls Teilnehmer und beide Begriffe können synonym verwendet werden.

Theorie
Die Vorstellung des Forschers von der Wirklichkeit, in der Konzepte definiert werden, Beziehungen angenommen, Vorhersagen gemacht oder Resultate prognostiziert werden.

Theorie, deduktive
Variable, Konzepte, Konstrukte und Hypothesen, die aus früheren Forschungen und Beziehungen abgeleitet wurden und während der Untersuchung getestet werden. Diese Theorie wird dazu benutzt, um die Datenerhebung und Datenanalyse zu orientieren.

Theory, Grounded
Ein primär induktiver Ansatz für die Theorieentwicklung, bei dem die sich abzeichnenden Hypothesen deduktiv überprüft werden und dann die Theorie sowie die Datenerhebung modifiziert werden, bis eine optimale Entsprechung zwischen Daten und Theorie erzielt worden ist.

Theorie, induktive
Variable, Konzepte, Konstrukte und Hypothesen, die aus Beziehungen abgeleitet werden, die während der Codierung der Informationen beobachtet wurden. Eine Theorie wird auf diese Weise konstruiert, um die beobachteten Beziehungen zu erklären, die aus den Daten resultieren.

Triangulation
Die gleichzeitige oder sequentielle Verwendung von zwei oder mehr Methoden, um das gleiche Phänomen zu beschreiben.

Validität
In der qualitativen Forschung bezieht sich Validität auf das Maß, mit dem die Resultate die Wirklichkeit repräsentieren.

Variable
Hierbei handelt es sich um die meßbaren Merkmale eines Konzepts; sie bestehen aus logisch definierten Gruppen von Eigenschaften.

Verstehen
Verstehen ist die Entdeckung der Art und Weise, wie eine Kultur ihre menschlichen Ziele erreicht: Warum eine Verfahrensweise in einer bestimmten Kultur funktioniert und unter welchen Bedingungen eine Verfahrensweise funktioniert, um die angestrebten Ziele zu erreichen. Verstehen ist der Prozeß der Aufdeckung der Perspektive des Beteiligten von seiner Situation.

Versuchsperson
Ein Teilnehmer an einem Forschungsprojekt, der normalerweise benutzt wird, um Hypothesen zu überprüfen.

Literaturverzeichnis

Pflegeforschung

Bartholomeyczik, S. (1991) Zur Konzeption praxisbezogener Pflegeforschung. Pflege 4 : 2 : 86-96
Bartholomeyczik, S. (1992): Die Bedeutung der Pflegeforschung für die Krankenpflege. Deutsche Krankenpflege-Zeitschrift 45 : 5 : 322-327
Bartholomeyczik, S. (1993): Die unsichtbaren Arbeiten im Forschungsprozeß. Pflege Aktuell 47 : 9 : 530-533
De Geest, S.: u.a. (1994): Pflegeforschung: Der Weg zur effektiven und effizienten Pflege. Die Schwester/Der Pfleger 33 : 3 : 231-236
Grauhahn, A. (1981): Krankenpflegeforschung und -ausbildung. Krankenpflege 35 : 7-8 : 295-298
Hockey, L. (1991): Der Beitrag eines Forschungszentrums zur Entwicklung von Forschungsbewußtsein und Forschungskompetenz in der Krankenpflege. Pflege 4 : 3 : 168-172
Hunt, J. (1984): Auswirkungen der Pflegeforschung auf die Krankenpflege. Deutsche Krankenpflege-Zeitschrift 37 : 5 : 255-259
Hunt, J. (1984): Pflegeforschung - bringt sie etwas?. Krankenpflege 38 : 7-8 : 227-231
Käppeli, S. (1984): Die Krankenschwester - Forscherin als teilnehmende Beobachterin: Ethische Probleme. Deutsche Krankenpflege-Zeitschrift 37 : 5 : 252-254
Käppeli, S. (1991): Zur Entwicklung von Forschungskompetenz in der Weiterbildung und in der Pflegepraxis. Pflege 4 : 2 : 105-111
Kesselring, A. (1994): Weshalb Pflegeforschung so wichtig ist. Krankenpflege - Soins infirmiers 87 : 10 : 52-57.
Krohwinkel, M. (1979): Krankenpflegeforschung in Europa. Krankenpflege 33 : 3 : 83-85
Krohwinkel, M. (1984): Wozu brauchen wir Krankenpflegeforschung? Deutsche Krankenpflege-Zeitschrift 37 : 5 : 250-252
Krohwinkel, M. (1984): Pflegeforschung und ihre Auswirkung in der Praxis im Zusammenhang mit Pflege Krankenpflege 38 : 7-8 : 224-227

Krohwinkel, M.; Schröck, R.; Bartholomeyczik, S. (1991): Zur Lage der Pflegeforschung in der Bundesrepublik Deutschland. Denkschrift im Auftrag des Bundesministerium für Gesundheit Agnes Karll Institut für Pflegeforschung (DBfK), Frankfurt

Krohwinkel, M.; u.a. (1992): Der pflegerische Beitrag zur Gesundheit in Forschung und Praxis. Nomos, Baden-Baden

Krohwinkel, M. (1993): Wege zur Entwicklung einer praxisintegrierenden Pflegewissenschaft. Pflege 6 : 3 : 183-190

Lindquist, R.: u.a. (1992): Angewandte Forschung. Praktische Überlegungen für die Anwendung von Forschung in der Pflegepraxis. Pflege 5 : 3 : 169-176

Lorensen, M. (1993): Wissenschaftliche Untersuchung zur Entwicklung der Pflegewissenschaft. Pflege 6 : 3 : 174-182

Lorenz-Krause, R. (1989): Zur Konzeption praxisbezogener Pflegeforschung. Deutsche Krankenpflege-Zeitschrift 42 : 5 : 290-296

Lorenz-Krause, R. (1990): Ist Krankenpflege erforschbar? in Neander, K.-D.: (Hrsg.) Ausbildung und Arbeitssituation der Pflege in der Diskussion Pflegeforum 2, Zuckschwerdt München

Lorenz-Krause, R. (1991): Grundsatzpapier zur Konzeption praxisbezogener Pflegeforschung. Pflege 4 : 2 : 97-104

Maija, S. (1991): Forschung im Bereich der primären Gesundheitspflege aus der Sicht des Krankenpflegeberufes. Pflege 4 : 2 : 226-233

Meyer, J. (1994): Pflegende für Forschung gewinnen. Erfahrungen einer «Forschungsschwester» Krankenpflege Soins infirmiers 87 : 10 : 57-59

Neander, K.-D. (1989): Setzt sich Pflegepersonal mit Pflegeforschung auseinander? Ergebnisse einer Umfrage bei 662 Krankenschwestern und -pflegern. Deutsche Krankenpflege-Zeitschrift 42 : 5 : 296-301

Neander, K.-D. (1989): Ansätze zur Pflegeforschung. Recom-Monitor 2 : 4 : 10-12

Neander, K.-D. (1990): Pflegeforschung - Versuch einer Standortbestimmung. Die Schwester/Der Pfleger 29 : 1 : 36-38

Perier, J. (1980): Was ist Forschung und wozu dient sie in der Krankenpflege? Krankenpflege - Soins infirmiers 73 : 3 : 150-155

Reimann, R. (1982): Krankenpflegeforschung als Gegenstand nationaler und internationaler Berufsdiskussion. Die Schwester/Der Pfleger 21 : 12 : 956-959

Reimann, R. (1983): Was bedeutet Krankenpflegeforschung für die Berufspraxis? Krankenpflege 37 : 7-8 : 222-223

Robert Bosch Stiftung (Hrsg.) (1992): Pflege braucht Eliten. Denkschrift der „Kommission der Robert Bosch Stiftung zur Hochschulausbildung für Lehr- und Leitungskräfte in der Pflege" mit systematischer Begründung und Materialien Beiträge zur Gesundheitsökonomie 28 Bleicher Gerlingen

Rusch, B. u. Mischo-Kelling, M. (1985): Praktischer Nutzen der Pflegeforschung. Deutsche Krankenpflege-Zeitschrift 38 : 8 : Beilage

Schneider, R. (1993): Grundlagen der Pflegeforschung. Deutsche Krankenpflege-Zeitschrift 46 : 10 : 729-732

Schomburg, I. (1985): Praktische Erfahrungen mit Pflegeplanung und Forschung in der Krankenpflege. Deutsche Krankenpflege-Zeitschrift 38 : 8 : Beilage

Schröck, R. A. (1989): Die Pflege als Gegenstand der Forschung. Deutsche Krankenpflege-Zeitschrift 42 : 5 : 288-290

Schröck, R. A. (1989): Forschung als Grundlage für das Lernen und Lehren in der Krankenpflege. Pflege 2 : 1 : 5-8

Seidl, E. (Hrsg.) (1993): Betrifft: Pflegewissenschaft. Beiträge zum Selbstverständnis einer neuen Wissenschaftsdisziplin. Wilhelm Maudrich, Wien

Sövenyi, K. (1989): Forschung in der Krankenpflege - brauchen wir sie? Die Schwester/Der Pfleger 28 : 11 : 910-913

Weyermann, U. (1987): Ermutigende Ansätze und spürbare Veränderungen - Die Krankenpflegeforschung in der Schweiz und ihre Auswirkungen. Krankenpflege - Soins infirmiers 80 : 6 : 48-50

Wolff, H.-P./Wolff, J. (1987): Zu den Anfängen der Krankenpflegeforschung in Berlin. Heilberufe, 39J. S. 388-389

Literaturverzeichnis

Methodologie und Methodik

Arbeitsgruppe Pflegequalität (1992): Qualität kann gemessen werden! Pilotstudienphase, SBK - Sektion Bern Krankenpflege. Soins infirmiers 85 : 8 : 72-75
Atteslander, P. (1975): Methoden der empirischen Sozialforschung. Sammlung Göschen 2100 de Gruyter, Berlin
Alemann, H. v. (1984): Der Forschungsprozeß. Teubner Studienskripten Stuttgart
Bartholomeyczik, S. (1978): Krankenhausstruktur, Streß und Verhalten gegenüber Patienten. Teil l: Methodische Grundlagen (Band 6). Berliner Arbeitsgruppe im Gesundheitswesen (Hrsg.). Technische Universität Berlin
Bauer, I.(1993): Die Multiple Sortiertechnik - ein Beispiel für ihre Anwendung in der Pflegeforschung. Pflege 6 : 1 : 75-79
Bauer, I. (1994): Das Rangordnen als geeignete Methode für die Pflegeforschung - eine praktische Anleitung zur Datensammlung und Analyse. Pflege 7 : 2 : 153-158
Börsig, A. (1980): Gesundheitsskala und ihre Bedeutung für die patientenorientierte Krankenpflege. Deutsche Krankenpflege-Zeitschrift 33 : 4 : Beilage
Burnhard, P./Morrison, P. (1995): Forschen in der Pflege. Lambertus, Freiburg
Friedrichs, J. (1985): Methoden empirischer Sozialforschung. Westdeutscher Verlag Opladen
Gerhardt, U. (1986): Patientenkarrieren. Suhrkamp, Frankfurt
Heinze, T. (1987): Qualitative Sozialforschung Erfahrungen, Probleme und Perspektiven. Westdeutscher Verlag, Opladen
Holm, K. (Hrsg.) (1986): Die Befragung - Der Fragebogen - Die Stichprobe. Francke, München
Hopf, C.; Weingarten, E. (Hrsg.) (1984): Qualitative Sozialforschung. Klett - Cotta, Stuttgart
Hunt, M. (1991): Die Praxis der Sozialforschung. Reportagen aus dem Alltag einer Wissenschaft. Campus, Frankfurt/Main
König, R. (Hrsg.) (1967): Handbuch der empirischen Sozialforschung dtv Wissenschaftliche Reihe. Deutscher Taschenbuchverlag/Ferdinand Enke, Stuttgart
König, R. (Hrsg.) (1976): Das Interview: Formen - Technik - Auswertung. Kiepenheuer und Witsch, Köln
Kromrey, H. (1980): Empirische Sozialforschung: Modelle und Methoden der Datenerhebung und Datenauswertung. Leske und Budrich, Opladen
LoBiondo-Wood, G./Haber, J. (1996): Pflegeforschung. Methoden kritische Einschätzung und Anwendung. Ullstein Mosby, Berlin-Wiesbaden 1996
Mayntz, R.; Holm, K; Hübner, P. (1978): Einführung in die Methoden der empirischen Soziologie. Westdeutscher Verlag, Opladen
Mayring, P. (1993): Qualitative Inhaltsanalyse. Grundlagen und Techniken. 4. Auflage. Deutscher Studienverlag, Weinheim
Notter, L. E.; Hott, J. R. (1991): Grundlagen der Pflegeforschung. Hans Huber, Bern
Rückriem, G./Stary, J./Frank, N, (1977): Die Technik wissenschaftlichen Arbeitens, UTB 724, Schönigh, Paderborn
Scheer, J.W. (1992): Die Psychologie der persönlichen Konstrukte und die Repertory-Grid-Technik. In: Jahrbuch der Medizinischen Psychologie, Springer, Berlin
Schröck, R A. (1988): Forschung in der Krankenpflege: methodologische Probleme. Pflege, 2 : 2 : 84-93
Sprenger, A. (1989): Teilnehmende Beabachtung in prekären Situationen - das Beispiel der Intensivstation. In Aster, R./Merkens, H./Rapp, M. (Hrsg.) Teilnehmende Beabachtung - Werkstadtberichte und methodologische Refelxion. Campus, Frankfurt a. M.
Strauss, A.L. (1991): Grundlagen Qualitativer Sozialforschung. Fink München
Witzel, A. (1985): Das problemorientierte Interview. In: Jüttemann, G. (Hrsg.): Qualitative Forschung in der Psychologie. Belz, Weinheim
ZUMA -Zentrum für Sozialwissenschaften (Hrsg.) (1983): ZUMA - Handbuch Sozialwissenschaftlicher Skalen. 4. Nachlieferung, Eigendruck Informationszentrum Sozialwissenschaften, Mannheim und Bonn 1988 (Plan: 1995)

Statistik

Bortz, J. (1977): Lehrbuch der Statistik für Sozialwissenschaftler. Springer, Berlin
Diehl, J. M.; Kohr, H.V. (1985): Deskriptive Statistik. Fachbuchhandlung für Psychologie GmbH. Eschborn bei Frankfurt
Friedrichs, J. (1990): Methoden empirischer Sozialforschung. Westdeutscher Verlag, Opladen
Kriz, J. (1983): Statistik in den Sozialwissenschaften. Westdeutscher Verlag, Opladen
Krämer, W. (1991): So lügt man mit Statistik. 3: Auflage, Campus, Frankfurt
Zöfel, P. (1988): Statistik in der Praxis. Gustav Fischer, Stuttgart

Tagungs- und Konferenzberichte

Bartholomeyczik, S. (1989): 12. Jahrestreffen der Europäischen Pflegeforscherinnen. Workgroup of European Nurse Researchers (WENR). Krankenpflege 43 : 12 : 631-634
Bartholomeyczik, S. (1990): Bericht über das Treffen der Zentralen Arbeitsgruppe Pflegeforschung am 23.4.1990. Krankenpflege 44 : 9 : 480
Bienstein C. (1983): Tagung : Forschung in der Krankenpflege am 7.9.1983 in Bern - Bericht. Krankenpflege 37 : 10 : 321-322
Brechbühler, M. (1988): 5. SBK-Forschungstagung. Forschung in der Ausbildung Wieviel Wissen brauchen Schüler? Krankenpflege - Soins infirmiers 81 : 3 : 64-66
Brechbühler, M. (1989): 6. SBK-Forschungstagung. Forschen, um besser zu Pflegen Krankenpflege -Soins infirmiers 82 : 3 : 20-23
Brechbühler, M. (1990): 7. SBK-Forschungstagung. Eine ganzheitliche Pflege, die sich auf Forschung stützt. Krankenpflege - Soins infirmiers 83 : 3 : 8- 11
Brechbühler, M. (1991): 8. SBK-Forschungstagung. Inspiration - Motivation - Bestärkung. Krankenpflege - Soins infirmiers 84 : 3 : 12-15
Brechbühler, M. (1993): 10. SBK-Forschungstagung. Krankenpflege - Soins infirmiers 86 : 3 : 56-60
Brechbühler, M. (1994): 11. SBK-Forschungstagung. Forschung aus der Praxis - für Ihre Arbeit. Krankenpflege - Soins infirmiers 87 : 3 : 14-18
Georg, J./Roes, M. (1994): Transkulturelle Pflege. Pflegezeitschrift 47 : 2 : 111-113
Haldi, N. (1983): SBK - Arbeitstagung über „Forschung in der Krankenpflege'. Sichern Grund verlassen, um zu wachsen. Krankenpflege - Soins infirmiers 76 : 10 : 18-20
Haldi, M. (1986): 3. SBK-Forschungstagung. Welches sind die Pflegebedürfnisse der Betagten? Krankenpflege - Soins infirmiers 79 : 4 : 67-69
Haldi, M. (1987): 4. SBK-Forschungstagung. Wie mißt man Pflegequalität? Krankenpflege - Soins infirmiers 80 : 3 : 56-58
Inhester, O. (1984): Arbeitstagung Krankenpflegeforschung vom 16. bis 19. Februar 1984 im Bildungszentrum Essen des DBfK. Deutsche Krankenpflege-Zeitschrift 37 : 5 : 270
Kaufmann, G. (1984): 2. Tagung des SBK über Forschung in der Krankenpflege. Krankenpflege 38 : 12 : 399
Krampe, E.-M. (1989): Erste Internationale Pflegeforschungs-Konferenz in der Bundesrepublik Deutschland am 7. und 8. 9. 1989 in Frankfurt. Pflegeforschung für professionelle Pflegepraxis. Krankenpflege 43 : 10 : 486-488
Krampe, E.-M. (1991): 3. Pflegeforschungstag des DBfK. Pflegeforschung für Pflegepraxis. Krankenpflege 45 : 7-8 : 417-419
Kratz, R. C. (1986): Internationale Konferenz in Kanada. Krankenpflegeforschung und ihre Grenzen. Krankenpflege - Soins infirmiers 79 : 8 : 74-76
Krohwinkel, M. (1986): Zweitägige Arbeitssitzung der Europäischen Krankenpflegeforscher (WENR) am 25. und 26.9.1985 in Wien. Bericht - Teil I. „Zusammenhänge zwischen der Entwicklung von Pflegeforschung und Pflegebildung". Krankenpflege 40 : 1 : 15-16. Bericht - Teil II Krankenpflege 40 : 2 : 68-69
Krohwinkel, M. (1984): Zweite offene Forschungskonferenz der Workgroup of European Nurse Research (WENR) vom 11.- 13. April 1984 in London. Bericht - Teil I. Krankenpflege 38 : 6 : 190-191
Meier, M. (1985): 8. Treffen der Arbeitsgruppe der Europäischen Krankenpflegeforscherinnen (WENR) in Wien. Krankenpflege - Soins infirmiers 78 : 12 : 75-78
Meier, M. (1994): Kongreß Pflegetheorien und ihre Bedeutung für Praxis und Ausbildung in Aarau / Schweiz. Pflege 7 : 4 : 328

Literaturverzeichnis

Neander, K.-D. (1991): 3. Göttinger Workshop für Pflegeberufe. Ergebnisse praxisbezogener Pflegeforschung. perimed, Erlangen

Pack, J. (1993): 4. Pflegeforschungstagung des Deutschen Berufsverbandes für Pflegeberufe am 8. Juni 1993 in Nürnberg. Pflegeforschung für Pflegepraxis. Deutsche Krankenpflege-Zeitschrift 46 : 10 : 733-735

Poletti, R. (1983): 6. Treffen der Arbeitsgruppe der Europäischen Krankenpflegeforscherinnen (WENR). Krankenpflege - Soins infirmiers 76 : 10 : 20

Schreiner, P. W. (1992): Wege zur Pflegeforschung. 1. Internationales Osnabrücker Symposium Pflegewissenschaft am 15. und 16. November in der Stadthalle Osnabrück. Deutsche Krankenpflege-Zeitschrift 45 : 1 : 49-51

Workgroup of European Nurse Researchers (1990): Pflegeforschung für professionelle Pflegepraxis. Zwölftes Arbeitsgruppentreffen und Internationale Pflegeforschungskonferenz. Deutscher Berufsverband für Krankenpflege. Verlag Krankenpflege, Frankfurt am Main

Workgroup of European Nurse Researchers (1987): 3. öffentliche Konferenz der Arbeitsgruppe der Europäischen Krankenpflegeforscher (WENR) in Helsinki/Finnland. „Primäre Bezugspflege", was kann sie für uns in Deutschland bringen? Erfahrungsaustausch auf der WENR in Helsinki. Krankenpflege 41 : 1 : 16-17

Zegelin, A. (1989): Pflegeforscherkonferenz in Jerusalem. Bericht von der 4. offenen Konferenz Arbeitsgruppe europäischer Krankenpflegeforscher/innen (WENR). Deutsche Krankenpflege-Zeitschrift 42 : 5 : 313-317

Sachwortverzeichnis

A

Abfassung **45**, 46
– Anhänge 51
– Budget/Kalkulation 50
– Deckblatt 46
– Inhalt 47
– Literaturübersicht 48
– Methodenbeschreibung 48
– Unbedenklichkeitserklärung 53
– Zeitplan 49
– Zusammenfassung 47
– Zustimmungserklärungen 51
Analyse s. Datenanalyse
–, inhaltliche **131**, **135**, 136
–, linguistische **29**, 30, **131**
–, thematische **131**, **134**, 135
Anonymität **169**, 170, 171
Anthropologie 23
Arbeitsplatzauswahl **72**, 73, 74
Autorenvertrag 174

B

Beobachtungstechniken 101
– Beobachter 104
– Beobachter/Teilnehmer 104
– Beobachtung, teilnehmende 23, **102**, 103
– Probleme **105**, 106
– Teilnahme, uneingeschränkte 103
– Teilnehmer/Beobachter **103**, 104
– Untersuchungsort **104**, 105
Berichtsabfassung 166
– Anfang **166**, 167
– Anonymität **169**, 170
– Ergebnisse, negative **171**, 172
– Feinheiten **168**, 169
– Schreibhemmung **167**, 168
– Zitate 168, **169**, **172**
Beweisführung 137
Biographie 112
Briefe 115
Budget 50

C

Computersoftware **129**, 130, **206**, 207

D

Daten
–, harte 11
–, weiche 10
Datenanalyse **121**, **201**, 202
– Arten **131**, 132
– Aufbereitung 126
– Fälle, untypische 134
– Klassifikationssysteme 132
– Prinzipien 142
– Probleme **136**, 137
– Prozeß **121**, 122

– Stringenz, methodische **138**, 139
– Synthese **123**, 124
– Theoriebildung **124**, 125
– Verständnis **122**, 123
– Wiedereinbettung **125**, 126
Datenarchivierung **80**, 81
Datenaufbereitung 126
– Codierung **127**, 128, **153**, 154, **206**, 207
– Interview-Transskription **126**, 127
Datenbeschaffung **60**, 61
Datenerhebung **74**, 75, **85**, **199**
– Beobachtungstechniken 101
– Feldarbeit-Aufzeichnung 106
– Interviews 86
– Methoden, zusätzliche 111
–, schriftlich **100**, 101
– Prinzipien **116**, 117
– Skizzen 111
Datenmanagement 129
–, computertechnisch **129**, 130
–, manuell **130**, 131
Datensammlung **67**, 68
– Prinzipien 82
Deduktion **7**, 8
Denken, qualitatives 16
Diagramme 173
Diskurs-Analyse 23, **30**, 31, 32
Dokumente
öffentliche/persönliche 115

E

Empfehlungsschreiben 55
Entscheidungspfad 139
Ethnographie 23, **25**, 26, **148**, 149, 150
–, deskriptive 150
–, fokussierte 145
–, klassische 145
Ethnomethodologie 23, **30**
Ethnowissenschaft **28**, 29, 30, **156**, 203
– Berichtsdefinition 156
– Kartenvorlage 157
– Kategoriensystem **157**, 158
– Satzrahmen 156

Ethologie, qualitative 23, **28**
Evaluierung 180
–, methodologische **182**, 183
–, theoretische **181**, 182

F

Fachzeitschriften-Publikation **174**, 175
– Auswahl **175**, 176
– Form **176**, 177
– Zeitpunkt 176
– Zielgruppe 175
Feldarbeit **67**, 68
– Aufzeichnung **106**, 107
– Beendigung 81
– Form **109**, 110
– Inhalt **108**, 109
Forschereigenschaften **14**, **136**, 137
Forschung V
– Begrenzung/Erschwernis 14
– Beispiel 187
– Evaluation 180
– Darstellung/Niederschrift 165
–, historische **32**, 33
– Konzept 13
– Prinzipien 18
–, qualitative **1**, **10**, 11, 17; s. auch Methoden
–, quantitative 11
– Realisierung 65
– Validität 15
– Vorgehensweise 12
– Ziele **1**, 2, 3, 6
Fotografie 115
Fragebogen **100**, 101
Fragestellung, wissenschaftliche **42**, 43

G

Generalisierbarkeit **183**, 184, 185
Grand Theories **6**, 9
Grounded Theory 23, **26**, 27, 28, **150**, 151, **208**, 209
– Abgleichung, permanente **152**, 153
– Auswahlverfahren, orientiertes **152**, **208**, 209

Sachwortverzeichnis

– Codierung, primäre **153**, 154
– Codierung, selektive **154**, 155
– Vier–Felder–Matrix 155

H

Hilfsmittel, technische **57**, 58, 59

I

Induktion **8**, 9
Interaktionismus, symbolischer 23
Interview **86**, 165, **199**, 200
– Ablenkungen 94
– Ausschuß–Rate 99
– Dolmetscher 99
– Fragen, unangenehme **95**, 96
– Fragenreihenfolge **96**, 97
–, halbstrukturiertes **90**, 91
– Information, vertrauliche 98
–, interaktives nicht strukturiertes **86**, 87, 88, 89
– Lampenfieber **94**, 95
– Merkmale, angemessene **91**, 92
– Merkmale, unangemessene **92**, 93
–, oberflächliches 98
– Problemhandhabung 93
– Standpunkt, eigener **97**, 98
– Technik 91
– Telefoninterview 95
– Transskription **126**, 127
– Unterbrechungen 94

K

Klassifikationssysteme 132
– Annahmeformulierung **133**, 134
– Matrixerstellung 133
Konsistenz **138**, 139
Kontaktaufnahme **68**, 69, 70, 71
Konzept **13**, 14

L

Lebensgeschichte **111**, 112, 113, 114
Lebensläufe 55

M

Makro–Geschichte 111
Mentoren 54
Methoden, qualitative **21**, 22, **23**, 145
– Darstellung 165
– Ergebnisumsetzung 183
– Prinzipien 35, 161
– Probleme **136**, 137
– Synthese 160
– Wahl **33**, 34, 35
Mikro–Geschichte 111

N

Nihilismus–Antikörper 5

P

Phänomen, zu untersuchendes **12**, 13
Phänomenologie 23, **24**, 25, **145**, 146, 147, 148, **198**
Philosophie 23, 145
Planung s. Untersuchungsplanung
Präsentation 165
–, mündlich **178**, 179
–, schriftlich s. Veröffentlichung
– Strategien 172
Prognose 5
Prozeß
–, fundamental sozialer (FSP) 173
–, fundamental sozialpsychologischer (FSPP) 173

R

Rashomon–Effekt 137
Reliabilität 140

S

Schaubilder 179
Semiotik 23
Skizzen 111
Soziologie 23
Stichprobenauswahl **76**, 77
Stringenz, methodische 138
Subjektivität **136**, 137
Synthese 160

T

Tabellen 173
Tagebücher 114
Taxonomie **157**, 206
Teilnehmerauswahl **77**, 78, **199**
– ad random 79
Theorie **4**, 5
– Arten 6
– Bildung **124**, 125
–, deduktiv abgeleitete **7**, 8
– Ebenen 6
–, empirisch fundierte s. Grounded Theory
– Evaluierung 9
–, induktiv abgeleitete **8**, 9
– Reichweite, mittlere **6**, 9
– Tonbandaufzeichnung s. Interview
Triangulation, methodologische 158
–, sequentiell 158
–, simultan **159**, 160

U

Untersuchungsmethoden s. Methoden, Forschung
Untersuchungsort/Nutzung 54
Untersuchungsplanung **41**, 42
– Abfassung/Form 45
– Beurteilung **56**, 57
– Budget 50
– Fragestellung, wissenschaftliche **42**, 43
– Literatur–Exploration **43**, 44, 48
– Prinzipien 62
– Problemdarstellung **47**, 48
– Situation/Umfeld **44**, 45
– Zeitplan 50
– Zustimmungserklärung **51**, 52
Untersuchungsvorschlag (Wohlbefinden) 187

– Anmerkungen, kritische **223**, 224, 225
– Bedeutung **189**, 190 191, **197**
– Definition 188
– Evaluierung **196**, 197
– Forschungsteam 215
– Hintergrund **189**, 190, 191
– Informanten **216**, 217, 218
– Methoden/Strukturen 197
– Vorstudien **192**, 193, 194
– Zeitplan 215
– Ziele, spezifische 189
– Zusammenfassung **188**, 187, **214**

V

Validität 15, **140**, 141, **211**, 212
Verifikation **137**, 138
Veröffentlichungen 55, **173**
– Bücher/Monographien **173**, 174
– Lektoren 178
– Redakteure **177**, 178
– Zeitschriften **174,** 175, 176
Videos **179**, 180
Vorlagekarten **157**, **205**, 206

W

Wahrheitswert **138**, 139
Wohlbefinden 187

Z

Zeitplan 50
Zugang **66**, 67
Zitate **169**, 170, **172**
Zustimmungserklärungen **51**, 52, 53, 54
–, Aspekte, rechtliche **59**, 60
–, permanente **79**, 80